Delir kompakt

Delir kompakt

Shibley Rahman

Shibley Rahman

Delir kompakt

Delirmanagement bei akut verwirrten Menschen

Aus dem Englischen von
Sabine Umlauf-Beck

Deutschsprachige Ausgabe herausgegeben von Wolfgang Hasemann
und redaktionell bearbeitet von Caterina Mosetter

Mit Beiträgen zur deutschsprachigen Ausgabe von
Isabella Glaser
Wolfgang Hasemann
Caterina Mosetter

Mit Geleitworten von Prof. Sharon Inouye und Prof. Alasdair MacLullich
Mit Nachworten von Dr. Daniel Davis und Dr. Amit Arora

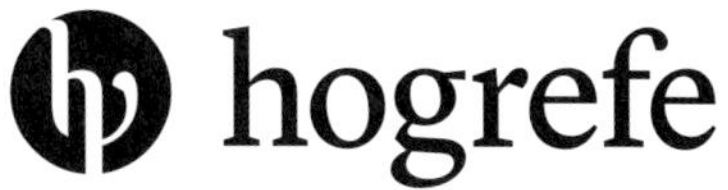

Shibley Rahman. Dr. med. Neurowissenschaftler und Mediziner, Cambridge University, UK

Wolfgang Hasemann (dt. Hrsg.). BScN, MScN, Dr. phil, Leiter Basler Demenz-Delirprogramm,
E-Mail: wolfgang.hasemann@felixplatter.ch

Caterina Mosetter (dt. Beiträgerin). BScN, MScN cand, Basler Demenz-Delirprogramm

Isabella Glaser (dt. Beiträgerin). Dr. med., Leitende Ärztin Delir-Unit Universitäre Altersmedizin Felix Platter

Bibliografische Information der Deutschen Nationalbibliothek
Die Deutsche Nationalbibliothek verzeichnet diese Publikation in der Deutschen Nationalbibliografie; detaillierte bibliografische Daten sind im Internet über http://www.dnb.de abrufbar.

Anregungen und Zuschriften bitte an:
Hogrefe AG
Lektorat Pflege
z.Hd. Jürgen Georg
Länggass-Strasse 76
3012 Bern
Schweiz
Tel. +41 31 300 45 00
info@hogrefe.ch
www.hogrefe.ch

Lektorat: Jürgen Georg, Rita Madathipurath, Sandro Bomio, Johanna Hartner
Redaktionelle Bearbeitung: Caterina Mosetter; Martina Kasper
Herstellung: René Tschirren
Umschlagabbildung: Getty Images/RapidEye
Umschlaggestaltung: Claude Borer, Riehen
Illustration/Fotos (Innenteil): Franziska Schönberger, München
Satz: Matthias Lenke, Weimar
Druck und buchbinderische Verarbeitung: Finidr s.r.o., Český Těšín
Printed in Czech Republic

1. Auflage 2024

(E-Book-ISBN_PDF 978-3-456-96160-6)
(E-Book-ISBN_EPUB 978-3-456-76160-2)
ISBN 978-3-456-86160-9
https://doi.org/10.1024/86160-000

Inhaltsverzeichnis

Vorwort

Rein persönliche Gründe haben mich dazu bewegt, dieses Buch zu schreiben. Es geht darin nicht um die Behandlung einer Krankheit, sondern um die Betreuung und Versorgung eines Menschen. Das ist eine Herausforderung, doch der Lohn dafür möglicherweise immens.

Was auch immer Sie über die kognitive Neuropsychologie denken – ob sie auf der Modularität des Geistes oder auf verteilten neuronalen Netzwerken basiert – das Delir nimmt eine Sonderstellung ein.

Wie ich aus eigener Erfahrung weiß, ist es äußerst schockierend, einen geliebten Menschen immer wieder in ein Delir rutschen zu sehen. Es gab eine Zeit, in der die Einstellung, so etwas sei bei älteren Personen normal, als legitime Reaktion auf ein Delir galt. Doch hat sich das glücklicherweise geändert.

Delirien verursachen erhebliches emotionales Leid und Disstress bei Angehörigen und Freund*innen und sind auch für das Personal belastend. Zudem kann es dazu führen, dass die Person nach einem Krankenhausaufenthalt nie wieder nach Hause kann, sondern in einem Pflegeheim untergebracht werden muss. Eventuell kommt es auch zu einer beschleunigten Verschlechterung kognitiver Funktionen.

Delirien haben enorme finanzielle Auswirkungen, auch wenn diese für Großbritannien bisher nicht genau berechnet wurden. Dazu zählen auch indirekte Kosten und sogenannte Opportunitätskosten.

Es ist ziemlich erstaunlich, dass Ärzt*innen auf ihrer Visite nicht beunruhigt zu sein scheinen, wenn sie um elf Uhr morgens auf einer geschäftigen und lauten Station in einem Zimmer mit weit geöffneten Vorhängen eine*n tief schlafende*n und nur schwer erweckbare*n Patient*in/en vorfinden. Angehörige, die hart dafür gekämpft haben, während der Visite auf der Station bleiben zu dürfen, können Ärzt*innen vielleicht tatsächlich nicht erklären, was diese schnelle Veränderung in der Persönlichkeit und im Verhalten verursacht hat oder wann dieser Horror endlich vorbei sein wird.

Delirien können überall auftreten: in einem Krankenhaus, in einer Pflegeeinrichtung oder zu Hause. Dieses Buch behandelt verschiedene Aspekte, die im Kontext der Versorgung und Betreuung von Patient*innen mit diesem Krankheitsbild wichtig sind.

In Kapitel 1 „Bedeutung von Delirien in der Gesundheitsversorgung" geht es darum, ein Bewusstsein für das Thema Delir zu schaffen. Es ist notwendig, dass alle, die besonders gefährdete Personen (z. B. Menschen mit Demenz) versorgen und betreuen, wissen, was ein Delir ist.

Kapitel 2 „Maßnahmen zur Diagnose eines Delirs" stellt heraus, wie wichtig es ist, ein Delir zu diagnostizieren und adäquat zu behandeln.

Kapitel 3 „Risikominderung und Prävention" beschäftigt sich damit, wie das Risiko, nach einem Delir eine Demenz zu entwickeln, verringert werden kann, da einige Personen dafür besonders gefährdet sind.

Kapitel 4 „Personzentrierte Versorgung von Patient*innen mit Delir" stellt in den Mittelpunkt, wie wichtig gerade im Kontext des Delirs eine an der Person orientierte Versorgung und Betreuung ist. Während eines Delirs verlässt die Person vorübergehend ihr normales Leben. Es erscheint so, als wenn ihre Persönlichkeit außer Kraft gesetzt worden wäre. Doch sollten wir über die erheblichen Auswirkungen dieser Außerkraftsetzung der eigenen Identität als Person nachdenken. Folgten wir dem Argument einer fehlenden Identität, so würden wir die Person ihrer Würde und ihres Anspruchs auf Menschenrechte berauben. Es ist schockierend, dass dem Aspekt, wie man die Bedingungen für eine personzentrierte Pflege optimieren kann, bisher relativ wenig Aufmerksamkeit geschenkt wurde, doch sollte dies Ziel einer qualitativ hochwertigen Versorgungsqualität sein.

Kapitel 5 „Delirspezifische Kommunikation" behandelt die Kommunikation, Interaktion und das Verhalten bei der Versorgung von Patient*innen mit einem Delir. Kommunikation ist nicht nur zwischen der Person mit Delir und den sie betreuenden Personen unerlässlich, sondern auch zwischen sämtlichen Mitgliedern eines interprofessionellen Teams. Nur so kann Teamarbeit effektiv sein.

In Kapitel 6 „Gesundheit und Wohlbefinden bei einem Delir" geht es darum, dass auch dann, wenn die Person dies selbst nicht mitteilen kann, ihre Gesundheit und ihr Wohlbefinden gefördert werden müssen – beispielsweise durch eine frühzeitige Mobilisation und eine adäquate Ernährung und Flüssigkeitszufuhr.

Kapitel 7 „Therapeutische Interventionen bei einem Delir" erläutert, welche verschiedenen pharmakologischen und nicht-pharmakologischen Interventionen das Management eines Delirs umfasst.

Kapitel 8 „Outcomes nach einem Delir" zeigt auf, dass wir die neurowissenschaftlichen Ursachen eines Delirs immer noch nicht wirklich verstehen und dass die Gesundheitsergebnisse von Patient*innen, die ein Delir durchgemacht haben, ganz unterschiedlich sein können. Aus der Perspektive der Patient*innensicherheit ist es daher moralisch und rechtlich geboten, das Delir schnell zu erkennen und zu behandeln.

In Kapitel 9 „Delirerfahrungen von Patient*innen und Angehörigen" werden Erfahrungen von Personen, die ein Delir erlebt haben, beschrieben. Eine Delirepisode kann langfristige psychische Auswirkungen haben, weshalb es wichtig ist, die Geschichten von Betroffenen zu erzählen.

In Kapitel 10 „Delir in der Palliativversorgung" wird erläutert, welche Möglichkeiten einer palliativen und terminalen Versorgung für Patient*innen mit einem Delir zur Verfügung stehen.

In Kapitel 11 „Delir – eine traumatische Situation für Angehörige?" beschreibt Caterina Mosetter das Erleben von Delirien seitens der Angehörigen.

In Kapitel 12 „Das Basler Demenz-Delir-Programm" beschreibt Wolfgang Hasemann die Entwicklungsphasen des gleichnamigen evidenzbasierten Delirmanagementprogramms.

In Kapitel 13 „DelirUnit - eine Spezialabteilung" stellen Wolfgang Hasemann und Isabella Glaser das Konzept einer interprofessionell geführten akutgeriatrischen Spezialstation für Menschen mit Delir vor.

Delir – ein wichtiges Thema

Das Auftreten von Delirien ist ein erhebliches und bisher ungelöstes Problem in modernen Krankenhäusern der Akutversorgung. Da die Bevölkerung zunehmend altert, werden Delirien immer häufiger auftreten. Aufklärung, Schulung und eine Verbesserung der Qualität insgesamt sind effektive Maßnahmen, um die Versorgung von Patient*innen mit einem Delir zu verbessern.

Drei wichtige Punkte dabei sind:

1. ein Teammitglied zu bestimmen (z. B. eine/n Ärztin/Arzt oder eine Pflegeperson mit spezifischen Kompetenzen in der Versorgung älterer Menschen), das die Verantwortung für die Schulung des Personals und die Versorgung von Patient*innen mit Delir übernimmt.
2. die Raten zu erfassen, in denen ein Delir erkannt wurde.
3. die Versorgung von Patient*innen mit Delir in die Unternehmenskultur und in das Qualitätsmanagement zu integrieren.

Ein multidisziplinärer Ansatz ermöglicht eine qualitativ hochwertige Versorgungsqualität und verbessert die Patient*innenoutcomes. Wichtige Elemente beim Management eines Delirs sind die Abkehr von der Zufälligkeit in der Patient*innenversorgung, die Einbindung von Angehörigen und die Anpassung der Umgebung. Festzustellen, dass eine einzelne Delirepisode erhebliche Auswirkungen haben kann, war für mich eine bittere, aber notwendige Erfahrung.

Ein Wort der Erklärung

In diesem Buch werden einige Themen zwar wiederholt behandelt, aber in den einzelnen Kapiteln unterschiedlich diskutiert. Dies ist gewollt, um wichtige und bisher oftmals unbeachtete Aspekte von verschiedenen Seiten zu beleuchten. Jedoch sollten die Inhalte in diesem Buch nicht als Ratschläge in beruflicher, rechtlicher oder medizinischer Hinsicht verstanden werden.

Ein Wort des Dankes

Ich danke Professor Alasdair MacLullich (Edinburgh) und Professor Sharon Inouye (Harvard) für ihre Geleitworte sowie Dr. Daniel Davis (London) und Dr. Amit Arora (Stoke-on-Trent) für ihre Nachworte. Mein besonderer Dank gilt zudem Mark Hudson für seinen Bericht über seine persönlichen Delirerfahrungen (Kap. 9). Des Weiteren danke ich den Organisator*innen der Konferenz des Royal College of Physicians of Edinburgh/European Delirium Association, die 2019 zum Thema Delir in Edinburgh stattfand, für die einzigartige Gelegenheit zu anregenden und konstruktiven Gesprächen. Sie haben den Inhalt und die Form dieses Buches erheblich beeinflusst.

Zu guter Letzt danke ich meiner Mutter dafür, dass sie mir all die wirklich wichtigen Dinge über das Delir beigebracht hat. Ich werde ihr immer dankbar dafür sein.

Dr. Shibley Rahman PhD (Cantab) MRCP (UK) LLM MBA

Widmung

Für meine Mutter

Geleitwort zur deutschsprachigen Auflage

Dr. phil. Wolfgang Hasemann

„Essentials of delirium" ist ein Buch, dessen Veröffentlichung ich nicht abwarten konnte und ich liess mich auf eine Warteliste setzen, bis es schliesslich erschien. Es ist anders als die vielen Bücher über Delir, von denen ich selbst bislang zwei herausgegeben habe. Dies ist mein Drittes. Es stellt den Menschen, der an einer Krankheit leidet und nicht die Krankheit selbst in den Mittelpunkt. Ich war fasziniert von den Kapiteln über den Umgang mit Menschen mit Delir, die in anderen Publikationen meist nur einen Nebensatz wert waren. Am 3. November 2022 traf ich Shibley Rahman per Zufall beim Frühstück in Milano. Es war die erste physisch präsente Jahrestagung der European Delirium Association nach langen 2 Jahren der coronabedingten Videokonferenzen. Und so erfuhr ich auch von seiner persönlichen Geschichte, die er mit dem Thema Delir verbindet. Diese Perspektive ist spannend, weil sie den persönlichen Zugang zum Thema Delir eröffnet. Ich selbst begann über das Thema Traumatisierung im Kontext von Delir nachzudenken, als wir 2018 die Filmaufnahmen zur Sendung „Puls" mit dem Schweizer Fernsehen machten und Patient*innen eindrucksvoll von ihren Erlebnissen und Leidensgeschichten in diesem Zusammenhang berichteten. Über meine Kollegin und Forschungsassistentin, Caterina Mosetter, lernte ich die Perspektive der Angehörigen von Menschen mit einem Delir kennen, für deren Bachelor-Arbeit ich als Experte interviewt wurde. Wenn Sie die englische Originalausgabe mit der deutschen Ausgabe vergleichen, werden Sie deutliche Unterschiede feststellen. Es war mir an vielen Stellen wichtig, die Aussagen mit den dazugehörigen Quellen zu referenzieren. Nicht zuletzt soll dieses Buch Studierenden der Höheren Fachschulen, der Pflegewissenschaften und der Medizin als ein zitierbares Standardwerk zum Thema Delir dienen. Es ist dennoch in einfacher Sprache geschrieben, so dass auch interessierte Laienpersonen die Ausführungen nachvollziehen können. Des

Weiteren kamen so viele neue Studien und Reviews seit der Veröffentlichung heraus, die es galt, zu integrieren. Da das Original im UK-Kontext entstand, haben wir Kapitel, die für den deutschsprachigen Raum weniger relevant sind, durch eigene ersetzt. Dazu zählen das Kapitel „Law ethics and safeguarding in delirium care" welches wir nicht aufgenommen haben, da es auf die gesetzlichen Grundlagen in Grossbritannien ausgerichtet war. Lesende, die an gesetzlichen Grundlagen und Auslegungen zu den Themen Gefahrenvermeidung, Unterbringung und Zwangsbehandlung in der Schweiz und Deutschland interessiert sind, sei die Lektüre des Kapitels „rechtliche Grundlagen" in Tschinke et al. (2021, S. 207–238) empfohlen. Des weiteren haben wir die Kapitel „Quality improvement and evidence-based medicine" und „Educational initiatives" zugunsten des Kapitels von Caterina Mosetter „Delir – eine traumatische Situation für Angehörige?" ersetzt. Für mich persönlich rundet dieses Buch eine zwanzigjährige Entwicklung und Ausbreitung des Basler Demenz-Delir-Programms ab, bei der ich sehr viele Unterstützer von Anbeginn hatte. Massgeblich war es das Institut für Pflegewissenschaft der Universität in Basel, Prof. Dr. Sabina De Geest, Prof. Dr. Annemarie Kesselring und Prof. Dr. Rebecca Spirig, die mich in meinen Anfängen begleiteten. Prof. Dr. Sharon Inouye gab mir die Erlaubnis, ihre entwickelte Confusion Assessment Method zu übersetzen und Prof. Andreas Monsch lehrte mich die Prinzipien kognitiven Screenings, Prof. Koen Milisen unterstütze uns in unseren ersten wackligen Schritten und Prof. Marieke Schuurmanns erlaubte uns die Benutzung der Delirium Observation Screening Scale. Während meines Doktorats kamen Prof. Dr. med. Reto Kressig, Prof. Dr. Debbie Tolson und Prof. Jon Godwin hinzu. Die vielen anderen Begleiter*innen und Weggefährt*innen, denen ich herzlich danke, sind in den Referenzen von Kapitel 12 erwähnt.

Basel im Frühjahr 2023

Geleitwort

Prof. Sharon Inouye

Delir, eine akute Störung der Aufmerksamkeit und der Kognition, ist ein lebensbedrohliches und potenziell vermeidbares klinisches Syndrom, das oftmals ältere Menschen betrifft. Häufig tritt es bei einer akuten Krankheit, nach einer Operation oder während eines Krankenhausaufenthalts auf und führt zu einer Kaskade von Ereignissen, die in erhöhter Morbidität und Mortalität, dem Verlust von Unabhängigkeit, der Unterbringung in einer Pflegeeinrichtung, einer enormen Belastung für Betreuungspersonen und hohen Gesundheitskosten kulminiert. Es ist wissenschaftlich zunehmend belegt, dass Delirien mit langfristigen kognitiven Defiziten sowie einer beschleunigten Entwicklung von Demenzen assoziiert sind. In den USA sind pro Jahr etwa 2,6 Millionen ältere Menschen von einem Delir betroffen, was mit Gesundheitskosten von etwa 164 Milliarden US-Dollar verbunden ist. In der Europäischen Union wird über vergleichbare Zahlen berichtet. Schätzungen zufolge liegen in 18 europäischen Ländern die Kosten für das Delir zusammen bei ca. 182 Milliarden US-Dollar pro Jahr.

Da sich das Delir negativ und möglicherweise bleibend auf die Funktionsfähigkeit und die Lebensqualität auswirkt, hat es erhebliche Folgen für die/den Einzelne*n, die Familie, die Gesellschaft und das jeweilige Gesundheitssystem. Es erfüllt eindeutig die Definitionskriterien eines medizinischen Problems, das die öffentliche Gesundheit betrifft (World Health Organisation, 2007). Diese sind:

(1) Es verursacht eine hohe Krankheitslast; (2) bestimmte Bevölkerungsgruppen wie ältere, vulnerable und chronisch kranke Erwachsene sind überproportional betroffen; (3) es neigt zum epidemischen Auftreten, der „stillen Epidemie" eines unerkannten Delirs, und (4) effektive Präventionsstrategien (z. B. das Hospital Elder Life Program, HELP) sind belegt. Mittlerweile klären groß angelegte öffentliche Kampagnen wie die der Global Brain Health Initiative (American Association of Retired Persons) und der Bewegung Age-Friendly Hospital (Institute for Health-

care Improvement) über das Thema Delir auf. Wichtige Informationen liefert zudem der Artikel „International drive to illuminate delirium: A developing public health blueprint for action" in *Alzheimer's & Dementia: The Journal of the Alzheimer's Association*.

Das vorliegende Buch von Dr. Shibley Rahman, das sich an Beschäftigte im Gesundheitswesen, an Familien, Betreuungspersonen und an alle anderen Interessierten richtet, ergänzt die bisherige Fachliteratur zum Delir in einzigartiger und unerlässlicher Art und Weise. Es entspringt den persönlichen Erfahrungen von Dr. Rahman, der seine an Demenz leidende Mutter betreut und etliche Delirepisoden miterlebt hat. Die Liebe zu seiner Mutter hat zu diesem Buch geführt, um Betreuende über dieses wichtige Thema zu informieren und sein Wissen und seine Erfahrungen mit anderen zu teilen. Dr. Rahmans Hingabe an dieses Thema und seine Fürsorge für andere sind auf jeder Seite erkennbar. Hier handelt es sich um einen fundiert erforschten und umfassenden Leitfaden zum Delir, der die direkte Betreuung von Patient*innen in den Mittelpunkt stellt. Er dient dem Kampf gegen Delirien, da Wissen unsere wichtigste Waffe ist. Delirien sind ein häufig auftretendes, ernsthaftes und sich verheerend auswirkendes Problem, welche das Leben von Millionen Familien weltweit berührt. Lesen Sie weiter, da Dr. Rahman uns wertvolles und hilfreiches Wissen vermittelt.

Geleitwort

Prof. Alasdair MacLullich

Delir ist im modernen klinischen Alltag in vielerlei Hinsicht ein merkwürdiges Krankheitsbild. Es ist seit Jahrtausenden bekannt, tritt bei etwa jede*r/m sechsten Patient*in/en im Krankenhaus auf und verursacht bei den Betroffenen und ihren Angehörigen erhebliches Leid. Dr. Rahmans Buch, das auf seinen eigenen Erfahrungen als Betreuungsperson seiner von einem Delir betroffenen Mutter basiert, veranschaulicht dies überzeugend.

Doch verursacht das Delir nicht nur Leid, sondern Studien zufolge auch andere schlechte Outcomes und immense wirtschaftliche Kosten. Und trotzdem wird es in vielen Bereichen der Gesundheitsversorgung immer noch nicht diagnostiziert mit der Folge, dass die meisten Patient*innen mit Delir nur schlecht oder ungenügend behandelt werden. Evidenzbasierte Methoden zur Verringerung des Delirrisikos bei Krankenhauspatient*innen, die hauptsächlich auf der Vermeidung iatrogener Schäden wie einer Dehydratation basieren, werden immer noch nicht umgesetzt. Zudem wird die Familie meistens nicht über die Diagnose aufgeklärt, was erheblich zu dem Stress beiträgt, den der delirante Zustand ihres Angehörigen bei ihnen verursacht.

Die Zahl der Forschungsarbeiten zum Delir ist in den letzten Jahren rasant gestiegen, liegt aber immer noch im unverhältnismäßig niedrigen Bereich. Beispielsweise zeigen die 2019 veröffentlichten Delirleitlinien des Scottish Intercollegiate Guidelines Network (SIGN), dass nur drei randomisierte kontrollierte Studien zur systematischen multimodalen Behandlung des Delirs durchgeführt wurden. Diese Therapieform ist der Hauptpfeiler des Delirmanagements in der klinischen Praxis.

Weiterhin ist auffällig, dass das Personal in Krankenhäusern der Akutversorgung im Umgang mit Patient*innen mit Delir schlecht geschult ist, obwohl es tagtäglich mit solchen Patient*innen zu tun hat. Hauptursache hierfür ist, dass das Delir im Studium, sowie in der Aus- und Weiterbildung besorgniserregend wenig behandelt wird. Neuere Studien zeigen, dass das Bildungsangebot über Delir für Studierende und Auszubildende oftmals gar nicht oder nur gering vorhanden ist.

Jedoch ist das markanteste Kennzeichen dieser merkwürdigen Stellung des Delirs vielleicht, dass Bücher zu diesem Thema selten sind bzw. dass bisher nur wenige veröffentlicht wurden. Ganz wesentlich wird die Aufklärung über Delir dadurch behindert, dass Übersichtsartikel relativ unzugänglich und nicht so umfassend und detailliert sind wie ein Buch. Daher liefert dieses Buch einen einzigartigen Beitrag zu diesem Thema und füllt eine große Lücke. Seine kompromisslose Gewichtung der Erfahrungen von Patient*innen ist äußerst willkommen. Außerdem gibt es einen allgemeinen Überblick über die Betreuung und Versorgung von Patient*innen mit Delir im Krankenhaus und über die notwendigen Fortschritte auf organisatorischer, schulischer und politischer Ebene, die erzielt werden müssen, um die Gesundheitsergebnisse für Patient*innen mit Delir zu verbessern. Alle, die an vorderster Front in der Gesundheitsversorgung arbeiten, aber auch Entscheidungsträger*innen und andere, die nach einem gut lesbaren, verständlichen und praxisorientierten Bericht über Delirien suchen, sollten dieses Buch als Einführung in das Thema unbedingt lesen.

Weiterführende Literatur

Health Improvement Scotland. (2019). *Sign 157: risk reduction and management of delirium. A national clinical guideline*. Retrieved November 28, 2019 from https://www.sign.ac.uk/media/1423/sign157.pdf

1
Bedeutung von Delirien in der Gesundheitsversorgung

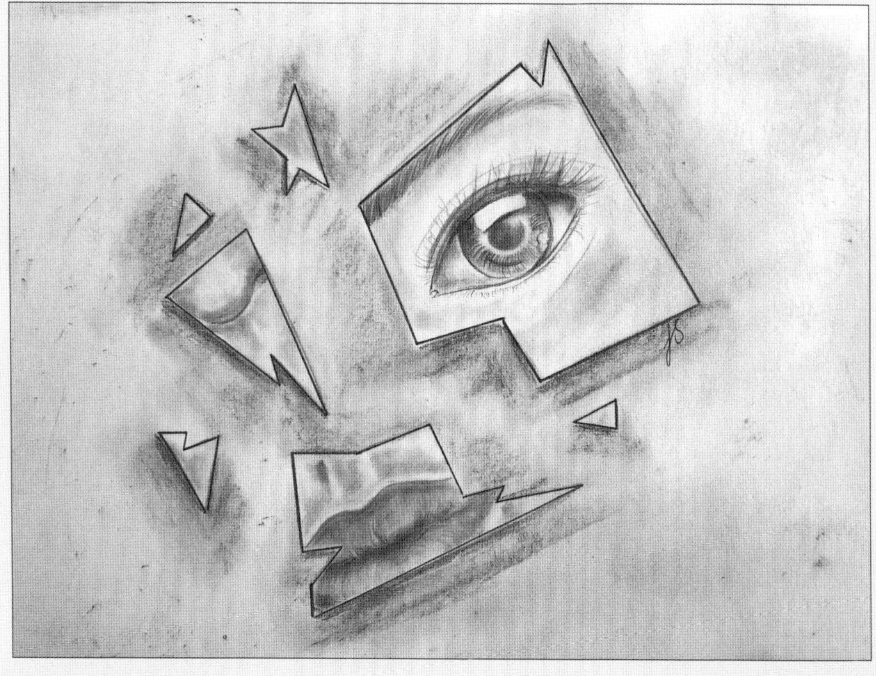

Kapitelüberblick

In diesem Kapitel erhalten Sie einen Überblick darüber, wie wichtig es ist, Delirien zu erkennen. Angesprochen werden dafür die Themen Klassifikationssysteme, Delirformen und ihre Merkmale, die Unterscheidung zwischen Demenz und Delir, Differenzialdiagnosen und mögliche Ursachen. Weiterhin wird anhand von Hypothesen der Frage nachgegangen, ob die verschiedenen Delirformen eine zentrale Pathologie aufweisen.

1.1 Warum haben Delirien eine solche Bedeutung?

Delir ist ein schwerwiegendes neuropsychiatrisches Syndrom, welches keine eigenständige Krankheitsentität darstellt (Baumgartner & Hafner, 2017), das häufig bei älteren Menschen im Krankenhaus auftritt und zwischen 9–32 % dieser Patient*innenpopulation betrifft (Koirala et al., 2020). Neuere Studien zeigen eine Prävalenz von 10–31 % bei der stationären Aufnahme von Patient*innen (Siddiqi et al., 2006) sowie zwischen 8–17 % bei der Präsentation in Notfallzentren (Hshieh et al., 2020) und eine Inzidenz von 11–29 % während des Klinikaufenthalts auf medizinischen Abteilungen, von 11–51 % auf chirurgischen Abteilungen sowie von 19–82 % auf Intensivstationen (Hshieh et al., 2020).

Das Phänomen des Delirs ist schon seit Hippokrates v. Kos (ca. 460–377 v. Chr.) bekannt. Er unterschied bereits zwischen einer psychischen Störung mit Agitiertheit (der Phrenitis) von der mit einer Somnolenz (Lethargus) (Hippocrates, 1837). Trotzdem ist zahlreich belegt, dass es oftmals nicht erkannt wird und innerhalb der heutigen Gesundheitsversorgung weltweit ein Problem für viele ältere Menschen darstellt. Der Begriff „Delir“ wurde von Arathäus (1. Jh v. Chr) geprägt, um psychische Erkrankungen zu beschreiben (Wetterling & Lanfermann, 2002). Er entstammt dem Lateinischen „de lira ire“ und bedeutet „aus der Spur geraten“.

Zehn verschiedene medizinische Fachgesellschaften haben 2020 vorgeschlagen, den Begriff „akute Enzephalopathie“ für einen sich schnell entwickelnden (innerhalb von weniger als vier Wochen, in der Regel jedoch innerhalb von Stunden bis Tagen) krankhaften biologischen Prozess im Gehirn zu verwenden (Slooter et al., 2020). Diese akute Enzephalopathie kann zum klinischen Bild eines subsyndromalen Delirs, eines Delirs oder – im Falle von gravierenden Bewusstseinsstörungen – zu einem Koma führen. All diese Formen stellen eine Veränderung des zuvor bestehenden kognitiven Grundzustands dar.

Delirien beginnen urplötzlich und sind oftmals äußerst schockierend für diejenigen, die es miterleben. Folgende Gründe sprechen dafür, die Entwicklung eines Delirs analog mit der eines akuten Nierenversagen zu vergleichen:

- Beide, das akute Nierenversagen und das Delir, können urplötzlich beginnen.
- Beide kennen chronische Formen wie die einer chronischen Nierenerkrankung bzw. die eines persistierenden Delirs, welches in einer Demenz münden kann (Goldberg et al., 2020).
- Bei beiden reichen geringe Auslöser aus, wenn die betroffenen Organe kaum „resilient" sind oder über wenige „Reserven" verfügen.
- Beide werden auf die Art und Weise angegangen, indem entweder der Auslöser beseitigt oder die Ursache behandelt wird.
- Beide können durch ähnliche Faktoren wie Obstipation, Infektion, Umstellung der Medikamente oder Polypharmazie verursacht werden.
- Beide können, werden sie nicht erkannt, zu gravierender Morbidität und Mortalität führen.

Die Allgegenwärtigkeit eines Delirs ist möglicherweise der Grund dafür, dass sich kein einzelnes medizinisches Fachgebiet sowohl klinisch als auch wissenschaftlich wirklich für dieses Krankheitsbild verantwortlich oder zuständig fühlt. Dies hat zu einigen Schwierigkeiten geführt, was die Einigung auf einen Konsens darüber anbelangt, welche Expert*innen am ehesten in das Management eines Delirs eingebunden werden sollten. Zudem herrscht bei vielen in der Gesundheitsversorgung Tätigen die Meinung vor, ältere Menschen würden von verschiedenen Maßnahmen, die bei jüngeren Erwachsenen wirksam sind, nicht profitieren. Dennoch glauben die meisten, dass Delirien „jedermanns Sache" seien, und Expert*innen verschiedener Fachrichtungen wertvolle ergänzende Kompetenzen einbringen können. Der 1959 von Engel und Romano veröffentlichte Artikel „Delirium, a syndrome of cerebral insufficiency" wirkt immer noch ernüchternd:

„Es ist eine kuriose Tatsache, dass die meisten Ärzt*innen zwar der Meinung sind, psychische Störungen hätten eine organische Ursache, dass sie aber gleichzeitig wenig Interesse am Delir zu haben scheinen – der psychischen Störung, die derzeit als ein in Unordnung geratener Hirnstoffwechsel bekannt ist – und es in der Tat häufig übersehen" (Engel & Romano, 1959).

Delir kursiert unter verschiedenen Namen, von denen einige wie „Durchgangssyndrom", „akutes Hirnversagen", „akuter Verwirrtheitszustand", „akute Verwirrtheit" oder „akute Enzephalopathie" im klinischen Alltag immer noch verwendet werden. Der Begriff „Delir" (oder auch „Delirium") wird häufiger verwendet als die irgendwie ungenau definierten Alternativen. Gerade diese häufige Verwendung kann die Diagnoseraten, die zielgerichtete Betreuung und Versorgung und eine zielführende Kommunikation zwischen den im Gesundheitsbereich Tätigen und – ganz wichtig – mit Patient*innen und Betreuungspersonen verbessern. Entscheidend ist, dass sie ein Gefühl von interprofessioneller Zusammenarbeit ermöglicht. Die Verwendung von „Delir“ als Oberbegriff ist wichtig für die Einbindung und Schulung von Kolleg*innen im gesamten Ökosystem der Gesundheitsversorgung.

Erst mit der Publikation der dritten Auflage des Diagnostischen und Statistischen Manuals Psychischer Störungen (DSM-III) 1980 wurden standardisierte diagnostische Kriterien für Delirien festgelegt. Doch vertreten manche Kolleg*innen die Meinung, die Zeit sei reif für eine Änderung und es sei wichtig, den Namen „Delir“ durch einen anderen zu ersetzen, der seriöser ist und die falschen Vorstellungen, Meinungen und Vorurteile über Delirien beseitigen könnte.

Eine einzelne Delirepisode kann mit erhöhter Morbidität und Mortalität verbunden sein (Todd et al., 2017; Viramontes et al., 2019). Die Patient*innen bleiben länger im Krankenhaus, die Gefahr der Entwicklung einer Demenz steigt und die Risiken von Morbidität und Mortalität nehmen zu. Folgen eines Delirs sind möglicherweise ein Verlust der Funktionsfähigkeit und eine erhöhte Abhängigkeit von anderen. Ca. 50 % der Delirien können verhindert werden (Wilson et al., 2020). Ein Fortschritt wäre jedoch, diese frühzeitig zu erkennen und ihre Progression zu verhindern.

Auch wenn Delirien durch physiologische Veränderungen verursacht werden, manifestieren sie sich fast immer durch Veränderungen im Verhalten, in der Kognition und Motorik, in Emotionen oder in der Motivation, weshalb die Diagnoseerstellung dieses facettenreichen Syndroms schwierig sein kann. Häufig beginnt es urplötzlich und klingt in der Regel erst ab, wenn die zugrunde liegende Ursache beseitigt ist, und dann eventuell auch erst mit einiger Zeitverzögerung. Delirien können extrem belastend und beängstigend sein – nicht nur für die betroffene Person selbst, sondern auch für diejenigen, die es miterleben.

Jede*r kann ein Delir entwickeln, doch passiert dies häufiger bei älteren gebrechlichen Menschen mit einer bereits bestehenden kognitiven oder sensorischen Beeinträchtigung oder bei sehr kranken Menschen. Leider werden die meisten Delirepisoden von Klinikern nicht erkannt oder falsch interpretiert. Über alle Zuständigkeiten hinweg verlangen regulatorische Kodizes, dass im Gesundheitsbereich Tätige bestmöglich und auf Basis der besten verfügbaren Evidenz und bewährten Praktiken ihre Kenntnisse aktualisieren, die Bedürfnisse von Patient*innen beurteilen und Behandlungsoptionen vorschlagen. Kliniker*innen müssen zudem – immer entsprechend den geltenden Gesetzen – Patient*innen, Angehörige und Betreuende über den Gesundheitszustand, die Versorgung und die fortlaufende Behandlung der betreffenden Person informieren (soweit sie dies wollen oder benötigen). Dies muss in einer einfühlsamen und verständlichen Art und Weise geschehen.

1.2 Hospitalisierung

Eine Hospitalisierung kann mit Komplikationen einhergehen, die sich nicht spezifisch auf die aktuelle Krankheit beziehen und oftmals als geriatrische Syndrome bezeichnet werden. Dabei handelt es sich um Konstellationen mit einer höheren Prävalenz bei älteren als bei jüngeren Menschen, mit multifaktorieller Ätiologie, spezifischen Risikofaktoren und negativen Auswirkungen auf die Gesundheitsoutcomes. Aus genau diesem Grund wurde Delir von der Australian Commission for Safety and Quality in Health Care als nosokomial erworbene Komplikation offiziell anerkannt (2018). Die Patient*innen in einem Akutkrankenhaus werden immer älter, und dies birgt die Gefahr schlechterer Gesundheitsergebnisse. Faktoren wie eine steigende Prävalenz chronischer Krankheiten, zunehmende Polypharmazie sowie kognitive und funktionelle Beeinträchtigungen sind mit einem erhöhten Risiko für einen durch die Gesundheitsversorgung erlittenen Schaden assoziiert (Saunders et al., 2019).

Man ist sich weithin darin einig, dass bei Patient*innen, die aufgrund einer Krankheit oder eines chirurgischen Eingriffs im Krankenhaus sind, das Risiko für ein Delir besteht. Fast jede*r dritte hospitalisierte Patient*in macht ein Delir durch. Ein Delir kann jederzeit während des Krankenhausaufenthalts auftreten, weshalb Ärzt*innen und Pflegende dafür sensibilisiert sein sollten, es schnell zu erkennen. Heute werden Patient*innen allerdings früher aus Kliniken entlassen, weshalb ein anschließend zu Hause oder in einem Pflegeheim auftretendes Delir häufiger ist als vielleicht angenommen.

1.3 Ein Delir erkennen

Delir ist ein medizinischer Notfall und muss umgehend diagnostiziert und behandelt werden (Nagaraj et al., 2016).

Die Erkennung eines Delirs sollte so früh wie möglich beginnen. Denkbar wäre, dass schon vor der Krankenhauseinweisung Angehörige eventuell subtile Veränderungen in der Persönlichkeit, Kognition und im Verhalten der Person bemerken.

Da Delir so häufig auftritt, müssen alle Gesundheitsberufe, die mit akut kranken Patient*innen in Kontakt kommt, Verantwortung für das Erkennen und Behandeln dieses Krankheitsbilds übernehmen und sie müssen zu allererst versuchen, das Risiko eines Delirs zu verringern. Auch diejenigen, die im Umfeld der Langzeitbetreuung arbeiten, sollten ein Delir erkennen, das Risiko mindern und diejenigen mit einem Delir überwachen können. Zudem ist es wichtig, betreuende Angehörige über Delirien aufzuklären, damit sie ein solches erkennen können. Das Assessment des aktuellen kognitiven Status und die Kenntnis des üblichen kognitiven Status und des üblichen Verhaltens eine*r/s Patient*in/en ist entscheidend für das frühzeitige Erkennen und Diagnostizieren des Delirs sowie für ein optimales Management und bestmögliche Gesundheitsergebnisse in allen Versorgungsbereichen.

Heute ist anerkannt, dass Delir ein eigenständiges Phänomen ist, das eigens erforscht werden muss und nicht einfach als sekundäres oder unbedeutendes Problem betrachtet werden darf. Wird ein Delir festgestellt, sollte die Diagnose eindeutig dokumentiert werden, um Verlegungen zu unterstützen (Übergabeberichte, Verlegung- oder Entlassungsberichte). Die Schärfung des Bewusstseins für Delirien hat glücklicherweise dazu geführt, dass die Unterschiedlichkeit der Symptome stärker berücksichtigt wird und dass präzise Screening-Tools entwickelt wurden, die in der klinischen Alltagsroutine einfach angewendet werden können. Es herrscht Einigkeit über die Notwendigkeit, so viele Menschen wie möglich in eine gute Betreuung von Patient*innen mit Delir einzubinden, was in allen Phasen der Patient*innenversorgung erfolgen kann.

Bereits im Notfallzentrum kann ein schnelles Erkennen des Delirs Patientenoutcomes verbessern und viele Kosten sparen (Kakuma et al., 2003; Leslie & Inouye, 2011). Zwar wurden bereits früher Screening-Tools entwickelt, doch unterschieden sich diese hinsichtlich ihrer beabsichtigten Anwendung, ihrer Anforderungen an die Schulung des Personals, ihrer Eigenschaften und ihrer Eignung für Patient*innen in den unterschiedlichen Versorgungsbereichen (Brefka et al., 2022; Helfand et al., 2021; Monke et al., 2022). Idealerweise sind die Screening-Tools in den Krankenhausinformationssystemen (KIS) abgebildet und für alle Gesundheitsberufe zugänglich. Sind Patient*innen nicht formal kognitiv testbar, z. B., weil sie zu schläfrig sind, kann dies in 80 % der Fälle auf ein Delir und in 20 % auf eine fortgeschrittene Demenz hindeuten (Trzepacz et al., 1988; Hasemann et al., 2021). Ein positives Screeningergebnis sollte immer in eine ärztliche Diagnose münden.

Medizinisches Personal sollte sich nicht auf das Ergebnis eines einzelnen Screenings verlassen, das bei der Aufnahme durchgeführt wurde. Mögliche Gründe dafür, dass ein Delir nicht erkannt wird, sind eine fehlende Sensitivität für das hypoaktive Delir, Komplexität oder mangelnde Verfügbarkeit von Tests zur Beurteilung des Bewusstseinszustands und die Tatsache, dass Ärzt*innen in der Anwendung dieser Tests meist nicht geschult sind oder die Tests nicht durchführen wollen. Eine Barriere für das Delir-Screening ist ein Wissensdefizit unter Kliniker*innen. Wird ein Delir nicht erkannt, kann es nicht gut behandelt werden.

1.3.1 Individuelle Reaktionen von Betroffenen

In **Kasten 1-1** werden Merkmale eines Delirs beschrieben, die jedoch individuell sehr unterschiedlich sein können.

Kasten 1-1: Wie macht sich ein Delir bei den Patient*innen bemerkbar?

- Sie finden es schwierig, sich auf Gespräche zu konzentrieren oder können nur langsam antworten.
- Sie bekommen weniger mit, was um Sie herum passiert.
- Sie sind verwirrt und können keine klaren Gedanken fassen.
- Sie sind manchmal stärker und manchmal weniger stark verwirrt.
- Sie scheinen vorübergehend in ihrer Persönlichkeit und im Verhalten verändert zu sein und sagen oder tun Dinge, die sie bis zum Delir noch nie gesagt oder getan haben.
- Sie haben Schwierigkeiten zu verstehen, was andere von Ihnen wollen und dies dann auszuführen.
- Können über sich selbst keine Auskunft mehr geben (Hunger, Durst, Schmerzen, Harn- und Stuhldrang) und reagieren stattdessen mit Unruhe.
- Sie sind enorm vergesslich geworden, wodurch sie Absprachen nicht einhalten können (Vergessen vor dem Bettverlassen die Patientenglocke zu betätigen und diskonektieren sich dabei Katheter, Redons, Infusionsleitungen).
- Sie sind zeitweise unruhig, aufgeregt oder kommen nicht zur Ruhe.
- Sie wollen weder essen noch trinken.
- Sie sind tagsüber schläfrig und nachts eher wach.
- Sie reagieren verlangsamt.
- Sie haben Albträume.
- Sie sehen Menschen oder Dinge, die sonst niemand sieht, oder Sie halten reale Menschen oder Dinge für jemand oder etwas anderes.
- Sie hören Stimmen oder Geräusche, die nicht da sind.

- Ihre Stimmungslage wechselt schnell.
- Sie sind sich nicht sicher, wo Sie sind oder was Sie dort tun.
- Sie haben Angst, dass andere Ihnen etwas antun wollen.
- Sie fühlen sich häufig nicht verstanden und wollen daher in die gewohnte Umgebung nach Hause.

1.3.2 Definition, Merkmale und Verlauf des Delirs

Vereinfacht gesagt ist das Delir eine akute Verschlechterung der geistigen Funktion, die mit Verwirrtheit, extremer oder fehlender Aktivität und Leid einhergeht. Es kann durch eine akute Krankheit, eine Operation oder durch angesetzte oder abgesetzte Medikamente hervorgerufen werden. Die meisten Patient*innen erholen sich innerhalb von einigen Tagen oder Wochen. Das Delir ist nicht mit einer Demenz gleichzusetzen, die chronisch verläuft und in der Regel irreversibel ist. Das Delir hingegen manifestiert sich kognitiv, emotional, motorisch, affektiv oder motivational. Es kann die physiologische Folge einer Erkrankung, eines Substanzentzugs oder eines anderen toxischen Zustands sein.

Merkmale

Folgende Phänomene sind charakteristisch für ein Delir (Trzepacz & Meagher, 2008):

- Bewusstseinsstörungen
- Desorientierung
- Aufmerksamkeitsstörung
- Kurzzeitgedächtnisstörung
- Langzeitgedächtnisstörung
- Visuell räumliche Störung
- Sprachveränderungen
- Formale Denkstörungen
- Schlaf-Wach-Rhythmusstörungen
- Halluzinationen/Wahrnehmungsstörungen
- Wahnvorstellungen
- Affektlabilität/Emotionelle
- Veränderungen
- Motorik: Hyperaktiv

- Motorik: Hypoaktiv
- Akuter Beginn
- Persistierender Verlauf
- Fluktuationen

Der fluktuierende Verlauf

Fluktuationen (Symptomschwankungen) sind ein definierendes und charakteristisches Merkmal von Delirien. Die Symptome kommen und gehen, werden stärker und schwächer während eines 24-Stunden Beobachtungszeitraums. Gelegentlich sind Fluktuationen auch schon während eines strukturierten kognitiven Assessments beobachtbar.

Mittels der von Inouye entwickelten und validierten Verlaufs-Review-Methode können Pflege- und Arztberichte nach Fluktuationen hin untersucht werden (Inouye et al., 2005).

Bisher kennen wir die neuronalen Mechanismen dieser Fluktuation nicht, auch wenn in einigen wissenschaftlichen Artikeln, z. B. von Matar und Autor*innenteam (2019), über neue Erkenntnisse berichtet wurde. Die Fluktuation kognitiver, verhaltensmäßiger oder physischer Symptome stellt praktische Probleme für die Beurteilung der Patient*innensicherheit dar.

1.4 Diagnosedefinierende Klassifikationssysteme

Delir wird von drei Klassifikationssystemen definiert, welche sich im Verlauf der Jahrzehnte angeglichen haben:

- Diagnostisches und Statistisches Manual Psychischer Störungen: DSM-5-TR (Fünfte Fassung, Text Revision) (American Psychiatric Association [APA], 2022).
- ICD-11. Internationale Klassifikation der Krankheiten 11. Revision (World Health Organisation, 2021).
- Nanda Pflegediagnosen (Kamitsuru et al., 2022)

Die Diagnose eines Delirs basiert auf der klinischen Beurteilung der/des Patient*in/en anhand standardisierter Kriterien. Sie basieren auf den zuverlässigsten verfügbaren Nachweisen und auf maximalem Expert*innenkonsens zum Zeitpunkt ihrer Publikation.

Frühere Studien, in denen die diagnostischen Delirkriterien des DSM-IV und der ICD-10 miteinander verglichen wurden, verweisen darauf, dass die Delirkriterien des DSM-IV weiter gefasst waren (Laurila et al., 2009). In Forschungsstudien wird die Anwendung der ICD-10- oder DSM-5-Kriterien als „Goldstandard" diagnostischer Kriterien empfohlen. Die Nanda Pflegediagnose „Akute Verwirrtheit" befindet sich in Revision, insbesondere durch die Kritik von zehn internationalen Fachgesellschaften am Begriff der Verwirrtheit (Slooter et al., 2020).

Delir nach DSM-5-TR

A) Eine Störung der Aufmerksamkeit (d.h. verminderte Fähigkeit, die Aufmerksamkeit zu richten, zu fokussieren, aufrechtzuerhalten und gezielt zu wechseln), die mit einer verminderten Wahrnehmung (awareness) der Umgebung einhergeht.
B) Das Störungsbild entwickelt sich innerhalb eines kurzen Zeitraums (gewöhnlich innerhalb weniger Stunden oder Tage), stellt eine Veränderung des ursprünglichen Aufmerksamkeits- und Bewusstseinszustands dar und neigt dazu, im Laufe eines Tages im Schweregrad zu schwanken.
C) Eine zusätzliche Beeinträchtigung kognitiver Funktionen (z. B. Beeinträchtigung des Gedächtnisses, Desorientiertheit, Störungen des Sprachgebrauchs, der visuell-räumlichen Fähigkeiten oder der Wahrnehmung).
D) Die Störungsbilder aus den Kriterien A und C können nicht besser durch eine andere, vorbestehende, gesicherte oder sich entwickelnde Neurokognitive Störung (NCD) erklärt werden, und sie treten nicht im Kontext einer stark reduzierten Wachheit, wie dem Koma, auf.
E) Es gibt Hinweise aus der Vorgeschichte, körperlichen Untersuchung oder Laboruntersuchungen darauf, dass das Störungsbild die direkte körperliche Folge eines medizinischen Krankheitsfaktors, einer Substanzintoxikation oder eines Substanzentzugs ist (z. B. durch Substanzen mit Missbrauchspotenzial oder durch die Einnahme eines Medikaments) oder Folge der Exposition gegenüber einem Toxin oder durch multiple Ätiologien verursacht ist.

Akut: Plötzlicher Beginn und Entwicklung innerhalb weniger Stunden oder Tage.

Persistierend: Dauert Wochen oder Monate an.

Hyperaktiver Subtyp: Die psychomotorische Aktivität ist innerhalb der letzten 24 Stunden gesteigert und kann mit Stimmungslabilität, Unruhe und/oder Ablehnung medizinischer Behandlung einhergehen.

Hypoaktiver Subtyp: Die psychomotorische Aktivität ist innerhalb der letzten 24 Stunden vermindert und kann mit Antriebslosigkeit und einer Lethargie, die Stupor nahekommt, einhergehen.

Gemischter motorischer Subtyp, wenn in den vorangegangenen 24 Stunden sowohl ein hyperaktiver als auch ein hypoaktiver Subtyp nachgewiesen wurde.

Kein Motor-Subtyp: Die psychomotorische Aktivität ist unauffällig, obwohl Aufmerksamkeit und Bewusstsein gestört sind (Meagher, 2009).

Subsyndromales Delirium: Eine deliriumähnliche Erscheinung mit Störungen der Aufmerksamkeit, des übergeordneten Denkens und des zirkadianen Rhythmus, bei der der Schweregrad der kognitiven Beeinträchtigung geringer ist als für die Diagnose eines Delirs erforderlich (American Psychiatric Association, 2022).

6D70 Delir nach ICD-11

Ein Delir ist durch eine Störung der Aufmerksamkeit, der Orientierung und des Bewusstseins gekennzeichnet, die sich innerhalb eines kurzen Zeitraums entwickelt und sich typischerweise als erhebliche Verwirrtheit oder globale neurokognitive Beeinträchtigung mit vorübergehenden Symptomen äußert, die je nach zugrunde liegender Ursache oder Ätiologie schwanken können. Ein Delir geht häufig mit Störungen des Verhaltens und der Emotionen einher und kann Beeinträchtigungen in mehreren kognitiven Bereichen umfassen. Eine Störung des Schlaf-Wach-Zyklus, einschließlich reduzierter Weckbereitschaft bei akutem Einsetzen oder völligem Schlafverlust mit Umkehrung des Schlaf-Wach-Zyklus, kann ebenfalls vorliegen. Ein Delir kann durch die direkten physiologischen Auswirkungen eines medizinischen Zustands, der nicht unter psychische Störungen, Verhaltensstörungen oder Störungen der Neuroentwicklung fällt, durch die direkten physiologischen Auswirkungen einer Substanz oder eines Medikaments, einschließlich des Entzugs, oder durch mehrere oder unbekannte ätiologische Faktoren verursacht werden (World Health Organisation, 2022).

1.5 Häufige Formen des Delirs

Hilfreich ist, das Delir entsprechend den vorherrschenden Symptomen, den wahrscheinlichen Ursachen und dem Kontext, in dem es auftritt, zu klassifizieren. Wie bei der Demenz ermöglicht die Akzeptanz der Klassifikation des Delirs in spezifische Subtypen eine viel präzisere Antizipation und Einordnung der Symptome. Folgende Formen des Delirs sind bekannt:

- Delirsubtypen
  - Hyperaktives Delir
  - Hypoaktives Delir
  - Delir ohne motorische Veränderungen
- Subsyndromales Delir
- Delir bei Demenz
- Aufwachdelir
- Exzitiertes Delir
- Persistierendes Delir
- Pädiatrisches Delir.

Die Symptome eines Delirs treten manchmal gebündelt auf und ermöglichen so eine Einteilung in Subtypen mit Hyper-, Hypoaktivität oder gemischter Symptomatik oder in solche, in denen kognitive Störungen, Veränderungen der höhergeordneten Denkfähigkeit oder der zirkadianen Funktionen vorherrschen. Die künftige Klarheit bezüglich der Epidemiologie der gängigen Subtypen wird sich als hilfreich erweisen.

Sämtliche klinischen Varianten des Delirs gehen mit kognitiven Störungen einher, doch unterscheiden sie sich hinsichtlich der zugrunde liegenden Ursachen und Patient*innenoutcomes, wobei hypoaktive Delirformen mit einer schlechteren Prognose assoziiert sind (Todd et al., 2017).

Bei Patient*innen mit einem mutmaßlichen Delir ist ein bedeutendes, aber bisher ungelöstes Problem die Frage, ob sie alle unter der gleichen Störung leiden. Es bleibt immer noch die Möglichkeit eines „letztlich gemeinsamen Pfads" (van Montford et al., 2019). Das Substrat dieses hypothetischen Pfads ist unklar und aufgrund verschiedener Ursachen und verschiedener Settings fehlen Vergleichsstudien zu den klinischen Merkmalen des Delirs. Studien zu verschiedenen Ursachen sind schwierig durchzuführen, da es in der Regel unmöglich ist, dem Delir eine einzige Ursache zuzuordnen.

Oftmals sieht es so aus, als verändere sich die Person ganz schnell, weshalb das Krankheitsbild so beängstigend ist. Wir wissen nicht, ob die hyperaktiven, hypoaktiven und gemischten Subtypen alle im Wesentlichen zum selben Phänotyp gehören. Wir wissen nicht einmal, wie oder ob sich die Subtypen während einer Delirepisode abwechseln. Folgende Subtypen des Delirs sind allgemein anerkannt:

1.5.1 Delirsubtypen

Hyperaktives Delir

Es ist durch Unruhe, Halluzinationen, Wahnvorstellungen und durch sozial inadäquate Verhaltensweisen, die in der Regel leicht zu erkennen sind, gekennzeichnet. Wahnvorstellungen sind in der Regel flüchtig. Häufig fühlen sich die Patient*innen verfolgt, was mit ihrer Desorientiertheit in Zusammenhang steht. Visuelle Halluzinationen können dieses Delier begleiten. Oftmals werden die Patient*innen durch völlig unbedeutende Stimuli erschreckt (Johnson, 2001). Gelegentlich kann die Person Angst haben vor denjenigen, die sich um sie kümmern, oder sich von ihnen bedroht fühlen. Eventuell versucht sie, sich aktiv zu widersetzen oder sogar zu flüchten.

Meagher und Trzepacz (2000) stellten im Jahr 2000 fest, dass bei hyperaktiven Patient*innen Wahnvorstellungen, Halluzinationen, Stimmungsschwankungen, Sprachstörungen und Schlafstörungen häufiger sind. Es ist bekannt, dass der fluktuierende Charakter der Symptome und des gestörten Schlaf-Wach-Rhythmus ein Erkennen dieser Delirform erschwert.

Hypoaktives Delir

Es ist schwieriger zu erkennen als das hyperaktive Delir, weil die Person psychomotorisch kaum aktiv, vermindert aufmerksam und extrem schläfrig ist. Diese Delirform, die scheinbar weniger problematisch zu handhaben ist, behindert die Betreuung, die körperliche Versorgung und andere Aktivitäten.

Das hypoaktive Delir kann einer schweren Depression gleichen, da die Person eventuell plötzlich sehr traurig wirkt, Unsicherheit über ihre Zukunft äußert und in Tränen ausbricht. Eine detailliertere Befragung wird jedoch Zeichen einer Aufmerksamkeitsstörung und einer verminderten Wahrnehmung der Umgebung offenbaren. Patient*innen mit einem hypoaktiven Delir, die schläfrig und lethargisch sind, können vergessen zu trinken und zu essen. Bei ihnen besteht die Gefahr einer Dehydratation. Oftmals haben sie auch kein Interesse an Essen, Trinken oder Bewegung, und es entsteht der Eindruck, sie seien sterbend.

Es tritt häufiger bei älteren Menschen auf, weshalb ein Alter >65 ein unabhängiger Risikofaktor ist. Diese Form des Delirs ist häufiger, sie birgt zudem ein höheres Mortalitätsrisiko. In der Regel erfordert die Diagnose ein aktives Delir-Screening mit entsprechenden Screening-Tools, da die Symptome weniger auffällig sind wie die Unruhe und Agitiertheit des hyperaktiven Delirs. Das hypoaktive Delir wird häufig übersehen, weil die/der Patient*in schläfrig und inaktiv ist oder ganz „still“ aus der Narkose aufwacht.

Delir vom Mischtyp

Es äußert sich in Symptomen des hyperaktiven und des hypoaktiven Delirs. Mangelndes Bewusstsein über diese Delirform und insbesondere darüber, wie unterschiedlich sie sich darstellen kann, ist vielleicht ein Grund dafür, warum sie in der Praxis nicht erkannt, falsch diagnostiziert und ungenügend dokumentiert wird.

Delir ohne motorische Veränderungen

Zwischen 0 und 31 % der Patient*innen mit Delir weisen keine motorischen Veränderungen auf (Meagher, 2009).

Management und Prognose der/des Patient*in sind bei der hyperaktiven, hypoaktiven und gemischten Form des Delirs unterschiedlich, wobei noch keine detaillierten Angaben zu ihrem zeitlichen Verlauf vorliegen. In einer kürzlich durchgeführten großen beobachtenden Kohortenstudie war der gemischte Subtyp mit einem gravierenderen und länger andauernden Delir assoziiert und der hypoaktive Subtyp schien weniger auf die Behandlung anzusprechen als der hyperaktive Subtyp (Zipser et al., 2019b).

1.5.2 Subsyndromales Delir

Das subsyndromale Delir (SSD) ist durch ein milderes Krankheitsbild mit einem oder mehreren delirtypischen Symptomen gekennzeichnet. Es weist also nicht die Merkmale eines vollständig ausgeprägten Syndroms auf. Das SSD wird, was das klinische Bild anbelangt, stärker kontrovers diskutiert als das voll ausgeprägte Delirsyndrom. Ob es sich zu einem Delir entwickeln und ein solches durch eine frühzeitige Intervention verhindert werden kann, bleibt unbekannt.

Auf Intensivstationen gelten sowohl das Delir als auch das SSD als Determinanten für langfristige funktionelle und kognitive Defizite, obwohl relativ wenige Studien zu Ergebnissen des SSD verfügbar sind (Yamada et al., 2018). Bei kritisch kranken Patient*innen wird eine hohe Inzidenz dieses Delir-Subtyps beobachtet. Aufgrund des Risikos, dass es sich zu einem vollständig ausgeprägten Delir entwickelt, müssen Patient*innen mit einem SSD sofort erkannt und behandelt werden. Es sind weitere Studien und mehr Konsens erforderlich, um das SSD präziser definieren zu können.

1.5.3 Aufwachdelir

Das Aufwachen (Emergence Delir) aus einer Narkose ist die letzte Phase der Anästhesie und zeichnet sich durch den Übergang von der Bewusstlosigkeit zu einem wiedererlangten Bewusstsein und vollständiger Wachheit aus. Die neurowissenschaftliche Perspektive geht davon aus, dass die daran beteiligten Prozesse nicht einfach als Umkehr der Ereignisse betrachtet werden können, die bei der Einleitung der Anästhesie eintreten.

Das *Aufwachdelir* ist ein klinischer Zustand, in dem die Patient*innen zwar wach, aber in ihrer Orientierung und geistigen Verfassung verändert sind, was von Verwirrtheit und Lethargie bis zu einem gewalttätigen, gefährlichen Verhalten reichen kann.

Bei älteren Patient*innen kann diese Form des Delirs länger anhalten und wird vielleicht erst am ersten postoperativen Tag diagnostiziert. Oftmals dauert es länger, bis sich die Symptome eines Aufwachdelirs zeigen, was daran liegen kann, dass ältere Menschen Anästhetika langsamer verstoffwechseln. Auch wenn sich bei den meisten Patient*innen mit einem Aufwachdelir Episoden von Unruhe und Lethargie abwechseln, kann bei älteren Patient*innen die Unruhe dominieren, ohne dass sich ihr körperliches Verhalten deutlich ändert.

1.5.4 Erregungssturm

Der Erregungssturm (Excited Delirium Syndrome, ExDS) (Hölzle et al., 2021) ist ein breit gefächerter Phänotyp, der mit Agitation, Aggression, Paranoia, Intoleranz gegenüber Schmerzen, überraschender körperlicher Kraft, fehlender Müdigkeit trotz permanenter körperlicher Aktivität (z. B. zieht die/der Patient*in sich ständig aus), Tachypnoe, starkem Schwitzen, erhöhter Temperatur und unangemessener Reaktion auf andere Personen wie der Polizei einhergeht. Häufig sind es Männer zwischen 30 und 40 nach dem missbräuchlichen Konsum von Kokain, Methamphetamin oder Ecstasy, bei denen es zu einem Erregungssturm kommt.

Fälle extremer Agitiertheit waren bereits im 19. Jahrhundert bekannt; bereits im Oktober 1849 beschrieb Luther Bell die sogenannte „Bell's Mania" (Bell, 1849). Der Begriff „excited delirium" (Erregungssturm) wurde in den 1980er Jahren geprägt, nachdem eine Serie von Personen, die aufgrund massiver Agitiertheit in Obhut genommen oder verhaftet worden waren, gestorben waren (Wetli & Fishbain, 1985).

Die Schwierigkeit, einen Erregungssturm zu erkennen, besteht darin, dass sich das Spektrum der Verhaltensweisen und Symptome mit so vielen anderen klinischen Krankheitsprozessen deckt (**Kap. 2**).

Da die spezifische Ätiologie des ExDS immer noch unklar ist und seine anatomischen Merkmale sehr uneinheitlich sind, kann es nur anhand seiner Epidemiologie bzw. anhand seines klinischen Bilds und seines typischen Verlaufs beschrieben werden.

Weder die Allgemeinbevölkerung noch das Personal im Strafvollzug oder Krankenhaus kann ohne Weiteres die Ursache einer akuten Verhaltensstörung erkennen oder ausschließlich durch Beobachtung eine spezifische organische Erkrankung von einem ExDS unterscheiden. Fast alle Medikamente, Toxine, Fremdstoffe, psychischen oder physischen Störungen und biochemischen oder physiologischen Veränderungen im Körper können akute Veränderungen im Verhalten oder geistigen Zustand nach sich ziehen.

Mehrere spezifische Krankheitsbilder, die einen veränderten Geisteszustand verursachen und einem ExDS gleichen können, verdienen besondere Aufmerksamkeit. Allerdings sind sie in der Regel nicht durch aggressives und gewalttätiges Verhalten gekennzeichnet, wie dies bei einem ExDS der Fall ist. Dazu zählen:

- diabetisch hypoglykämische Reaktionen: gehen mit Reizbarkeit, Zittern, Schwitzen und Schwindel einher
- „Hitzschlag“ (Hyperthermiesyndrom): geht mit Rhabdomyolyse und Delir einher; kann zudem mit der Anwendung von Neuroleptika und psychischer Krankheit assoziiert sein
- Hyperthyreose: ähnliches klinisches Bild wie bei einem ExDS, insbesondere während Episoden einer thyreotoxischen Krise
- Serotonin-Syndrom und malignes neuroleptisches Syndrom: können einige klinische Merkmale des ExDS aufweisen.

Auch bestimmte psychische Störungen können einem ExDS gleichen. Bei einigen Patient*innen kann das Absetzen oder die nicht reguläre Einnahme von psychotropen Substanzen Verhaltensstörungen verursachen. Substanzmissbrauch ist auch bei psychiatrischen Patient*innen häufig. Viele psychische Erkrankungen wie die akute paranoide Schizophrenie, bipolare Störungen und akute Stressreaktionen können sich wie ein ExDS darstellen.

1.5.5 Persistierendes Delir

In der von Kiely et al. (2009) durchgeführten Studie dauerte ein Delir bei etwa jede*r/m fünften Patient*in drei Monate oder länger an – ein Zustand, der als persistierendes Delir bezeichnet wird und tendenziell bedrohlich ist. Dabei war die Wahrscheinlichkeit, während des einjährigen Nachbeobachtungszeitraums zu versterben, fast dreimal höher als bei Patient*innen, die ein Delir überwunden hatten. Dies war sogar der Fall, nachdem die Daten bezüglich der verstärkenden Effekte von Alter, Geschlecht, Komorbidität, funktionellem Status und Demenz kontrolliert worden waren (Kiely et al., 2009).

Bei Patient*innen mit persistierendem Delir ist das Risiko, dass sie falsch eingeschätzt und falsch behandelt werden, besonders hoch. Sie werden oft als verwirrt abgestempelt und erhalten keine formale Diagnose. Dies kann zu mangelnder Sorgfalt bei der Suche nach unbehandelten Ursachen und zu erfolglosen Bemühungen um eine Rehabilitation und eine angemessene Umgebung führen. Außerdem werden viele Patient*innen mit persistierendem Delir unberechtigterweise in eine Pflegeeinrichtung überführt. Die Diagnose wird erst dann offenkundig, wenn sich die Patient*innen erholen.

Die Prognose des persistierenden Delirs bei älteren Patient*innen im Krankenhaus ist vielleicht deshalb schlecht, weil sich viele nicht davon erholen; die lange Dauer des Delirs anstelle einer einzelnen Delirepisode ist per se für viele der negativen Patient*innenoutcomes verantwortlich (Cole et al., 2009).

1.5.6 Pädiatrisches Delir

Pädiatrische Delir galt lange Zeit als häufige, aber relativ unbedeutende neuropsychiatrische Begleiterscheinung einer körperlichen Krankheit, doch wurde diese Ansicht in den letzten Jahren infrage gestellt. Es ist zwar weiterhin ein gravierend vernachlässigtes Forschungsgebiet, doch werden in den neueren wissenschaftlichen Beiträgen mittlerweile sowohl Gemeinsamkeiten mit dem Delir-Syndrom bei Erwachsenen als auch Unterschiede dazu herausgestellt. Demnach gibt es Delirmerkmale, die in allen Altersgruppen ähnlich sind, wobei bei Kindern Symptome wie Reizbarkeit häufiger sind, andere wie Wahnvorstellungen jedoch seltener.

Pädiatrische Delir ist eine häufig nicht erkannte, aber schwerwiegende Komplikation bei einem Krankenhausaufenthalt. Zudem wird vermutet, dass Entwicklungsrückschritte ein relativ spezifisches Merkmal bei Kindern und Jugendlichen sind. Daher sind langfristige kognitive Störungen und daraus folgend die Schulbildung bzw. Ausbildung dieser Personengruppe von besonderer Bedeutung.

Risikofaktoren für die Entwicklung eines pädiatrischen Delirs wurden in der Vergangenheit immer wieder beschrieben; dazu zählen ein jüngeres Alter, ein männliches Geschlecht, eine akute neurologische Verletzung, bereits bestehende kognitive Störungen oder Entwicklungsverzögerungen sowie bereits bestehende emotionale und verhaltensassoziierte Probleme (Silver et al., 2015). Faktoren in der Umgebung, die den Zustand der/des Patient*in/en verschlimmern können, sind freiheitseinschränkende Maßnahmen (Fixierungen), ein hoher Geräuschpegel, mangelnde Beleuchtung und häufiger Personalwechsel.

Pädiatrische Delir kann auf einen sich verschlechternden klinischen Zustand hinweisen und ist bei Kindern jeden Alters mit hoher Mortalität und Morbidität und mit posttraumatischen Belastungsstörungen assoziiert. Daher ist eine dessen Erkennung zwingend erforderlich. Zudem sind pädiatrische Delirien auf der Intensivstation mit einem längeren Krankenhausaufenthalt assoziiert (Traube et al., 2016).

1.5.7 Postoperative Delirien und kognitive Störungen

Wichtig sind die Prävention, frühzeitige Diagnose und Behandlung von postoperativen Komplikationen. Das postoperative Delir ist vor allem für ältere Patient*innen eine schwerwiegende und häufige Komplikation nach größeren Operationen. Je nach Krankenhaus und Patient*innenpopulation liegt die Prävalenz des postoperativen Delirs bei älteren Menschen zwischen 15 % und 53 %; sie ist in jedem Fall zu hoch, um außer Acht gelassen zu werden (Hong & Park, 2018).

1.6 Unterschiede zwischen Delir und Demenz

Delirien sind nicht mit einer der verschiedenen Demenzformen gleichzusetzen, die chronisch verlaufen und in der Regel irreversibel sind. Ein Delir beginnt urplötzlich und geht mit einer Veränderung der Patient*innen einher, die vielleicht deutlich verwirrter erscheinen, sich stärker zurückziehen oder agitierter sind im Vergleich zu ihrem Normalzustand. Das macht es möglich, das Delir von einer Demenz zu unterscheiden. Allerdings kann dies klinisch schwierig sein, da häufig beide nebeneinander existieren. Im Gegensatz zum Delir führt eine Demenz über einen langen Zeitraum hinweg – in der Regel über Monate oder Jahre – zu einem progressiven Gedächtnisabbau, während die Gedächtnisstörung bei Delirien plötzlich auftritt und mit Sistieren des Delirs vorübergeht. Einige Formen wie die Lewy-Körper-Demenz können ähnliche Symptome verursachen wie ein Delir; dazu zählen der fluktuierende Verlauf, eine veränderte Wahrnehmung und Bewusstseinsstörungen.

Der kognitive Abbau nach einem Delir ist möglicherweise nicht einfach eine „Beschleunigung" von zugrunde liegenden pathologischen Prozessen einer Demenz (Fong et al., 2017). Die Ermittlung von vermeidbaren Faktoren, die beim Delir zu einer neuronalen Verletzung führen, und von Strategien, um solche Faktoren anzugehen, wird entscheidend sein.

Das Thema „kognitive Störungen im Krankenhaus" – ob aufgrund eines Delirs, einer Demenz oder einer anderen Ursache – ist äußerst spannend, erfordert eine sorgfältige Analyse und stellt ein sehr reales Problem dar:

„Das undifferenzierte Management von kognitiven Störungen beinhaltet, Patient*innen so zu behandeln, als hätten sie ein Delir und möglicherweise eine Demenz. Bis zur eindeutigen Diagnose sollte dies im Rahmen einer umfassenden geriatrischen Beurteilung eine detaillierte Beschreibung der Symptome und Beeinträchtigungen beinhalten, ohne dem Ganzen zwangsläufig einen Namen zu geben. Das Management kann also eher bedürfnisorientiert statt von der Diagnose gesteuert sein" (Jackson et al., 2017).

Vorgeschlagen wurde ein konzeptuelles Modell, das synthetisiert, wie Studien zu Biomarkern unser Verständnis von Delir und Demenz verbessern können, weil sie auf den Konzepten von Vulnerabilität und Resilienz aufbauen (Fong et al., 2019). In **Tabelle 1-1** werden die klinischen Merkmale von Demenz und Delir einander gegenübergestellt, um die Unterschiede zu verdeutlichen.

1.6.1 Beziehung zwischen Delir und Demenz

Immer mehr Hinweise deuten darauf hin, dass ein Delir ein zentrales lebensveränderndes Ereignis ist. Es ist ein Zeichen für eine erhöhte Anfälligkeit des Gehirns und kann zu einem erhöhten Risiko für bleibende kognitive Defizite einschließlich Demenz führen (Goldberg et al., 2020).

Frühere Studien haben gezeigt, dass Demenz der führende Risikofaktor für ein Delir ist und dass ein Delir ein unabhängiger Risikofaktor für eine nachfolgende Demenz ist. Und doch geht es in einem großen Teil der wissenschaftlichen Auseinandersetzungen darum, ob dem Delir eine kognitive Störung zugrunde liegen muss, damit es sich offenbart (Fong et al., 2015). Das Delir kann bei kognitiv nor-

Tabelle 1-1: Vergleich zwischen Demenz und Delir (Rahman, 2020, S. 55)

Klinische Merkmale	Delir	Demenz
Beginn	Akut bis subakut	Allmählich, im Allgemeinen schleichend
Verlauf	Unterschiedlich und schwer vorhersehbar, fluktuierende Symptome am Tag, in der Nacht zunehmend	Allmählich und langfristig; die Symptome nehmen zu, sind aber über längere Zeit relativ stabil
Progression	Plötzlich, unerwartet	Langsam, aber beständig
Dauer	Stunden, Tage, selten auch persistierend	Monate oder Jahre
Bewusstsein	Vermindert	Klar
Wachsamkeit und Aufmerksamkeit	Apathie oder hyperalert (übermäßige Wachsamkeit), fluktuierend	Normal bis vermindert
Orientiertheit	Generell deutlich schlechter als vorher, in schweren Fällen fluktuierend	Kann sich insbesondere in den fortgeschrittenen Stadien verschlechtern
Gedächtnisfunktion	Verschlechterung von Kurzzeit- und Ultrakurzzeitgedächtnis	Verschlechterung von Kurzzeit- und Ultrakurzzeitgedächtnis; Langzeitgedächtnis ist oftmals kaum betroffen
Denken formal und inhaltlich	Unorganisiert, verzerrt, fragmentiert, verlangsamt oder beschleunigt, gelegentlich wahnhaft	Schwierig einzuschätzen, sollte wiederholt beurteilt werden, gelegentlich wahnhaft
Wahrnehmungsvermögen	Halluzinationen, die alle Sinne betreffen können	Gelegentlich Halluzinationen, insbesondere bei Lewy-Body Demenz
Motorik	Unterschiedlich, hypo- oder hyperkinetisch oder beides	Normal, eventuell Dyspraxie
Schlaf-Wach-Rhythmus	Verändert mit möglicher Tag-Nacht-Umkehr	Fragmentiert mit möglicher Tag-Nacht-Umkehr
Assoziierte Merkmale	Unterschiedlich: Gefühlsschwankungen, überzeichnete Persönlichkeit, Symptome und Zeichen assoziierter Krankheitsbilder. Häufig Sprech- und Sprachstörungen	Versuche, intellektuelle Defizite, Persönlichkeitsveränderungen, Wortfindungsstörungen, Aphasie, Agnosie und fehlendes Verständnis zu verbergen
Geistiger Zustand und Fähigkeit zur Ausführung kognitiver Aufgaben	Häufig plötzlich beginnende Zerstreutheit und Unaufmerksamkeit	Progressiv über einen langen Zeitraum nachlassend

malen oder leicht beeinträchtigten Personen einen demenziellen Prozess aufdecken und so die Zeit bis zur Diagnose einer Demenz verkürzen.

Davis und Mitautoren (2012) bestätigten, dass das Delir mit einem allgemeinen kognitiven Abbau, einem achtfachen Anstieg ereignisbedingter Demenz und einem beschleunigten Abfall der Punktwerte in Kognitionstests assoziiert ist. Die starke Beziehung zwischen Demenz und Delir auch nach statistischer Kontrolle des Alters zeigt, welche Bedeutung dem Delir in Hinblick auf das Risiko einer Demenz in der Allgemeinbevölkerung zukommt. Daher kann es hilfreich sein, Patient*innen, die schon einmal ein Delir durchgemacht haben, routinemäßig an eine Memory Clinic zu überweisen.

Die schnelle Diagnose einer Demenz ist entscheidend, um sicherzustellen, dass die Betroffenen und ihre Betreuungspersonen Zugang zu Behandlungs-, Schulungs-, Beratungs- und anderen Hilfsangeboten erhalten, die den kognitiven Abbau verzögern, Krisen verhindern, die Belastung für Betreuende verringern und eine Überführung in ein Pflegeheim hinausschieben können.

Da Delirien zum Teil vermeidbar sind, kann die Delirprävention sogar eine Demenz verhindern. Sie bietet die Gelegenheit zu einer angemessenen Demenzprävention – jetzt gleich (Hayden et al., 2018).

1.6.2
Delir bei Demenz

Im DSM-5-TR wird angegeben, dass die Diagnose Delir nicht gestellt werden sollte, wenn die Symptome „nicht besser durch eine andere, vorbestehende, gesicherte oder sich entwickelnde Neurokognitive Störung erklärt werden" können (American Psychiatric Association, 2022). Dies führt zu der Auffassung, dass ein Delir bei Demenz ein Delir ist, das bei eine*r/m Patient*in mit bereits eingesetztem demenziellem Prozess auftritt. Diese Auffassung verursacht jedoch interpretatorische Schwierigkeiten sowohl für Kliniker*innen als auch für Wissenschaftler*innen. Im Vergleich zum Delir ist ein Delir bei Demenz mit schlechteren Ergebnissen wie Abhängigkeit von Gehhilfen, Institutionalisierung, Mortalität und einer Zunahme der bereits bestehenden kognitiven Defizite assoziiert. Die fehlende Standardisierung der Beurteilung von Patient*innen auf ein Delir bei Demenz hat möglicherweise signifikante Auswirkungen auf Klinik und Forschung.

Ein Delir verlängert den Krankenhausaufenthalt von Patient*innen mit Demenz (Fick et al., 2013). Somit sorgen Maßnahmen, die ein frühzeitiges Erkennen dieses Syndroms fördern, für einen minderschweren und kürzeren Verlauf, sie verhindern unnötiges Leid und senken die Kosten für Komplikationen und vermeidbare erneute Krankenhauseinweisungen.

Es besteht eine erhebliche Unsicherheit dahingehend, wie ein Delir bei Demenz festgestellt werden kann. Dies ist zumindest teilweise der Grund dafür, dass es manchmal übersehen wird. Ältere Menschen mit Demenz, die in einer Pflegeeinrichtung leben, sind bei einer Krankenhauseinweisung stärker für die Entwicklung eines Delirs gefährdet. Ergebnisse von Studien zur Beurteilung der Prävalenz des Delirs bei Demenz sind sehr unterschiedlich; häufig werden die Delirsymptome fälschlicherweise der zugrunde liegenden Demenz zugeordnet.

Wichtig ist daran zu denken, dass das Delir und die Lewy-Körper-Demenz einige klinische Ähnlichkeiten aufweisen wie allgemeine kognitive Defizite, Wahrnehmungsstörungen und eine fluktuierende Aufmerksamkeit. Delirien sind ein häufig auftretendes Merkmal der Lewy-Körper-Demenz (Gore et al., 2015). Es ist vielleicht die häufigste fluktuierende Enzephalopathie, der wir in der allgemeinmedizinischen Praxis begegnen, und viele Hauptmerkmale verweisen auf den fluktuierenden Phänotyp der Lewy-Körper-Demenz (O'Dowd et al., 2019).

Die Feststellung eines Delirs bei Patient*innen mit Lewy-Körper-Demenz ist besonders schwierig, obwohl ein rezidivierendes Delir vor Beginn einer Lewy-Körper-Demenz viel häufiger ist als vor Beginn einer Alzheimer-Krankheit. Es hat sich gezeigt, dass sich die Lewy-Körper-Demenz zuerst als kognitive Störung, Delir oder psychische Störung wie Psychose oder Depression darstellen kann (McKeith et al., 1992). Klinische Merkmale wie eine REM-Schlaf-Verhaltensstörung (z. B. regelmäßiges Fallen aus dem Bett) sowie eine gesteigerte Neuroleptika-Empfindlichkeit bei geringsten Dosen, welche sich in Dyskinesien und Dystonien bemerkbar machen, können auf eine Lewy-Body-Demenz hinweisen (Farina et al., 2009).

1.7 Differenzialdiagnosen

Ein Delir lässt sich aufgrund seines akuten Beginns und fluktuierenden Verlaufs im Allgemeinen leicht von anderen mentalen Störungen unterscheiden. Allerdings sind eindeutige Informationen von Auskunftspersonen nicht immer verfügbar, was bei jeder kurzen, auf einen bestimmten Moment beschränkten Beurteilung der/des Patient*in/en zu bedenken ist. Man kann jedoch feststellen, dass Demenz und Depression gängige Differenzialdiagnosen sind. Ein Delir von den neuropsychiatrischen Symptomen einer Demenz zu unterscheiden, kann schwierig sein. Der Kontext der Symptome (plötzlicher Beginn, fluktuierender Verlauf, zeitliche Beziehung zu einer feststellbaren körperlichen Ursache) und die hervorstechende Problemen bezüglich der Aufmerksamkeit und Wachheit der/des Patient*in/en verweisen oftmals deutlich auf ein Delir. Aufgrund der schlechten Prognose des Delirs ist es sicherer, so lange von einem Delir auszugehen, bis eine andere Diagnose gestellt wird.

Äußerst hilfreich für die Unterscheidung zwischen einem Delir und einer Demenz sind Berichte von Angehörigen oder Betreuungspersonen über den Zustand der/des Patient*in/en vor der Krankenhauseinweisung. Die von ihnen gelieferten Informationen sind auch für die Entlassung der/des Patient*in/en relevant. Serielle Beurteilungen der kognitiven Fähigkeiten können helfen, ein Delir von einer Demenz zu unterscheiden oder dessen Beginn während eines Klinikaufenthalts zu erkennen.

Die Symptome eines Delirs können sich mit den Symptomen bei verschiedenen anderen psychischen Störungen überschneiden, doch sind die Störungen der Aufmerksamkeit und anderer neuropsychologischer Bereiche hervorstechender. In **Kasten 1-2** sind Differenzialdiagnosen aufgeführt, die alternativ zur Verdachtsdiagnose Delir in Betracht gezogen werden sollten.

Kasten 1-2: Differenzialdiagnosen

- Unipolare und bipolare Depression.
- Psychose.
- Katatonie: normales EEG; ein EEG ist notwendig, um einen nicht-konvulsiven Status epilepticus auszuschließen; deutliche Besserung mit Gabe von Benzodiazepin-Testdosen; das Verhaltensmuster umfasst Immobilität/Stupor, Starren, Mutismus, Haltungsverharren, Rigidität, Negativismus, Echolalie, Echopraxie, Stereotypien, wächserne Biegsamkeit.
- Maligne Hyperthermie: pharmakogenetisch bedingte Störung bei Exposition gegenüber Inhalationsanästhetika oder anamnestisch bekannter Gabe von Suxamethonium nach einer Operation; ist mit Skelettmuskelkontraktionen assoziiert.
- Neuroleptisches malignes Syndrom (NMS): lebensbedrohlicher Zustand, der durch hohes Fieber, Muskelstarre, Bewusstseinsveränderungen und eine autonome Dysfunktion gekennzeichnet ist. Das NMS steht mit praktisch allen Neuroleptika einschließlich neueren atypischen Antipsychotika und verschiedenen anderen Medikamenten, welche die zentrale dopaminerge Neurotransmission betreffen, in Zusammenhang. Auch wenn es ursprünglich bei Patient*innen, die Neuroleptika erhalten, beschrieben wurde, kann es auch bei Patient*innen mit Parkinson auftreten, bei denen plötzlich Levodopa abge-

setzt wurde (Serrano-Dueñas, 2003). Das NMS muss sofort erkannt werden, um gravierende Morbidität und Tod zu verhindern. Die Behandlung beinhaltet ein sofortiges Absetzen des betreffenden Wirkstoffs und unterstützende Maßnahmen wie die Senkung der Körpertemperatur. Komplikationen sind sehr gravierend.

- Serotonin-Syndrom: klinisches Bild eines Überschusses an Serotonin im zentralen Nervensystem aufgrund einer therapeutischen Anwendung von Serotonin oder einer Überdosis serotonerger Medikamente, das durch eine Triade klinischer Merkmale gekennzeichnet ist: neuromuskuläre Hyperaktivität, Störungen des autonomen Nervensystems und Bewusstseinsveränderungen. Es umfasst das gesamte Spektrum von leichter bis schwerer Toxizität. Die Behandlung der Serotonintoxizität beinhaltet das Absetzen des serotonergen Medikaments, die Beurteilung des Toxizitätsausmaßes, die Durchführung unterstützender Maßnahmen sowie, in moderaten und schweren Fällen, die Verabreichung spezifischer Wirkstoffe. Eine schwere Serotonintoxizität ist ein medizinischer Notfall, der häufig eine Notfallbehandlung erfordert.
- Zentrales anticholinerges Syndrom: Symptomkomplex mit trockenen Schleimhäuten, Krampfanfällen und Tachykardie, der im angelsächsischen Sprachraum wie folgt beschrieben wird: „blind as a bat" – „blind wie eine Fledermaus", „mad as a hatter" – „verrückt wie ein Hutmacher", „red as a beet" – „rot wie rote Beete", „dry as a bone" – „trocken wie ein Knochen", „hot as a hare" – „heiß wie ein Hase", „stuffed as a pipe" – „gestopft wie eine Pfeife".
- Autoimmunenzephalitis: macht eventuell keine typischen Delirsymptome; subakuter Beginn, schnell nachlassendes Kurzzeitgedächtnis bzw. Arbeitsgedächtnis mit neuen fokalen ZNS-Befunden wie Krampfanfällen, Liquorpleozytose und Enzephalitis-typischen MRT-Veränderungen. Die Behandlung erfolgt symptomatisch und unterstützend mit Elektrokonvulsionstherapie (EKT), Tumorentfernung und Immuntherapien.

1.8 Bedeutung einer frühzeitigen Detektion

Der wichtigste Schritt für das Management eines Delirs ist dessen frühzeitige Erkennung (Detektion). Wird ein Delir nicht sofort diagnostiziert, ist es unwahrscheinlich, dass überhaupt Anstrengungen unternommen werden, es zu beenden oder seine Folgen zu mindern. Sobald ein Delir vermutet wird, ist das vordringliche Ziel, die zugrunde liegende Ursache zu ermitteln. Oftmals kann dies dadurch erreicht werden, dass systematisch überprüft wird, welche der bekannten Risikofaktoren vorliegen.

Delirien sind häufig und gefährlich, doch verweisen die aktuellen Erkenntnisse darauf, dass sie in etwa der Hälfte der Fälle vermeidbar sind (Wilson et al., 2020). Deshalb liegt der Schwerpunkt zunehmend auf der Durchführung vieler verschiedener Maßnahmen zur Prävention des Delirs. Das Bewusstsein für dieses Krankheitsbild zu schärfen und insbesondere Pflegende zu schulen, kann viele Fälle eines Delirs verhindern. Studien zeigen, dass Schulungsprogramme wesentlich dazu beitragen, ein Delir zu erkennen (Grossmann et al., 2014).

Die Hauptstrategie bei der Prävention und Behandlung des Delirs ist die Minimierung und/oder Eliminierung von Risiko- und auslösenden Faktoren. Dabei sollte der Fokus auf der Verbesserung des Gesundheitszustands und auf der Minderung des Risikos negativer Patient*innenoutcomes liegen.

Schlechte Patient*innenoutcomes bei verpasstem Delir

Die Bedeutung des Delirs und seine Auswirkungen auf die Ergebnisse der/des Patient*in/en zu erkennen und zu verstehen, ist entscheidend dafür, wie sehr sich das Krankenhauspersonal für die Detektion eines Delirs engagiert. Es ist allgemein anerkannt, dass Delirien in allen Phasen der akuten Krankheit von hospitalisierten Patient*innen mit einer Reihe negativer Ergebnisse assoziiert sind– und dies auch nach der statistischen Kontrolle von Risikofaktoren wie Behinderungen, kognitiven Störungen und schweren Erkrankungen. Wegen der damit verbundenen Morbidität und Mortalität ist die Detektion wichtig. Auch wenn sich die meisten Patient*innen von einem Delir erholen, führt es bei einigen zu Stupor, Koma, Krampfanfällen oder endet tödlich. Die Patient*innen können an dem Delir selbst sterben (obwohl der Mechanismus bisher unklar ist) oder weil die ursächliche Krankheit nicht behandelt wurde.

1.9 Theorien zu pathophysiologischen Veränderungen

Delir ist ein komplexes neuropsychiatrisches Syndrom, das durch eine vorübergehende Unterbrechung der regulären neuronalen Aktivität infolge systemischer Störungen verursacht wird (Meagher & Leonard, 2008). Aufgrund seiner multifaktoriellen Ätiologie ist jede einzelne Delirepisode wahrscheinlich in einer spezifischen Reihe von dazu beitragenden Faktoren begründet; wie diese jedoch miteinander interagieren, ist immer noch ein Mysterium.

Tzepacz und Van der Mast haben 2002 sämtliche Beiträge und Studien zur Pathophysiologie des Delirs zusammengetragen. Die Autoren sind der Auffassung, dass bestimmte neuroanatomische und Neurotransmitter-assoziierte Systeme ein „entscheidender gemeinsamer neuronaler Pfad" für die verschiedenen Ursachen des Delirs sind. Das Wesentliche dieser Auffassung beruht auf der Vorstellung, dass sich die klinischen Symptome des Delir-Syndroms trotz der unterschiedlichen prädisponierenden und auslösenden Faktoren, auffallend ähnlich manifestieren.

1.9.1 Störungen im Netzwerk

In seiner umfassenden Übersichtsarbeit zu den Pathomechanismen von Delirien beschrieb Maldonado (2018) fünf Kriterien, welche die grundlegende Phänomenologie des Deliriums bilden:

- Kognitive Defizite
- Aufmerksamkeitsdefizite
- Dysregulation des zirkadianen Rhythmus und Fragmentierung des Schlaf-Wach-Zyklus
- Emotionale Dysregulierung
- Psychomotorische Dysregulierung.

Im Jahr 2000 wies Mesulam darauf hin, dass bei Patient*innen mit Delir möglicherweise zwei Netzwerke des Gehirns gestört sind: eines mit aufwärts gerichteten afferenten Projektionen aus dem aufsteigenden retikulären Aktivierungssystems (ARAS) (ist an der Wachsamkeit und Erregbarkeit beteiligt) und eines mit einer abwärts verlaufenden Modulation der Aufmerksamkeit durch die frontalen, parietalen und limbischen Cortices.

Die/der Patient*in mit Delir ist möglicherweise nicht in der Lage, adäquat auf seine Umgebung zu reagieren oder diese zu erkennen. Die plötzliche zeitliche und räumliche Desorientiertheit in Kombination mit der Unfähigkeit, weder spontan noch nach Hilfestellung Bezüge herzustellen, hindert die Person daran, den Kontext wahrnehmungsbasierter Informationen angemessen zu verarbeiten. Diese veränderte Wahrnehmung kann dann zu verstärkter Angst und Agitiertheit führen.

Delir kann zudem mit einem veränderten Schlaf-Wach-Rhythmus assoziiert sein, der sich durch Schläfrigkeit am Tag und Schlaflosigkeit in der Nacht auszeichnet. Es besteht eine enge Beziehung zwischen der Störung des zirkadianen (tagesrhythmischen) Systems und der Entwicklung eines Delirs. Dies deutet möglicherweise auf eine starke Verbindung zwischen der Melatoninkonzentration und dem

Beginn eines Delirs hin, weshalb die Melatoninkonzentration im Verlauf eines Tages ein hilfreicher prognostischer Faktor für die Entwicklung eines Delirs sein kann oder einfach auf eine Fehlfunktion des Hypothalamus verweist.

1.9.2 Genetische Faktoren

Da Delirien multifaktorielle Störungen sind, reicht der genetische Ansatz allein wahrscheinlich nicht aus, um Patient*innen mit einem hohen Risiko zu ermitteln. Individuelle Unterschiede wie genetische Faktoren und Ausmaß der kognitiven Reserve können zur Schwere eines Delirs bei älteren Erwachsenen mit Demenz beitragen (Massimo et al., 2017).

Kandidat-Genomweite Assoziationsstudien (GWAS) sind relativ schnell und kostengünstig durchführbar. Sie können die Auswirkungen genetischer Varianten eines potenziell beitragenden Gens (Kandidatengen) in damit nicht assoziierten Fällen und Kontrollgruppen überprüfen. Möglicherweise sind daran Interleukinrezeptoren beteiligt. Hier könnte man ansetzen, da eine Entzündungsreaktion an einem Delir beteiligt sein kann (McCoy et al., 2018). Die Genetik nimmt in der pathophysiologischen Erforschung neuropsychiatrischer Störungen bereits einen herausragenden Platz ein (Van Munster et al., 2009). Sie bietet neue Möglichkeiten bei der Erforschung der neuronalen Substrate, die dem Delir zugrunde liegen.

Die Epigenetik befasst sich mit erblichen Veränderungen im Phänotyp oder in der Genexpression, die durch andere Mechanismen als Veränderungen in der zugrunde liegenden DNA-Sequenz verursacht werden. Biologische, chemische und physikalische Faktoren sowie individuelle Faktoren wie kultureller Hintergrund und Bildungsstand können die Genfunktion beeinflussen. Umgebungsfaktoren wie Stress spielen eine große Rolle bei psychischen Störungen, da sie stabile Veränderungen in der Genexpression induzieren, weshalb dies möglicherweise ein biologisch plausibler Mechanismus ist.

1.9.3 Die Beziehung zwischen Delir und Stress

Möglicherweise sind Delirien ein Beispiel für eine aberrante (abnormale) Stressreaktion (MacLullich et al., 2008). Aberrante Stressreaktionen sind Reaktionen, die bei bestimmten Personen in irgendeiner Form abnormal sind, sodass Reaktionen, die unter normalen Umständen adaptiv sind, maladaptiv werden. In diesem

Kontext bezieht sich „Stress“ ganz allgemein auf das sympathische Nervensystem, die Hypothalamus-Hypophysen-Nebennierenrinden-Achse, auf Entzündungswege und andere Systeme, die bei einer akuten Bedrohung oder einem „Stressor“ aktiviert werden. Der Begriff „aberrant“ wird verwendet, weil die Stressreaktion extrem sein kann und sich deutlich negativ auf das Gehirn auswirkt.

Das Hormon Cortisol ist ein Risikofaktor, der bei Patient*innen mit schwerer Sepsis und septischem Schock mit Hirnfunktionsstörungen assoziiert ist. Vorgeschlagen wurde, Cortisol als „Biomarker“ zur Diagnose des Delirs zu nutzen (Khan et al., 2013). Es wurde darüber berichtet, dass eine übermäßige Freisetzung von Cortisol oder Katecholaminen bei schwerer Sepsis, Morbus Cushing oder einer Psychose an der Entwicklung eines Delirs beteiligt ist (Nguyen et al., 2014). Der Cortisolspiegel im Liquor verweist noch präziser auf die Exposition des Gehirns gegenüber Cortisol.

Der psychophysiologische Stress, der mit einem Krankenhausaufenthalt verbunden ist, kann sich auch später nach der Entlassung noch auswirken, die Genesung beeinträchtigen und zu einer langfristigen Angewiesenheit auf Gesundheitsleistungen führen (Chang, 2019).

1.9.4 Delir als Stresssyndrom

Stress ist bei einem Delir häufig, bleibt jedoch oftmals unbemerkt – insbesondere dann, wenn keine motorische Hyperaktivität vorhanden ist. Die Patient*innen klagen meist nicht von sich aus darüber, weshalb ein aktives Fragen nach ursächlichen psychotischen Phänomenen, das Beobachten der/des Patient*in/en während der Untersuchung und ergänzende Informationen der Auskunftspersonen hilfreich sein können. Fühlt sich die/der Patient*in gestresst, sollte er/sie auf offensichtliche körperliche Ursachen, Schmerzen (behutsames Abtasten der möglichen Areale), Harnverhalt, aufgetriebenes Abdomen, Obstipation und andere potenzielle Ursachen für sein/ihr Unwohlsein (z. B. Zahnschmerzen) hin untersucht werden. Schmerzen können anhand von Screening-Tools wie der Abbey Pain Scale beurteilt werden (Abbey et al., 2004).

Wichtig ist zudem, für eine ruhige Umgebung zu sorgen und der/dem Patient*in/en ein Gefühl von Sicherheit zu vermitteln. Angehörige sollten, wenn möglich, eingebunden werden. Eine Einzelbetreuung kann hilfreich sein; sie kann aber auch zum Stress der/des Patient*in/en beitragen. Wenn es die Sicherheit erlaubt, kann der Stress manchmal dadurch verringert werden, dass sich die/der Patient*in bewegen darf, anstatt auf das Bett oder einen Stuhl begrenzt zu sein. Das soziale

Modell von Behinderung macht uns immer wieder deutlich, dass die Probleme eines Menschen nicht einfach nur auf eine medizinische Krankheit zurückzuführen sind und dass eine weniger biomedizinische, sondern stärker humanistische Herangehensweise an Leid und Stress hilfreich sein kann (Beresford, 2019). Individueller Stress kann, wenn wir die Perspektive wechseln, mit Erfahrungen von repressivem Verhalten und Diskriminierung assoziiert sein; und wir müssen anerkennen, dass „die Barrieren, mit denen Nutzer psychiatrischer Versorgungsleistungen konfrontiert sind, zwar andere, aber auch ähnlich derer sein können, mit denen Menschen mit körperlichen, sensorischen und intellektuellen Defiziten konfrontiert sind“ (Beresford et al., 2010).

Ärzt*innen und Pflegende, die kein detailliertes Wissen über Delir haben, betrachten das Verhalten der Patient*innen eher als befremdlich und unverständlich und können vielleicht nicht mit dem richtigen Maß an Betreuung, Unterstützung und Empathie reagieren. Notwendig ist, innerhalb des interprofessionellen Teams und mit den betreuenden Angehörigen effektiv zu kommunizieren, damit wertvolle Beobachtungen und Informationen nicht verloren gehen. Da ein Delir oftmals nicht erkannt wird, erhalten betreuende Angehörige dann auch keine Erklärung dazu, warum sich die/der Patient*in psychisch und mental so sehr verändert hat. Sie denken dann vielleicht, dass die Person dement geworden ist oder dass sich die bereits bestehende Demenz plötzlich verstärkt hat. Deshalb ist es extrem wichtig, nicht nur formell die Diagnose Delir zu stellen und diese mit dem gesamten Team zu besprechen, sondern auch die Betreuenden klar und einheitlich darüber zu informieren. Dies kann durch das Aushändigen von Informationsmaterialien wie Broschüren zum Thema Delir unterstützt werden (NHS Tayside, 2018) (www.delir.info). Es ist grundlegend falsch *anzunehmen*, dass Patient*innen mit einem hypoaktiven Delir weniger Stress und Leid empfinden.

1.9.5 Das Delir als Frailty-Syndrom

Sowohl Delirien als auch kognitive Störungen können in Krankenhäusern unter dem Begriff Frailty-Syndrom betrachtet werden. Gebrechliche (engl. frail) ältere Menschen sind eine Patient*innengruppe, die für geriatrische Syndrome und Komplikationen wie postoperative kognitive Störungen und ein Delir vulnerabel ist. Gebrechlichkeit und Delir können in der Tat unterschiedliche klinische Manifestationen einer gemeinsamen Vulnerabilität für Stress sein, und künftige Studien werden zeigen, welches die genauen Ursachen für diese Vulnerabilität sind (Quinlan et al., 2011).

Eine 2018 erschienene systematische Übersichtsarbeit und Metaanalyse stützt die These der Existenz einer unabhängigen Beziehung zwischen Gebrechlichkeit und Delir, weshalb Studien erforderlich sind, welche die Dynamiken zwischen diesen Syndromen beschreiben (Perisco et al., 2018). Gebrechlichkeit, ein multifaktorielles Syndrom, das sich durch eine Verringerung der physiologischen Reserve und der Fähigkeit zur Resistenz gegen Stressfaktoren manifestiert, ist ein viel dynamischerer Prozess als das Altern allein.

Gebrechlichkeit ist bei älteren Patient*innen nach ihrer Entlassung aus dem Krankenhaus stark mit einem Delir assoziiert (Verloo et al., 2016). Auch wenn Gebrechlichkeit und Delir als unterschiedliche Syndrome betrachtet werden, sind ihnen pathophysiologische Faktoren wie Entzündung, Atherosklerose und Mangelernährung gemeinsam (Quinlan et al., 2011). Eine weitere Beziehung zwischen ihnen wird gestützt von der höheren Prävalenz der Gebrechlichkeit bei Menschen mit einem Delir und von Berichten darüber, dass Gebrechlichkeit mit schlechteren funktionellen Ergebnissen und einer höheren Mortalität des Delirs assoziiert ist.

Zu einer optimalen perioperativen Versorgung von Patient*innen gehören deshalb die Ermittlung von Gebrechlichkeit, eine präoperative multisystemische und multidisziplinäre Evaluation und die Besprechung der Behandlungsziele und Erwartungen. Eine umfassende geriatrische Beurteilung kann hier sehr hilfreich sein.

1.9.6 Hypothese des Versagens der Systemintegration

Unsere mangelnde Kenntnis der pathophysiologischen Veränderungen, die zu einem Delir führen, schränkt unsere Fähigkeit, neue Behandlungs- und Präventionsstrategien zu entwickeln, möglicherweise ein. Auf der Basis einer umfassenden Literaturrecherche entwickelte Jose R. Maldonado eine neue Theorie, die Hypothese des Versagens der Systemintegration, um die wichtigsten vormals beschriebenen Theorien zusammenzubringen. Dazu wurden ihre verschiedenen Inhalte zu einem komplexen Wegenetz zusammengefügt. Die Hypothese besagt, dass die spezifische Mischung kognitiver und verhaltensassoziierter Manifestationen des klinischen Bilds eines Delirs auf eine Kombination von Neurotransmitter-Dysfunktion, Variabilität in der Integration und Verarbeitung sensomotorischer Informationen und Ausmaß der gestörten Konnektivität im neuronalen Netzwerk zurückzuführen ist (Maldonado, 2018).

1.10 Delir in verschiedenen Versorgungssettings

Delirien können in allen Versorgungsbereichen auftreten: im Krankenhaus, im Pflegeheim, im Hospiz oder im eigenen häuslichen Umfeld. Doch sind dies dieselben Delirien, wenn wir jene in der Langzeitpflege mit denen auf der Intensivstation vergleichen?

Die Inzidenz und Prävalenz des Delirs hängt zum einen von der Altersgruppe, zum anderen vom klinischen Kontext ab. Die Prävalenz ist bei älteren hospitalisierten Personen am höchsten; sie variiert je nach personenspezifischen Charakteristika, Versorgungsbereich und Sensitivität der Detektionsmethode (Inouye, 2006). Man geht davon aus, dass es etwa 15 % der akut kranken erwachsenen Patient*innen allgemein, 30 % der akut kranken geriatrischen Patient*innen, 50 % der Intensivpatient*innen und 50 % der Patient*innen nach einer Hüftfraktur betrifft (Marcantonio, 2017). In einem Schweizer Universitätsspital lag die Delirprävalenz unter 10'906 Patient*innen bei 28.4 % (Schubert et al., 2018).

Bei Bewohner*innen von Pflegeheimen ist die Prävalenz einer Demenz hoch, weshalb auch das Risiko für ein Delir hoch sein kann. In einem Schweizer Pflegeheim im Kanton Basel Landschaft betrug der an Demenz erkrankten Bewohnerinnen 41.2% und 5.9 % entwickelten am Untersuchungstag ein Delir (Urfer-Dettwiler et al., 2022). In den Jahren 1997–2007 hatten in drei Schweizer Kantone von 11.745 Bewohner*innen 39.7% ein subsyndromales und 6.5% das Vollbild eines Delirs beim Eintritt in das Pflegeheim (von Gunten & Mosimann, 2010). Aufgrund seines engen Kontakts mit den Bewohner*innen ist gerade das Pflegepersonal dafür prädestiniert, Veränderungen im Verhalten oder in der Aufmerksamkeit von Bewohner*innen zu erkennen. Allerdings ist es oftmals nicht geschult, um dies einem Delir zuzuordnen und die entsprechenden Maßnahmen zu ergreifen. Ein frühzeitiges Erkennen und Managen eines Delirs kann Hausarztkontakte außerhalb der Sprechzeiten oder eine Krankenhauseinweisung verhindern.

Bei älteren hospitalisierten Patient*innen in der Altersmedizin (20–29 %) und bei Patient*innen auf Intensivstationen (19–82%) ist die Prävalenz des Delirs höher (Hshieh et al., 2020). Ältere Patient*innen mit Hüftfrakturen sind besonders gefährdet, postoperativ ein Delir zu entwickeln; die Inzidenz bei dieser Personengruppe liegt zwischen 12 % und 51 % (Hshieh et al., 2020). Hüftfrakturen bedeuten zudem eine prämorbide Beeinträchtigung der Funktionsfähigkeit. Eine erneute Delirepisode nach einem postoperativen Delir kann zu lebenslanger Funktionsbeeinträchtigung und erhöhter Mortalität führen.

Da der dem Delir zugrunde liegende Mechanismus wahrscheinlich heterogener Natur ist, überrascht es nicht, dass die Epidemiologie und assoziierte Risikofaktoren in den einzelnen Versorgungsbereichen unterschiedlich sind. So können die prädisponierenden und auslösenden Faktoren, die in einem Versorgungsbereich ein hohes Risiko darstellen, in anderen Versorgungsbereichen gar nicht vorhanden sein.

1.11 Mögliche Ursachen für ein Delir

Eine Gedächtnisstütze, die Pflegende bei der Betreuung von Patient*innen mit Zeichen eines Delirs nutzen können, ist das Akronym **PINCH ME**. Es regt dazu an, die dem Delir nahe liegenden Ursachen zu ermitteln und somit schneller zu intervenieren und die/den Patient*in zu behandeln.

PINCH ME gehört in einigen Einrichtungen zum „Paket“ der pflegerischen Versorgung von Patient*innen mit Demenz und Delir:

Pain (Schmerzen)
Infection (Infektion)
Nutrition (Ernährung)
Constipation (Obstipation)
Hydratation/**H**ypoxia (Flüssigkeits- und Sauerstoffhaushalt)
Medication (Medikamente)
Environment (Umgebung)

Die PINCH ME Kriterien bilden jedoch nur die „üblichen Verdächtigen“ unter den Ursachen eines Delirs ab. Tatsächlich kennen wir mehr als 105 Risikofaktoren und ca. 85 Auslöser von Delirien. Trzepacz und Kolleg*innen, veröffentlichen 2009 im Manual zur DRS-R98 die „Delirium Etiology Rating Checklist“, welche eine gute Systematik zur Ursachenforschung von Delirien darstellt (S. 55).

1.11.1 Infektionen als delirauslösende Faktoren

Folgende beiden Meinungen sind weit verbreitet:

- Ältere Menschen, die verwirrt sind, müssen einen Harnwegsinfekt haben.
- Ältere Menschen sind sowieso irgendwann verwirrt.

Bei älteren Menschen führen Infektionskrankheiten oftmals zu Morbidität und Mortalität; allein im Jahr 2012 waren Infektionskrankheiten für 3,1 Millionen ältere Patient*innen in US-amerikanischen Notaufnahmen verantwortlich (Goto et al., 2016). Eine sorgfältige Diagnose ist erschwert, wenn typische, bei jüngeren Personen feststellbare Symptome fehlen, wenn die Befunde von Urinkulturen nicht rechtzeitig verfügbar sind und wenn schon lange eine Keimbesiedelung vorliegt.

Bei der Suche nach einer infektiösen Ursache für ein Delir wird manchmal zu viel und manchmal zu wenig Diagnostik betrieben. Zu viel Diagnostik führt oftmals zur sogenannten Überdiagnose einer Erkrankung, die sich ohne eine Untersuchung nie bemerkbar gemacht und keine Beschwerden verursacht hätte. Sie kann zu erhöhten Kosten, einem übermäßigen Einsatz von Antibiotika, nicht ermittelten alternativen Diagnosen und vermeidbaren stationären Aufnahmen führen. Zu wenig Diagnostik kann dazu führen, dass bakterielle Infektionen nicht adäquat behandelt werden. Obwohl eine beginnende oder zunehmende Verwirrtheit kein spezifisches Symptom ist, bleibt sie der häufigste Grund dafür, bei älteren Patient*innen eine Infektion der unteren Harnwege zu vermuten, die oftmals antibiotisch behandelt wird.

Die Diagnose einer Harnwegsinfektion wird zudem durch die hohe Prävalenz einer asymptomatischen Bakteriurie, wie sie vor allem bei Bewohnern von Pflegeheimen zu finden ist, erschwert. Die Behandlung einer asymptomatischen Bakteriurie und Candidurie bleibt bei hospitalisierten Patient*innen der Hauptgrund für eine unnötige Antibiotikabehandlung (Smith et al., 2019).

Bisher wurde nur in wenigen Studien die direkte Verbindung zwischen einer Harnwegsinfektion und einem Delir untersucht, randomisierte kontrollierte Studien dazu liegen überhaupt nicht vor. Daher ist es schwierig aufzuklären, wie und warum Harnwegsinfekte ein Delir verursachen können und wie erfolgreich die Behandlung eines Harnwegsinfekts die Symptome eines Delirs mindern kann (Balogun & Philbrick, 2014).

Aufgrund der hohen Prävalenz von Demenzerkrankungen in Pflegeheimen und ihrer entscheidenden Bedeutung als Delirrisikofaktor können Delirien in diesen Einrichtungen häufig sein (Teale et al., 2018). Da das Personal dort besonders engen Kontakt mit den Bewohner*innen hat, ist es bestens geeignet, um Veränderungen im Verhalten einer Person zu erkennen, die auf den Beginn eines Delirs hindeuten könnten. Jedoch erfordern viele Screening-Tools zur Feststellung eines Delirs Zeit und Expertise, was ihre Brauchbarkeit im Alltag der Gesundheitsversorgung einschränkt. Weil in Pflegeheimen ein anderer Skill-Grade-Mix als in Krankenhäusern besteht und daher tendenziell mehr mit Assistenzberufen gearbeitet wird, hat sich dort die Delirerkennung mittels der Informant Assessment of Geriatric Delirium (I-AGeD), einer Delirdetektionsmethode für Laien bewährt (Urfer-Dettwiler et al., 2022).

1.11.2 Kognitive Störungen als prädisponierende Faktoren

Da bei vielen älteren hospitalisierten Patient*innen mit einem Delir bereits kognitive Störungen vorliegen, die bisher jedoch nicht diagnostiziert wurden, muss nicht nur die Diagnose „Delir“, sondern auch die Diagnose „leichte oder schwere Neurokognitive Störungen“ gestellt werden (Maier, 2015). Eine frühzeitig festgestellte leichte oder schwere Neurokognitive Störung (Demenz) kann negative Ereignisse in Zusammenhang mit dem Krankenhausaufenthalt verhindern und eine geeignete Ressourcenvergabe wie die Verlegung auf eine Demenzstation oder eine umfassende geriatrische Beurteilung der/des Patient*in/en ermöglichen. Längerfristig können diejenigen mit dauerhaften kognitiven Störungen von geeigneten Maßnahmen zur Prävention eines Delirs profitieren. Sie können informiert, beraten und unterstützt werden oder die Möglichkeit zur Teilnahme an Studien erhalten.

Zu ermitteln, ob und welche kognitiven Störungen vorliegen, ist Voraussetzung für eine qualitativ hochwertige klinische Versorgung, weil sie unmittelbare Auswirkungen auf die Patient*innen und das Personal haben. Nur wenn sie festgestellt werden, kann eine adäquate Kommunikation mit den Patient*innen und ihren Angehörigen gewährleistet und die Fähigkeit der/des Patient*in/en zur Einwilligung in klinische Maßnahmen adäquat beurteilt werden. Damit wird eine Nichtbehandlung der/des Patient*in aufgrund einer fehlenden oder ungültigen Einverständniserklärung vermieden.

Die Befragung von Angehörigen mittels IQCODE (Informant Questionnaire on Cognitive Decline in the Elderly) erlaubt Rückschlüsse zu ziehen, ob eine Patient*in bereits seit längerem eine kognitive Störung hat oder nicht (Ehrensperger et al., 2010; Jorm, 1994). Der IQCODE ist ein allgemein anerkanntes Screening-Verfahren zur Ermittlung von kognitiven Störungen, das auch in Studien zum Delir angewendet wird (https://nceph.anu.edu.au/files/German_very_short.pdf). Der Fragebogen wird den Angehörigen oder Bezugspersonen der/des Patient*in/en ausgehändigt und kann in fünf Minuten ausgefüllt werden.

Der ApoE4-Polymorphismus, der eine Allelfrequenz von ca. 14 % aufweist, ist ein wichtiger prädisponierender Faktor für eine spät beginnende Alzheimer-Krankheit (Di Battista et al., 2016). Auch unabhängig davon ist er mit einem schlechten neurologischen Ergebnis nach einem geschlossenen Schädel-Hirn-Trauma und einer intrakraniellen Blutung assoziiert. Inwiefern der ApoE4-Polymorphismus für das Delir relevant ist, muss näher geklärt werden.

Inwiefern der Einfluss einer bereits bestehenden kognitiven Störung berücksichtigt werden muss, ist ein wichtiges Thema in genetischen Studien zum Delir bei älteren Menschen.

1.12 Negative Gesundheitsoutcomes von Delirien

Delirien stehen deutlich mit negativen Gesundheitsoutcomes in Zusammenhang. Die Entwicklung eines Delirs im Krankenhaus ist mit erhöhter Mortalität und Morbidität, mit funktioneller Beeinträchtigung, höheren Krankenhauskosten, längeren Klinikaufenthalten und häufigeren Überführungen in eine Langzeit- oder Pflegeeinrichtung verbunden. Die Wahrscheinlichkeit schlechter Outcomes ist bei Patient*innen mit einem schweren und/oder persistierenden Delir höher (Wilson et al., 2020). Dies impliziert, dass die Verringerung der Schwere und Dauer des Delirs wichtige therapeutische Ziele sind. Die einem Delir zugrunde liegenden Krankheitsprozesse zu verstehen, kann letztlich der Ausgangspunkt für die Entwicklung neuer therapeutischer Interventionen mit geringeren Nebenwirkungen sein.

Anzumerken ist, dass die Mechanismen, welche die Beziehungen zwischen Delirien und schlechten Gesundheitsoutcomes stützen, immer noch ziemlich unklar sind. Dabei geht es besonders um die Frage, ob ein Delir bei Patient*innen, die sich aus verschiedenen anderen Gründen schlecht entwickeln, eine ursächliche Rolle spielt oder ob es auf etwas verweist. Unter bestimmten Umständen können beide Erklärungen zutreffen (**Kap. 8**).

Wegweisende Unterstützungsquellen

Patient*innen und Betreuende benötigen Unterstützung bei der Bewältigung eines Delirs, die ganz unterschiedlicher Art sein kann (finanziell, emotional und informativ). Hier setzen Initiativen zur Verbesserung der Versorgungsqualität an. Sie haben zum Ziel, die Betreuung und Versorgung von Menschen mit Delir und ihren Angehörigen zu verbessern und Unterstützung zu bieten.

Ein multidisziplinärer Ansatz als Voraussetzung für das Delirmanagement

Ein Delir ist am besten mithilfe eines multidisziplinären Teams und einer umfassenden geriatrischen Beurteilung in einer entsprechenden Umgebung unter adäquater personeller Besetzung zu bewältigen.

Weiterführende Literatur

Wetli, C.V. & Fishbain, D.A. (1985). Cocaine-induced psychosis and sudden death in recreational cocaine users. *Journal of Forensic Sciences, 30*(3), 873–880. Retrieved December 16, 2019 from https://www.ncbi.nlm.nih.gov/pubmed/4031813

Internetlinks

Alzheimer's Association. (2013). *Behavioral and Psychological Symptoms of Dementia (BPSD)*. https://www.alz.org/media/documents/alzheimers-dementia-managing-behavior-psych-symptoms-dementia.pdf

ICD-10. (2014). *F05: Delirium, not induced by alcohol and other psychoactive substances*. Retrieved December 13 from https://icd.who.int/browse10/2014/en#!/F05

MD Calc. (n.d.). *Abbey Pain Scale for Dementia Patients*. https://www.mdcalc.com/calc/3627/abbey-pain-scale-dementia-patients

Nature Portfolio. (2022). *Disease prevention articles from across Nature Portfolio*. Available from https://www.nature.com/subjects/disease-prevention

4AT. (n.d.). *Rapid clinical test for delirium*. Available from https://www.the4at.com/4at-deutsche

2 Maßnahmen zur Diagnose eines Delirs

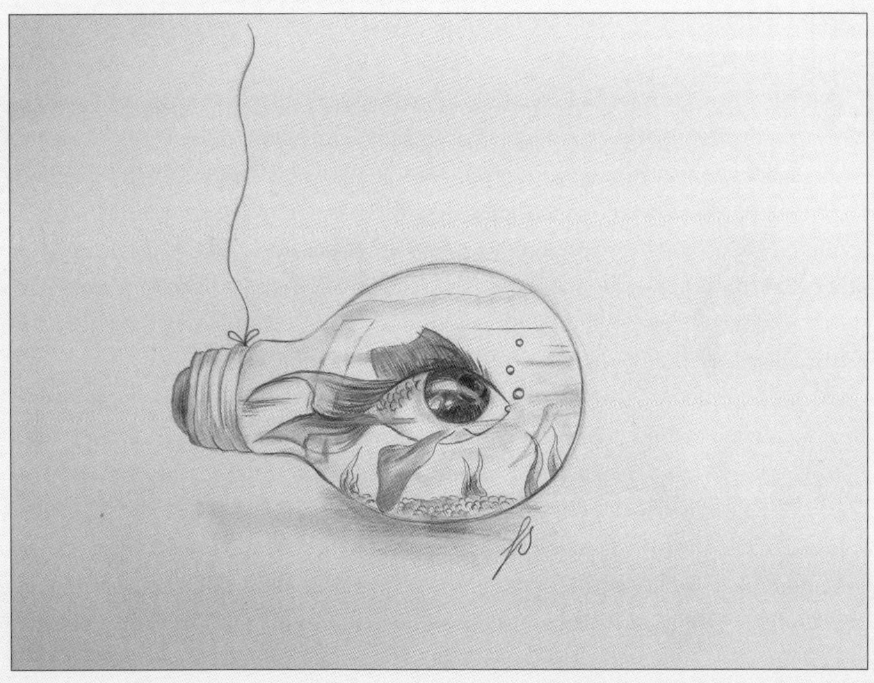

Kapitelüberblick
In diesem Kapitel erhalten Sie einen detaillierten Überblick darüber, wie Sie ein Delir diagnostizieren können. Delirien können zum Teil mit schlechten Gesundheitsoutcomes assoziiert sein, weil sie in der routinemäßigen klinischen Versorgung oftmals nicht erkannt werden. Dabei handelt es sich um ein Krankheitsbild, das auf validierten Kriterien und Konsensdefinitionen basiert. Beispiele hierfür sind die Kriterien des Diagnostischen und Statistischen Manuals Psychischer Störungen (DSM) (**Kap. 1**) und der Internationalen statistischen Klassifikation der Krankheiten und verwandter Gesundheitsprobleme (ICD) (**Kap. 1**).
Wenn Sie als Arzt oder Ärztin sehr aufmerksam und umsichtig sind, werden Sie wahrscheinlich ohne große Schwierigkeiten eine primäre Ursache für das Delir ermitteln können, doch sollten Sie auch dann weiterhin die vielen, zum Delir eine*r/s spezifischen Patient*in/en beitragenden Faktoren im Blick haben. Insbesondere bei älteren Menschen gibt es etliche Ursachen, die ein Delir auslösen können, weshalb in vielen klinischen Situationen ein spezifisches Delirmanagement von unmittelbarem Nutzen für die Patient*innen ist.

2.1 Delir-Screening und personzentrierte Versorgung

Ein ideales Tool zum Delir-Screening sollte kurz, spezifisch, sensitiv und kostengünstig sein, wenig oder gar keine Schulung erfordern und für den klinischen Bereich, in dem es angewendet wird, geeignet sein. Es sollte Patient*innen mit einem Delir zuverlässig ermitteln und diejenigen, die kein Delir haben, zuverlässig ausschließen (Screening-Ergebnis „richtig negativ“). Das Screening ist der Eckpfeiler einer effektiven, personzentrierten Patient*innenversorgung (**Kap. 4**). Von examinierten Pflegepersonen wird gefordert, dass sie den Zustand ihrer Patient*innen präzise beurteilen und eine Verschlechterung feststellen können.

Während in den Anfängen der Delirdetektion leidenschaftlich darüber diskutiert wurde, ob formale Delirassessments wie die Confusion Assessment Method (CAM) (Inouye et al., 1993) oder eher Beobachtungsskalen wie die Delirium Observation Screening Scale (DOSS) (Schuurmans et al., 2003) bessere Herangehensweisen sind, lässt sich folgende Entwicklung feststellen: Aladair MacLullich schlägt in seinem Blog „Deliriumwords“ vor, dass bei der Aufnahme oder bei Verlegungen innerhalb einer Einrichtung formale Assessments durchgeführt werden (https://www.deliriumwords.com). Für die Verlaufsbeobachtung eignen sich dann Beobachtungsskalen besser, weil sie die Belastung des Screenings sowohl bei Patient*innen, als auch bei Mitarbeitenden senken (Wilson et al., 2020).

Auf Intensivstationen hat sich etabliert, Patient*innen täglich in jeder Schicht auf Verhaltensänderungen zu beobachten, die auf ein Delir hinweisen könnten. So können diese früh genug erkannt werden, um das Persistieren eines Delirs zu verhindern. Es hat sich gezeigt, dass die objektive Genauigkeit von Ärzt*innen und Pflegenden, ein Delir ohne Verwendung eines Screening-Tools zu diagnostizieren, nicht ausreicht (Grossmann et al., 2014).

Pflegende, die mehr Zeit am Patient*innenbett verbringen als Ärzt*innen, spielen beim Erkennen eines Delirs eine zentrale Rolle. Sie haben regelmäßig Kontakt zu ihren Patient*innen – vorausgesetzt, auf Systemebene gibt es keine Probleme wie Personalmangel – und sind eher in der Lage, Schwankungen in der Aufmerksamkeit, Bewusstseinslage und kognitiven Funktion zu beobachten. Ihre Beobachtungen sind entscheidend für ein frühzeitiges Erkennen und Managen eines Delirs.

Allerdings gibt es zwei Faktoren, die dazu beitragen, dass Pflegende ein Delir bei älteren hospitalisierten Patient*innen nicht erkennen: Das sind zum einen die verschiedenen Formen und zum anderen der fluktuierende Charakter des Delirs (Fong et al., 2009). Die für eine Delirepisode charakteristische Fluktuation der Symptome im Verlauf eines Tages macht das Erkennen dieses Krankheitsbilds problematisch. Ein Delir bleibt vielleicht unbemerkt, wenn die Beurteilung der/des Patient*in/en nicht auf Beobachtungen basiert, die sich über einen ausreichend langen Zeitraum erstrecken. Deshalb sollten auf Abteilungen, auf denen Patient*innen nur kurz verweilen, wie in Notfallzentren, Assessmentinstrumente wie die modified Confusion Assessment Method for the Emergency Department (mCAM-ED) (Hasemann et al., 2018a) oder der 4A's Test (4AT) verwendet werden (Tieges et al., 2021).

Tests am Bett der Patient*innen

Die meisten Tests, die am Patient*innenbett durchgeführt werden, beinhalten verschiedene Arten der Aufmerksamkeit und unterscheiden sich hinsichtlich der Anforderungen, die an andere kognitive Bereiche gestellt werden. Tatsächlich können Schwerhörigkeit sowie Defizite in mehreren kognitiven Bereichen wie Sprache, Gedächtnis, Wahrnehmung, motorische und exekutive Funktionen zu einer ungenügenden Leistung in einem neuropsychologischen Test beitragen.

Wenn Patient*innen nicht formal testbar sind

Nicht immer lassen sich Patient*innen durch Fragen zur Kognition oder zur Aufmerksamkeit testen, weil sie entweder agitiert sind und sich nicht auf die Fragen konzentrieren können oder aber weil der Wachheitsgrad so reduziert ist, dass sie kaum die Augen aufhalten können und nach wenigen Sekunden wieder einschlafen. Die European Delirium Association und die American Delirium Society plädieren dafür, dass ein Delir auf einem Kontinuum zwischen Koma und normaler Wachheit liegt. Außer für das Koma gibt es hinreichende Evidenz, dass reduzierte Wachheit sehr spezifisch für ein Delir ist (European Delirium Association & American Delirium Society, 2014). Bei einem Gruppenvergleich von jeweils 50 Patient*innen ohne kognitive Einschränkungen, mit Demenz oder mit Delir war das Unvermögen, Fragen zum Delir zu beantworten, mit einer 80 % Wahrscheinlichkeit für ein Delir und einer 20 % Wahrscheinlichkeit für eine Demenz assoziiert (Hasemann et al., 2021).

2.2 Screening-Tools: CAM, SQiD und 4AT

Eine Übersicht über alle entwickelten Delirerfassungs-Tools ist im Delirium Blog von Alastair MacLullich zu finden (www.deliriumwords.com/delirium-words-1/a-classification-of-delirium-assessment-tools).

Folgende Screening-Tests zur Ermittlung eines Delirs haben sich im deutschsprachigen Raum etabliert:

Confusion Assessment Method (CAM) (Inouye et al., 1990; Monke et al., 2022): Dieses Verfahren wurde in der Vergangenheit am häufigsten angewendet und hat sich als sensitives und spezifisches Instrument in der Delirdiagnostik erwiesen (Shi et al., 2013; Wei et al., 2008). In der Validierungsstudie von 1990 wurde der Minimentalstatus nach Folstein (1975) als strukturiertes Interview verwendet. Ohne strukturiertes Interview jedoch liegt die Fehlerquote bei der CAM zwischen 59–85 % (Inouye et al., 2001). Aus diesem Grund wurden Modifikationen der CAM entwickelt, welche ein strukturiertes Interview enthalten. Dazu zählt die modified Confusion Assessment Method for the Emergency Department (mCAM-ED) (Hasemann et al., 2018a) sowie die 3D-CAM (Marcantonio et al., 2014; Olbert et al., 2018).

Single Question in Delirium (SQiD) (Sands et al., 2010): Dieser Test ist sehr leicht durchführbar. Mögliche Fragen, die Angehörigen gestellt werden können, sind:

- Ist (Name) in letzter Zeit stärker verwirrt?
- Hat sich das Verhalten von (Name) plötzlich verändert?

- Ist (Name) in letzter Zeit unruhiger als sonst?
- Hat sich (Name) in letzter Zeit mehr zurückgezogen?

Wird die SQiD-Frage regelmäßig gestellt, können Veränderungen im Zustand der/des Patient*in/en, die auf ein Delir hindeuten, festgestellt werden. Familiäre Betreuungspersonen kennen ihre Angehörigen meistens am besten und haben einen Zugang zu ihnen, den das medizinische Personal eventuell nicht hat. Sie bemerken oftmals subtile Veränderungen in der Kognition und im Verhalten. Wird festgestellt, dass ein*e Patient*in stärker verwirrt ist als vorher, sollte das medizinische Personal alarmiert sein und den The 4 ‚A's test (Arousal, Attention, Abbreviated Mental Test – 4, Acute change) (4AT) (Tieges et al., 2021) oder die mCAM-ED (Hasemann et al., 2018a) durchführen.

The 4 ‚A's test (4AT) (Tieges et al., 2021): Die 4 As stehen für Arousal (Wachheit), Abbreviated Mental Test 4 (Orientierung), Attention (Aufmerksamkeit) und Acute Change (akute Veränderung oder fluktuierender Verlauf). Der 4AT ist ein Screening-Tool zur schnellen Erstbeurteilung eines Delirs und einer kognitiven Beeinträchtigung. Er sollte zur Ermittlung von Patient*innen mit Delir bereits in der Notaufnahme und im Akutbereich eines Krankenhauses durchgeführt werden.

Confusion Assessment Method

Die Confusion Assessment Method (CAM) wurde zwischen 1988 und 1990 entwickelt, um die Delirdiagnostik zur verbessern (Inouye et al., 1990). Sie wurde in vielen Leitlinien und Positionspapiere aufgenommen und in mehr als 20 Sprachen übersetzt. Die CAM wurde in Studien und verschiedenen klinischen Settings validiert und beinhaltet ein Bewertungsverfahren, das in der Langform auf neun DSM-III-R-Kriterien basiert (akuter Beginn und Fluktuationen, Aufmerksamkeitsstörung, Denkstörungen, Bewusstseinsstörungen, Desorientierung, Gedächtnisstörungen, Wahrnehmungsstörungen, psychomotorische Auffälligkeiten wie Hyper- oder Hypoaktivität und veränderter Schlaf-Wach-Rhythmus). Sowohl die Langform als auch die vier Kritieren umfassende Kurzform der CAM verwenden denselben diagnostischen Algorithmus.

Bei der Validierung anhand von standardisierten Referenzbewertungen durch geriatrische Psychiater*innen, die auf einer umfassenden psychiatrischen Beurteilung basieren, wies die CAM in der Originalstudie eine Sensitivität von 94–100 %, eine Spezifität von 90–95 % und eine hohe Beobachterübereinstimmung (Interrater-Reliabilität) auf (Inouye et al., 1990). Für das strukturierte Interview der CAM wurde der 30 Fragen und Aufgaben umfassende Minimentalstatus (MMS) von Folstein

(1975) verwendet. In jüngerer Zeit wurde diese Arbeit auf sieben fundierte Validierungsstudien mit mehr als eintausend Teilnehmer*innen, in denen die CAM eine Sensitivität von 94 % und eine Spezifität von 89 % aufwies, ausgedehnt (Wei et al., 2008).

Um mithilfe der CAM festzustellen, ob ein Delir vorliegt, wird ein strukturiertes Interview empfohlen. Inouye selbst verwendete in ihrer klinischen Praxis die ersten zehn Fragen des MMS (2004). **Abbildung 2-1** zeigt die klassischen Delirsymptome gemäß CAM-Kriterien.

Damit ein „CAM-positives Delir" vorliegt, müssen die Kriterien (1) und (2) und (3) oder (4) vorhanden sein. Ein sensitiverer CAM-Algorithmus verlangt, dass entweder Kriterium (1a oder 1b) und (2) und (3) oder (4) erfüllt sind (Inouye, 2003). Da für die Auswertung ein Interview am Patient*innenbett und ein kurzer kognitiver Test erforderlich sind, nimmt die CAM in der Regel fünf bis sieben Minuten Zeit in Anspruch. Aus der ursprünglichen CAM wurden weitere ergänzende Tests wie 3D-CAM (Marcantonio et al., 2014), die mCAM-ED (Hasemann et al., 2018a) und Family-CAM (FAM-CAM) (Steis et al., 2012; Greindl et al., 2022) entwickelt. Die 3D-CAM kann in ca. drei Minuten durchgeführt werden und ist im Vergleich zu

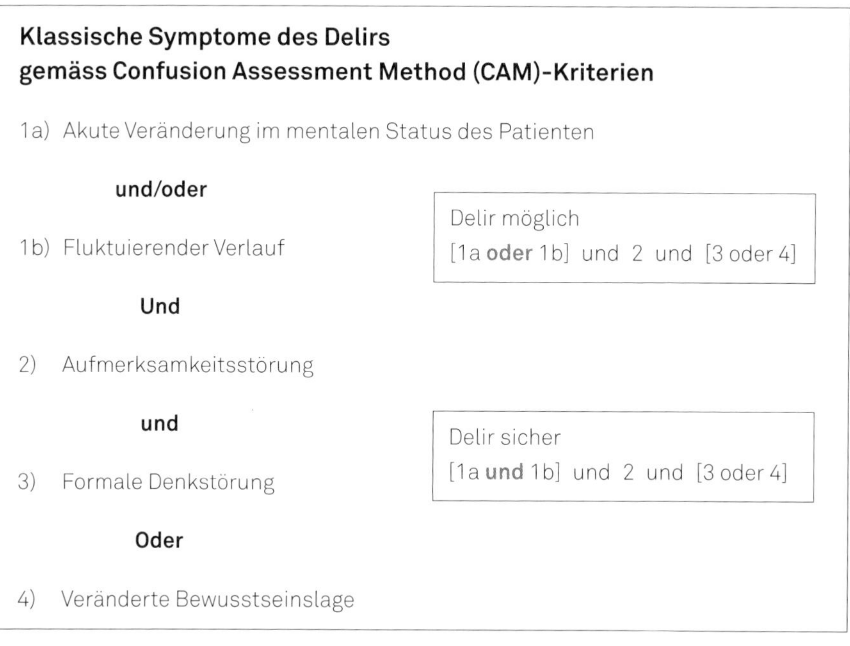

Abbildung 2-1: Klassische Delirsymptome gemäß der CAM-Kriterien. Dargestellt werden sowohl die sensitivere „ODER" Variante und die spezifischere „UND" Variante aus dem Trainingsmanual zur CAM (Quelle: Eigendarstellung in Anlehnung an Inouye, 2003).

eine*r/m Expertengutachter*in sehr zuverlässig. Der FAM-CAM-Fragebogen kann mit einem betreuenden Angehörigen telefonisch oder persönlich ausgefüllt oder aber der betreffenden Person ausgehändigt und von ihr selbst ausgefüllt werden und ermöglicht ein Delir-Screening in vielen verschiedenen Versorgungsbereichen.

Die CAM wird in vielen Versorgungsbereichen empfohlen und ist überall auf der Welt in elektronische Patient*innenaktensysteme integriert.

mCAM-ED

Die modified Confusion Assessment Method for the Emergency Department (mCAM ED) ist eine operationalisierte Version der CAM, welche als 2-Stufen-Tool zeitökonomisch bei der stationären Aufnahme oder im Notfallzentrum eingesetzt werden kann (Grossmann et al., 2014). Sie hat sich auch als Verlaufsdokumentation als Komplettversion im Delirkonsildienst (Weber et al., 2020) bewährt. In der ersten Stufe wird der Monate-Rückwärtstest durchgeführt. Ab 3 Fehlerpunkten werden die Fragen der zweiten Stufe durchgeführt, welche aus 10 Fragen zur Kognition, 4 Fragen zum logischen Denken und 3 Fragen zur Bewusstseinslage, zur Akutheit der Symptome und der Fluktuationen der Symptome besteht (Hasemann et al., 2018a). Stufe 1 (Monate Rückwärtstest) zum Ausschluss von Delirium dauert weniger als 30 Sekunden. Das gesamte Tool (Stufe 1 und 2) benötigt zum Erkennen von Delir bei Patient*innen ohne kognitive Beeinträchtigung 3,2 Minuten, bei Patient*innen mit Demenz 5,6 Minuten und bei Patient*innen mit Delir 6,2 Minuten. Die Subscores erlauben ein feines Monitoring von Delirverläufen, weil die Anzahl der Fragen Raum für ausreichende Variablität und Vergleichbarkeit zulässt. Die Skala ist unter www.delir.info frei downloadbar (Basler Demenz-Delir-Programm, 2020).

CAM-Varianten

FAM-CAM (Inoue et al., 2011), CAM-ICU (Ely et al., 2001), psCAM-ICU (Smith et al., 2016), pCAM (Schieveld, 2011), bCAM (Han et al., 2013), mCAM-ED (Hasemann et al., 2018a), 3D-CAM (Marcantonio et al., 2014), CAM-S SF (Vasunilashorn et al., 2016). Deutsche Versionen: (Thomas et al., 2012; Dittrich et al., 2007; Bickel, 2007).

4AT

Der 4AT (The 4 ‚A‘s test) ist ein sensitiver Test zur Feststellung eines Delirs bei älteren Menschen im Krankenhaus (**Abb. 2-2**); eine Metaanalyse der dazu vorliegenden Studien zeigt zudem seine hohe Spezifität (Tieges et al., 2021). Seine Kürze

4AT

Patientenname: ______________________

Geburtsdatum: ______________________

Patientenetikett: ______________________

Datum: ______________ Uhrzeit: ______________

Untersucher: ______________________

Test zur Bewertung von Delir und kognitiver Einschränkung

Bitte Ankreuzen

[1] Wachheit

Dieser Punkt soll auch bei schwer erweckbaren, schläfrigen oder agitierten/hyperaktiven Patienten angewendet werden. Beobachten Sie den Patienten. Wenn sie/er schläft, versuchen Sie sie/ihn durch Ansprache oder durch eine Berührung an der Schulter aufzuwecken. Fragen Sie etwa nach dem Namen und der Adresse, um die Beurteilung zu erleichtern.

Normale Reaktion (komplett aufmerksam, nicht agitiert).	0
Weniger als 10 Sekunden schläfrig, dann normal.	0
Deutlich unnormale Reaktion.	4

[2] Orientierung (AMT4)

Korrekte Nennung von Alter, Geburtsdatum, aktuellem Ort (Name der Klinik, des Gebäudes), aktuellem Kalenderjahr.

Fehlerfrei.	0
1 Fehler.	1
2 oder mehr Fehler.	2

[3] Aufmerksamkeit

Fordern Sie den Patienten auf: „Nennen Sie mir die Monate eines Jahres rückwärts, beginnend mit Dezember." Zum Verständnis der Aufgabe ist als Hilfestellung die Frage „Welcher Monat kommt vor dem Dezember?", etc., erlaubt.

Nennung von sieben oder mehr Monaten in korrekter Reihe.	0
Beginnt, erreicht aber nicht sieben Monate, keine Compliance.	1
Nicht durchführbar (sediert/fehlende Wachheit, Unwohlsein).	2

[4] Akute oder fluktuierende Symptomatik

Hinweis auf deutliche Änderung oder wechselnde Symptome bezüglich Wachheit oder Wahrnehmung, (z. B. auch Wahn, Halluzinationen) die innerhalb von zwei Wochen begannen und in den vergangenen 24 Stunden noch bestanden.

Nein.	0
Ja.	4

4 oder mehr Punkte: Delir möglich
+/– kognitive Beeinträchtigung
1–3: mögliche kognitive Beeinträchtigung
0: Delir oder schwere kognitive Beeinträchtigung unwahrscheinlich, aber möglich, wenn [4] unvollständig

4AT SCORE [ ]

Durchführungsregeln Deutsche Version 1.3., Informationen und Download: **www.the4AT.com**

Der 4AT-Test ist ein Screening zur schnellen Ersteinschätzung von Delir und kognitiver Einschränkung. Ein Wert von 4 oder mehr ist ein Hinweis auf Delir, erlaubt aber keine Diagnose. Eine genauere Untersuchung des geistigen Zustands kann nötig sein, um eine Diagnose zu stellen. Ein Wert von 1–3 spricht für eine kognitive Einschränkung, hier sollte eine detailliertere kognitive Testung und Anamneseerhebung erfolgen. Ein Wert von 0 kann nicht sicher ein Delir oder Demenz ausschließen: Abhängig vom klinischen Befund kann eine detaillierte Untersuchung notwendig sein. Die Punkte [1]–[3] sind ausschließlich bezogen auf die Beobachtung des Patienten zum Zeitpunkt der Untersuchung. Punkt [4] erfordert Informationen aus anderen Quellen, z. B. der Anamnese, dem Verlauf, anderem medizinischen Personal, das den Patienten kennt (Pflegekraft), Arztbriefe, Verlaufsdokumentationen, häusliche Pflegekräfte. Der Untersuchende sollte bei der Untersuchung und der Beurteilung der Ergebnisse auf Kommunikationsbarrieren achten (Hörbeeinträchtigung, Dysphasie, fehlende Sprachkenntnisse). **Wachheit:** Bei einer Veränderung der Wachheit im Kontext eines Krankenhausaufenthaltes handelt es sich sehr wahrscheinlich um ein Delir. Wenn der Patient eine deutlich veränderte Wachheit während der Untersuchung aufweist, wird bei diesem Punkt der Wert 4 vergeben. Der Wert **Orientierung** [3] entspricht dem AMT4 (Abbreviated Mental Test – 4) und kann dem AMT10 entnommen werden, wenn dieser unmittelbar zuvor durchgeführt wurde. **Akute Veränderungen oder fluktuierender Verlauf:** Bei Einzelformen von Demenz kann es zu fluktuierenden Veränderungen kommen, ohne dass ein Delir vorliegen muss. Ausgeprägte fluktuierende Symptome sind aber bezeichnend für ein Delir. Um Halluzinationen oder wahnhafte Gedanken zu eruieren, fragen Sie den Patienten z. B. „Beunruhigt Sie irgendetwas hier?", „Haben Sie Angst vor irgendwem oder irgendetwas?", „Haben Sie irgendetwas Seltsames gesehen oder gehört?"

Abbildung 2-2: Der 4AT (The 4 ‚A's test) zur Feststellung eines Delirs und einer neurokognitiven Beeinträchtigung (Quelle: https://www.the4at.com/4at-deutsche)

und Einfachheit machen ihn zu einem Instrument, das für den Stationsalltag gut geeignet ist. Es hat sich gezeigt, dass er im akuten medizinischen Bereich bei kulturell ganz unterschiedlichen geriatrischen Patient*innen ein aussagekräftiges Screening-Tool zur Ermittlung eines Delirs ist. Der 4AT hat sich nicht nur in Studien als hilfreich erwiesen, sondern kann auch erfolgreich in die elektronische Patient*innenakte integriert werden. Allerdings sollten weitere Studien zur Anwendung des 4AT in anderen Versorgungsbereichen wie Pflegeeinrichtungen durchgeführt werden.

Derzeit wird der 4AT viel in Großbritannien, in etlichen europäischen Ländern und in Australasien verwendet, aber auch andere Länder ziehen nach. Er ermöglicht die Beurteilung „nicht testbarer" Patient*innen, bei denen aufgrund einer gravierenden Schläfrigkeit oder Unruhe keine kognitiven Tests und Interviews durchgeführt werden können. In einigen Studien wird der 4AT der CAM vorgezogen, weil er weniger Interpretationsspielraum lässt, eine höhere Sensitivität aufweist und schneller durchgeführt werden kann (Shenkin et al., 2019). Wegen der geringeren Anzahl von Fragen weißt der 4AT im Vergleich zur mCAM-ED weniger Variablität auf und ist für den seriellen Gebrauch (Verlaufskontrolle) schwieriger zu interpretieren.

Punktezahl zu 4AT: 4 Punkte oder mehr deuten auf ein Delir hin, erlauben aber noch keine Diagnose. Eine detailliertere Beurteilung des geistigen Zustands kann erforderlich sein, um die Diagnose zu stellen. 1–3 Punkte sprechen für eine neurokognitive Beeinträchtigung; hier sollten detailliertere kognitive Tests durchgeführt und Informationen aus anderen Quellen eingeholt werden.

0 Punkte können nicht sicher ein Delir oder eine kognitive Beeinträchtigung ausschließen; je nach klinischem Kontext kann eine detailliertere Untersuchung notwendig sein. Die Beurteilungskriterien (1)–(3) sind ausschließlich auf die Beobachtung der/des Patient*in/en zum Zeitpunkt der Untersuchung bezogen.

Beurteilungskriterium [4] erfordert Informationen aus anderen Quellen, z.B. von Ihnen selbst, anderem medizinischen Personal, das die/den Patient*in kennt und von Betreuungspersonen, Angehörigen oder aus Ärzt*innenbriefen und Verlaufsberichten. Die untersuchende Person sollte bei der Durchführung des Tests und der Beurteilung der Ergebnisse auf Kommunikationsbarrieren achten (sensorische Beeinträchtigungen, Dysphasie, fehlende Sprachkenntnisse).

Wichtige Eigenschaften des 4AT sind:

- Er testet Wachheit, Orientierung, Aufmerksamkeit und akute Veränderung/fluktuierenden Verlauf; hohe Sensitivität und Spezifität.
- Im klinischen Alltag können Sensitivität (50%) und Spezifität (86%) niedriger sein (Myrstad et al., 2019).

- Er ist kurz und einfach gehalten und frei verfügbar (s. https://www.the4at.com/4at-deutsche).
- Er kann innerhalb von zwei Minuten durchgeführt werden.
- Er ermittelt präzise ein Delir gemäß standardisierten klinischen Kriterien und erfordert keine spezifische klinische Erfahrung oder Schulung der durchführenden Person.
- Er kann auch bei sehr unruhigen Patient*innen durchgeführt werden.
- Er wird in verschiedenen Leitlinien empfohlen und sowohl in Großbritannien als auch international routinemäßig in unterschiedlichen klinischen Versorgungsbereichen durchgeführt.

Der 4AT wurde in vielen Validationsstudien, die mit unterschiedlichen Referenzstandards, klinischen Populationen oder Einschlusskriterien evaluiert wurden, beschrieben; die Sensitivität liegt nachweislich bei 83–100 % und die Spezifität bei 70–99 % (Shenkin et al., 2019). In einem 2019 erschienenen Bericht des National Institute for Health Research wurde der 4AT wie folgt bewertet (MacLullich et al. 2019):

Ein normaler 4AT-Wert schloss ein Delir zuverlässig aus. Ein abnormer Wert verwies relativ effektiv auf ein Delir, doch mussten solche Patient*innen anschließend einer gründlichen Untersuchung unterzogen werden. Ein höherer 4AT-Wert führte zu einem längeren Krankenhausaufenthalt, zu einer höheren Sterblichkeit und zu höheren Behandlungskosten (Anand et al., 2022).

Weitere Screening-Tools

Andere Screening-Tools haben im Vergleich zu CAM und 4AT erhebliche Nachteile. Sie benötigen viel Zeit, haben eine geringere Sensitivität und/oder Spezifität und/oder wurden nicht ausreichend validiert.

Die 13 Kriterien umfassende Delirium Observation Screening Scale ist ein an DSM-IV-Kriterien entwickeltes Delir-Screening-Tool und ist ohne Schulungsaufwand anwendbar. Jedoch verpasst sie eher hypoaktive Delirien und in Patient*innengruppen mit einem hohen Anteil von neurokognitiven Veränderungen zeigt sie wenig Trennschärfe (Hasemann et al., 2018b).

Weitere Screening-Tools sind die zehn Kriterien umfassende Delirium Rating Scale (DRS) (Trzepacz et al., 1988), sowie ihre 16 Kriterien umfassende Revision von 1998 (DRS-R-98) (Trzepacz et al., 2000), die zehn Kriterien umfassende Memorial Delirium Assessment Scale (Breitbart et al., 1997; Lawlor et al., 2000) und das Delirium Symptom Interview (Albert et al., 1992). Da die Schwere des Delirs ebenfalls ein wichtiger prognostischer Indikator für das Gesundheitsergebnis ist, kann es hilfreich sein, sie für das klinische Delirmanagement zu quantifizieren. Skalen, die eine Beurteilung der Schwere des Delirs ermöglichen, sind die Lang- und Kurzformen der CAM-S (Severity) (Inouye, 2014), die Delirium Assessment Scale (O'Keeffe, 1994) und die Delirium Rating Scale (Trzepacz et al., 1988) oder die DRS-R-98 (Trzepacz et al., 2000).

2.2.1 Delir-Screenings in der Notaufnahme

Einige Länder nutzen finanzielle Anreize, um die Durchführung eines kognitiven Screenings bei der Patient*innenaufnahme zu fördern. Validierte kurze Screening-Tools gäben dem Personal in der Notaufnahme die Möglichkeit, ältere Patient*innen mit kognitiver Vulnerabilität zu ermitteln, um sie dem entsprechenden Versorgungspfad zuzuweisen und für diejenigen mit Verdacht auf ein Delir eine sofortige Beurteilung ihres Zustands einzuleiten.

Kognitive Störungen sind ein häufiges Problem bei älteren Patient*innen in der Notaufnahme und können das Ergebnis einer bereits bestehenden kognitiven Beeinträchtigung, eines Delirs oder einer neurologischen Erkrankung sein. Des Weiteren können sie auf eine akut gestörte Durchblutung und Sauerstoffversorgung des Gehirns, die durch optimale Notfallmaßnahmen behoben werden können, zurückzuführen sein. In der 2019 durchgeführten APOP-Studie waren abnorme Vitalzeichen mit einer verminderten Durchblutung und Oxygenierung des Gehirns sowie mit kognitiven Störungen bei älteren Patient*innen in der Notaufnahme assoziiert (Lucke et al., 2019).

Ein fehlendes Delir-Screening in der Notaufnahme kann folgende Gründe haben:

- Die Verwendung eines Screening-Tools wird als schwierig empfunden.
- Ein Delir-Screening ist in diesem geschäftigen Umfeld zu zeitaufwendig. Negative Meinungen über ältere Menschen sind vorherrschend; beispielsweise wird angenommen, dass geistige Verwirrtheit bei älteren Erwachsenen normal ist.
- Es bestehen Barrieren auf Systemebene wie wenig Zeit für die Patient*innenversorgung und häufiger Personalwechsel.

In den Jahren 1994–2022 wurden im Notfallsetting 21 verschiedene Screening Tools für die Beurteilung des mentalen Status oder zum Delirscreening eingesetzt (Hasemann, 2022). Für die Notaufnahme wurden folgende Delir-Sceening-Instrumente validiert: CAM (Lewis et al., 1995), CAM-ICU (Han et al., 2009), mCAM-ED

(Hasemann et al., 2018a), I-AGeD, (Urfer-Dettwiler et al., 2022), mRASS (Grossmann et al., 2017), DTS/bCAM (Han et al., 2016), O3DY (Bédard et al., 2019), Single Question (Han et al., 2018), German NU-Desc (Brich et al., 2019) und der 4AT (MacLullich et al., 2019).

2.2.2
Screening-Tools auf Intensivstationen

Zwar wurden speziell für die Diagnose eines Delirs bei Intensivpatient*innen ganz verschiedene Screening-Tools entwickelt und validiert, doch sind die am häufigsten verwendeten Instrumente die Confusion Assessment Method für Intensivstationen (CAM-ICU) und die Intensive Care Delirium Screening Checklist (ICDSC). Beide, CAM-ICU und ICDSC, eignen sich sehr gut für das Delir-Screening bei Intensivpatient*innen. Die CAM-ICU ist zudem ein hervorragendes Screening-Tool zur Diagnose eines Delirs bei kritisch kranken Intensivpatient*innen.

CAM-ICU

Die Confusion Assessment Method für Intensivstationen (CAM-ICU) (Ely et al., 2002) basiert auf der CAM und damit auf den Kriterien des DSM-III-R, der 3. revidierten Auflage des Diagnostic and Statistical Manual of Mental Disorders, und wurde für Patient*innen mit eingeschränkter Kommunikationsfähigkeit entwickelt (APA, 1987). Sie beinhaltet vier Merkmale, die entweder nicht vorhanden (negativ) oder vorhanden (positiv) sind:

1. akuter Beginn oder fluktuierender Verlauf
2. Aufmerksamkeitsstörungen
3. unorganisiertes Denken
4. Bewusstseinsstörungen

Merkmalbewertung: 1. wird als „positiv“ oder „negativ“ (vorhanden/nicht vorhanden) bewertet; 2. beinhaltet die Bewertung des Buchstabenerkennens als Anzahl der Fehler (> zwei Fehler = positiv); 3. beinhaltet einfache Fragen und Anweisungen, wobei ≥2 Fehler als „positiv“ bewertet werden; 4. beinhaltet die Bewertung der Richmond Agitation Sedation Scale (RASS) (Sessler et al., 2002): RASS = 0 bedeutet, die/der Patient*in ist aufmerksam und ruhig; ist RASS nicht 0, gilt die/der Patient*in als „positiv“. Werden die Merkmale 1 plus 2 und 3 oder 4 als vorhanden („positiv“) bewertet, gilt dies als Nachweis eines Delirs.

ICDSC

Die Intensive Care Delirium Screening Checklist (ICDSC) ist ein Screening-Tool, das acht Merkmale umfasst. Es basiert auf den Kriterien des DSM-IV und wurde spezifisch für den Intensivbereich entwickelt. Die Bewertung erfolgt anhand der beiden Kategorien „nicht vorhanden" (negativ) oder „vorhanden" (positiv) (APA, 1994). Die ICDSC wurde für Patient*innen mit eingeschränkter Kommunikationsfähigkeit (z. B. intubierte Patient*innen) entwickelt. Die zu beurteilenden Merkmale sind:

1. Veränderung der Bewusstseinslage (komatös, schläfrig, wach oder übermäßig wachsam)
2. Aufmerksamkeitsstörungen
3. Desorientierung
4. psychomotorische Aktivität
5. Halluzinationen/Wahnvorstellungen/Psychose
6. psychomotorische Unruhe oder Verlangsamung
7. gestörter Schlaf-Wach-Rhythmus
8. Fluktuierung der Symptome/Merkmale.

Die maximale Punktzahl beträgt 8, und Punktwerte >3 verweisen auf ein Delir. Jedes zu beurteilende Merkmal basiert auf dem Verhalten der/des Patient*in/en in den letzten 24 Stunden.

2.3 Frühzeitige Diagnose und multidisziplinäres Team

„Think delirium" (**Kap. 2.5**) ist eine Erinnerungshilfe in Großbritannien, die entsprechend den neuesten klinischen Leitlinien entwickelt wurde und eine schnelle Diagnose und effektive Behandlung einer Delirepisode ermöglicht (Healthcare Improvement Scotland, 2016). Dadurch können erhebliche Kosten gespart und menschliches Leid verhindert werden.

Eine bedauerliche Barriere für die Diagnose des Delirs ist, dass trotz der großen Bandbreite an verfügbaren Screening-Tools, was zumindest teilweise die klinische Heterogenität des Krankheitsbilds und die unterschiedlichen Kompetenzen des medizinischen Personals reflektiert, Delirscreening nicht immer in Qualitätsprozessen abgebildet ist. Das bedeutet, dass – wenn Delirscreening durchgeführt wird – einige Delirepisoden durch Beobachtung und andere durch eine detaillierte Beurteilung der kognitiven Fähigkeiten, die mehr Fachkenntnisse erfordert, identifiziert werden. Leider führen positive Delirscreening-Ergebnisse nicht zwangsläufig zur Erzeugung einer ICD-10- oder DSM-5-Diagnose. Die Anwendung von Screening-Tools in Forschungsstudien unterscheidet sich eventuell von ihrer Anwendung im klinischen Umfeld. Der geistige Zustand der Person muss sozusagen als „Vitalparameter" betrachtet werden, der im Rahmen der grundlegenden Patient*innenversorgung regelmäßig überprüft wird.

In Großbritannien bietet die Übernahme eines neuen National Early Warning Score (NEWS) 2 große Vorteile (Royal College of Physicians, 2017). Dieser Score beinhaltet die Beurteilung der Bewusstseinslage anhand von vier Kriterien (wach, reagiert auf Ansprache, reagiert auf Schmerzreiz, keine Reaktion). Er wurde zum Teil entwickelt, um eine „neu beginnende oder zunehmende Verwirrtheit, ein Delir oder andere Veränderungen der mentalen Aktivitäten zu erkennen, [die] immer Anlass zur Sorge über potenziell gravierende zugrunde liegende Ursachen sein sollten und eine dringliche klinische Beurteilung erfordern" (Williams, 2019).

Neuere Erkenntnisse verweisen darauf, dass Bewusstseinsstörungen ein spezifisches (aber nicht sensitives) Zeichen eines Delirs sind und deshalb Anlass zu einem spezifischen Delir-Screening sein könnten, was die Diagnoseraten verbessern würde. Diese und andere „systemweite Ansätze", die in die routinemäßige Praxis eingebettet werden können, sind wahrscheinlich erforderlich, um die immensen Probleme bei der Diagnose des Delirs zu lösen (European Delirium Association & American Delirium Society, 2014).

Die Bedeutung eines multidisziplinären Teams

Leitende Ärzt*innen und Pflegepersonen sollten sicherstellen, dass alle ihre Mitarbeiter*innen, die zum Teil noch in der Ausbildung sind, ein Delir erkennen und behandeln können. Dies beinhaltet oftmals die Einbindung mehrerer Fachrichtungen. Dabei besteht ein wichtiger Unterschied zwischen den Begriffen „multidisziplinär" und „interdisziplinär" (Ellis & Sevdalis, 2019).

- In *multidisziplinären* Teams wird die/der Patient*in individuell von mehreren Personen professionell beurteilt. Die Teammitglieder können unterschiedliche, aber miteinander verknüpfte Rollen haben, aber an ihre eigenen fachlichen Grenzen stoßen.
- In *interdisziplinären* Teams kommen sämtliche Teammitglieder zusammen, um ihre individuellen Einschätzungen zu besprechen und einen Plan für die/den

Patient*in/en zu entwickeln. Teammitglieder interagieren enger miteinander, um ein gemeinsames Ziel zu erreichen.

Bei der Prävention und dem Management des Delirs spielt die *Liaisonpsychiatrie* historisch eine wichtige Rolle (Trzepacz & Lee, 2022). Heute sollten sie insbesondere bei Verhaltensproblemen hinzugezogen werden. Viele ältere Patient*innen mit einem Delir haben schon lange eine neurokognitive Störung, die am besten von eine*r/m erfahrenen Psychiater*in beobachtet und behandelt wird. Ihre Entlassung sollte gemeinsam mit allen, die an ihrer Versorgung sowohl im Krankenhaus als auch ambulant beteiligt sind (einschließlich privater Betreuungspersonen), geplant werden. Für Aktivitäten wie Körperpflege, An- und Ausziehen und Medikation sollten bereits vor der Entlassung praktische Vereinbarungen getroffen worden sein. In der Schweiz hat sich unter dem Dach einer Universitären Altersmedizin eine institutionelle Zusammenarbeit von akuter Alterspsychiatrie und akut geführter geriatrischer Altersmedizin entwickelt, welche je nach vorbestehender Ausprägung einer schweren neurokognitiven Störung Patient*innen mit einem Delir entweder in der Alterspsychiatrie oder auf der akutgeriatrisch geführten DelirUnit behandeln (**Kap. 13**).

2.4 Potenzielle Probleme, Prädisposition und Auslöser

Die wichtigsten, zu ermittelnden potenziellen Probleme bei einem Delir sind:

- Stürze
- Druckgeschwüre
- nosokomiale Infektionen
- funktionelle Beeinträchtigungen
- Kontinenzprobleme
- übermäßige Sedierung
- Mangelernährung
- Fixierungen: Sie verhindern nachweislich keine Stürze, sondern erhöhen das Verletzungsrisiko.

Es kann sich als besser erweisen, ein Niederflurbett zu benutzen oder Bodenpflege durchzuführen, indem die Matratze direkt auf den Boden gelegt wird. Die Ausübung einer wirksamen Praxis sollte die Verwendung körperlicher Fixierungen zum Management von Verwirrtheit überflüssig machen.

Wichtige Aspekte zur Vermeidung der genannten Probleme:

- *Dekubiti:* Bei allen Patient*innen mit einem Delir erfolgt eine formale Beurteilung des Dekubitusrisikos (z. B. anhand der Norton- oder Waterlow-Skala). Die gefährdeten Regionen werden regelmäßig inspiziert und versorgt. Falls erforderlich, wird eine Spezialmatratze verwendet. Die Patient*innen sollten, sobald es ihr Zustand erlaubt, mobilisiert werden.
- *Funktionelle Beeinträchtigungen:* Der funktionelle Status der Patient*innen wird von eine*r/m Physiotherapeut*in/en beurteilt, um sie zu erhalten und zu verbessern (Lüthi, 2009).
- *Kontinenzprobleme:* Bei allen Patient*innen mit einem Delir erfolgt eine vollständige Beurteilung der Kontinenz. Regelmäßige Toilettengänge und eine sofortige Behandlung von Harnwegsinfekten können eine Harninkontinenz verhindern. Wegen des erhöhten Risikos von Verletzungen und katheterassoziierten Infektionen sollten Katheter, wenn möglich, vermieden werden. Postoperativ kann Harnverhalt Delirien begünstigen (Tobu et al., 2014). Deshalb gehört die gezielte Überwachung der Blasenfunktion auf Restharn bei ersten Anzeichen von postoperativer Unruhe oder Delir mittels Ultraschall (Bladderscan) zu einem „Muss". Moderne Bladderscan-Geräte können von Pflegefachpersonen bedient und in minutenschnelle die Füllmenge der Blase automatisiert erkennen.
- *Mangelernährung:* Es ist für Patient*innen mit einem Delir oftmals schwierig, ausreichend zu essen, um ihren erhöhten Stoffwechselbedarf zu decken. Beim Nahrungsangebot sollten ihre Vorlieben berücksichtigt werden. Ausreichend Personal sollte sichergestellt sein, um die Patient*innen, falls erforderlich, zu unterstützen und sie zum Essen anzuregen. Eventuell können orale Nahrungsergänzungsmittel verabreicht werden.

Prädisponierende Faktoren

In **Kasten 1.2** sind typische, für die Entwicklung eines Delirs prädisponierende Faktoren aufgeführt.

Patient*innen sollten versuchen, Faktoren, die eine Krankheit begünstigen, zu vermeiden. Sie sollten mit dem Rauchen aufhören, sich ausgewogen ernähren, sich regelmäßig körperlich bewegen, ausreichend trinken und sich gegen Grippe und Pneumonie impfen lassen. Bei Medikamenten und hier insbesondere bei Schlaftabletten ist Vorsicht geboten: Ärzt*innen sollten den Medikamentenplan ihrer Patient*innen regelmäßig überprüfen.

Kasten 2-1: Prädisponierende Faktoren

- Chronische Leber- oder Nierenfunktionsstörung
- Kognitive Störungen und Demenz
- Derzeitiger oder früherer Alkoholmissbrauch
- Demyelinisierende Erkrankungen
- Depression
- Diabetes mellitus
- Dysphagie
- Epilepsie
- Gebrechlichkeit
- Abhängigkeit aufgrund funktioneller Beeinträchtigung
- Eingeschränktes Hörvermögen
- Bereits in der Vergangenheit durchgemachtes Delir
- Schlaganfall oder andere neurologische Erkrankung
- Hydrocephalus
- Flüssigkeitsmangel
- Männliches Geschlecht
- Mangelernährung
- Multiple Komorbidität
- Hohes und sehr hohes Alter (> 90 Jahre)
- Polypharmazie
- Bereits bestehende kognitive Defizite oder Demenz
- Sehstörungen

Tipps für Patient*innen

- Wenn Sie rauchen und im Krankenhaus sind, dann sprechen Sie mit einer/m Ärztin/Arzt oder einer Pflegeperson darüber, da ein Nikotinentzug zu einem Delir beitragen kann.
- Wenn Sie sehr oft Alkohol trinken und im Krankenhaus sind, dann besprechen Sie dies mit einer/m Ärztin/Arzt oder einer Pflegeperson, da ein Alkoholentzug ein Delir verursachen kann.

Ein Delir kommt häufiger bei Personen mit neurokognitiven Störung vor (American Psychiatric Association, 2022) und kann mit Störungen wie einer Depression, die bei älteren Menschen häufig ist, einhergehen. Die Wahrscheinlichkeit, ein Delir zu entwickeln, ist bei Patient*innen mit Demenz fünfmal höher (Hshieh et al.,

2020). Chronische oder schwere Krankheiten, Komorbidität und funktionelle Beeinträchtigungen sind ebenfalls prädisponierende Faktoren für ein Delir. Eine Schilddrüsen- oder Nebenniereninsuffizienz, Alkoholabhängigkeit, Diabetes mellitus, Verbrennungen, Krebserkrankungen, Mangelernährung mit verminderter Plasmaproteinbindung, Vitamin-B_1- und B_{12}-Mangel und Pellagra können zur Entwicklung eines Delirs beitragen (Wilson et al., 2020).

Faktoren in der Umgebung, die die Sinneswahrnehmung einschränken oder schon bestehende Beeinträchtigungen der Seh- und Hörfähigkeit verstärken (z. B. schlechte Lichtverhältnisse, erhöhter Geräuschpegel) sowie Schlafentzug und Stress tragen alle zur Entwicklung oder Verschlechterung eines Delirs bei.

Wichtig ist darauf hinzuweisen, dass bestimmte umgebungsbedingte Faktoren wie Immobilität durch Fixierungen oder Blasenkatheter das Risiko eines Delirs und einer Funktionsbeeinträchtigung erheblich erhöhen können (Hshieh et al., 2020).

Auslösende Faktoren

Dem Syndrom des Delirs liegt eine multifaktorielle Ätiologie zugrunde, was bei den meisten Patient*innen in einem Akutkrankenhaus der Fall ist. In **Kasten 2-2** werden typische delirauslösende Faktoren aufgeführt (Inouye, 1999).

Bei den meisten älteren Patient*innen liegen gleichzeitig mehrere Faktoren vor, die ein Delir auslösen können. Kommt es zu einem Delir, wird in der Regel nur einer davon als Auslöser ermittelt. Ein großer Teil des Delirmanagements besteht dann in der Behandlung dieses zugrunde liegenden Auslösers. Anhand einer strukturierten Methodik sollten, wenn möglich, die zum Delir beitragenden Probleme ermittelt werden. Dazu zählt eine umfassende Beurteilung der Person, die eine ausführliche Anamnese durch Befragung der/des Patient*in/en oder einer Begleit- bzw. Auskunftsperson und eine vollständige klinische Untersuchung beinhaltet.

Menschen mit Demenz, die dann, wenn sie sich nicht bewegen dürfen, Schmerzen haben, werden eher delirant. Sie sind dann nicht mehr in der Lage, ihre Schmerzen mitzuteilen und leiden während ihres gesamten Klinikaufenthalts darunter. Delir und Schmerzen können festgestellt und behandelt werden. Das ist wichtig, denn sie sind mit zahlreichen negativen Gesundheitsoutcomes assoziiert wie einem längeren Krankenhausaufenthalt (O'Keeffe & Lavan, 1997), einer Überführung in ein Pflegeheim (McCusker et al., 2001), Morbidität und Mortalität. Es kann schwierig sein, das Ausmaß der Schmerzen herauszufinden, wenn die Person kognitiv eingeschränkt ist und schlecht kommunizieren kann. Morrison und Siu (2000) berichteten, dass Patient*innen mit einer fortgeschrittenen Demenz nur ein

Drittel der Opiatmenge postoperativ erhielt im Vergleich zu kognitiv unauffälligen Menschen.

Sowohl Verlegungen in ein anderes Zimmer (McCusker et al., 2001) als auch lange Aufenthalte in der Notaufnahme können belastende Ereignisse sein, die aberrante Stressreaktionen hervorrufen und zu einem Delir beitragen (Savaskan et al., 2016). Aufgrund der erheblichen Auswirkungen eines Delirs und der steigenden Zahl älterer Patient*innen in vollen und überlasteten Krankenhäusern muss die Beziehung zwischen potenziell belastenden Umgebungsfaktoren und einem Delir weiter erforscht werden.

Klinisch muss insbesondere bei älteren Patient*innen, deren Immunsystem vielleicht nicht mehr adäquat reagieren kann, immer ein Infektionsprozess vermutet werden. Infektionen sind bei Patient*innen im häuslichen Umfeld viel häufiger

Kasten 2-2: Auslösende Faktoren

- Anämie
- Autoimmunerkrankungen einschließlich paraneoplastischer Phänomene
- Kardiologische Erkrankungen
- Obstipation
- Schlafmangel
- Flüssigkeitsmangel und Mangelernährung
- Medikamente (z. B. Entzug oder Neuverordnung von Medikamenten, Polypharmazie)
- Elektrolytstörungen
- Hormon- und Stoffwechselstörungen
- Stürze
- Krankenhauseinweisungen
- Hypoglykämie
- Infektionen
- Größere Operationen
- Neurologische Erkrankungen
- Schmerzen
- Druckgeschwüre
- Atemwegserkrankungen
- Plötzlicher Drogen- und/oder Alkoholentzug
- Fremde Umgebung
- Nicht behandelte Epilepsie
- Blasenkatheter

ein delirauslösender Faktor als bei Patient*innen im Krankenhaus (Magny et al., 2018).

Kardiovaskuläre Ereignisse wie akuter Myokardinfarkt, Herzinsuffizienz, Herzstillstand und kardiogener Schock gehen häufig mit einem Delir einher. Durchblutungsstörungen, Hypoxie, Dehydratation, Hypo- oder Hyperglykämie, Hyper- oder Hyponatriämie, Hyperkalzämie und toxisch bedingte Verwirrtheitszustände durch Alkohol- oder Drogenmissbrauch oder -entzug können ebenfalls zur Entwicklung eines Delirs beitragen (Trzepacz et al., 2009).

Patient*innen nach einem Schlaganfall sind infolge des direkten Hirninfarkts und des Auftretens von visuellen, kognitiven und funktionellen Störungen – allesamt als Risikofaktoren anerkannt – besonders anfällig für ein Delir (Oldenbeuving et al., 2014). Delirepisoden in dieser Patient*innenpopulation haben nachweislich einen negativen Einfluss sowohl auf die kurzfristigen als auch auf die langfristigen Gesundheitsergebnisse. Es ist zunehmend anerkannt, dass ischämisch bedingte Verletzungen der weißen Hirnsubstanz bei einem altersbedingten kognitiven Abbau und bei Demenz eine zentrale Rolle spielen und dass daran bestimmte molekulare Mechanismen beteiligt sein können (Hayden et al., 2019).

2.5 Anamnese und Untersuchung

Eine sorgfältige Anamnese ist erforderlich, um mögliche delirauslösende Faktoren zu ermitteln, die sehr unterschiedlich sein können. „Think DELIRIUM" ist eine Erinnerungshilfe mit zu bedenkenden Faktoren, die ein Delir auslösen können:

„Think DELIRIUM"
Drugs (Medikamente/Drogen)/**D**ehydration (Dehydratation)
Elektrolytstörungen
Level of pain (Schmerzgrad)
Infektion/**I**nflammation
Respiratorische Insuffizienz
Impaction of faeces (Kotstau)
Urine retention (Harnverhalt)
Metabolic disorder (Stoffwechselstörung)/**M**yokardinfarkt

Achten Sie darauf, veränderbare Faktoren zu beseitigen und den Einfluss nicht veränderbarer Faktoren zu mindern. Patient*innen mit einem Delir haben oftmals

Schwierigkeiten, die Instruktionen bei einer typischen neurologischen Untersuchung zu befolgen, doch kann eine sorgfältige Beobachtung der/des Patient*in/en auf Zeichen verweisen, die einer zugrunde liegenden Ursache zugeschrieben werden können.

Erforderlich ist zudem eine vollständige Überprüfung der verordneten Medikamente einschließlich kürzlich vorgenommener Änderungen, rezeptfreier oder homöopathischer Mittel und der Compliance der/des Patient*in/en.

Viele Medikamente, insbesondere solche mit anticholinerger Wirkung, haben delirogene Nebenwirkungen (Chew et al., 2008). Ein plötzliches Absetzen von Opiaten, Benzodiazepinen und anderen Sedativa kann ebenfalls ein Delir auslösen. Diese Medikamente sollten nur mit Konsultation Fachärzt*innen abgesetzt werden. Wichtig ist, eine umfassende Anamnese zu erheben und die/den Patient*in sorgfältig zu untersuchen. Verlassen Sie sich nicht zu sehr auf aufwendige Untersuchungsverfahren, da dies die Diagnose verzögern kann. Zudem kann eine Odyssee durch die Klinik zu verschiedenen diagnostischen Maßnahmen weiteren Schaden verursachen. Häufige Ursachen für ein Delir, die sich nicht an abnormen Blutwerten ablesen lassen, sind Obstipation, Harnverhalt und Medikamente (Zeeh & Zeeh, 2022).

Tipps für Patient*innen

Versuchen Sie, eine Verstopfung zu vermeiden, indem Sie viel Obst und Gemüse essen und sich so viel wie möglich bewegen. Fragen Sie nach einem Abführmittel, wenn Sie Probleme haben.

Diagnostische Maßnahmen sollten pragmatisch sein und die routinemäßige Anwendung einfacher Tests beinhalten. Die Durchführung weiterer diagnostischer Maßnahmen sollte von den Ergebnissen der klinischen Anamnese und den Untersuchungsbefunden abhängig gemacht werden.

2.5.1 Entwicklung eines Delirs

Die Entwicklung eines Delirs basiert auf der komplexen Wechselbeziehung zwischen eines/r vulnerablen Patient*innen mit vielen prädisponierenden Faktoren (Risikofaktoren) und der Exposition gegenüber auslösenden Faktoren. Prädisponierende Faktoren können ganz unterschiedlich sein, und sie nehmen je älter der Mensch wird zu. Studien in den Bereichen Altern und Demenz verweisen auf die Notwendigkeit, die Komplexität der Anhäufung von Defiziten im Laufe eines Lebens zu verstehen (Rockwood et al., 2019).

Derzeit gibt es nur wenige veröffentlichte Studien zur Art und Weise der Ent wicklung – oder zum tatsächlichen zeitlichen Verlauf – der verschiedenen Formen des Delirs. Eines Tages kann es notwendig sein, diese Kriterien mit physiologischen, biochemischen oder funktionellen Veränderungen zu verknüpfen.

Risikofaktoren für ein Delir können in zwei Gruppen eingeteilt werden: bereits vorliegende Faktoren, die Patient*innen für ein Delir *prädisponieren*, und akute Faktoren, die ein Delir *auslösen* (Inouye, 1999) (**Kap. 2.4**). Vorherrschend ist die Meinung, dass bei einer höheren Anzahl prädisponierender Faktoren weniger auslösende Faktoren für die Entwicklung eines Delirs erforderlich sind. Die zugrunde liegenden Ursachen können entsprechend dem Vorhandensein von prädisponierenden und auslösenden Faktoren klassifiziert werden. Prädisponierende Faktoren charakterisieren Personen, die eher ein Delir entwickeln, während auslösende Faktoren das Delir dann etablieren.

Doch weiß derzeit tatsächlich niemand, was den neuronalen Mechanismus in eine Delirform „versetzt", sobald bei der betreffenden Person die entsprechende Schwelle auslösender und prädisponierender Faktoren erreicht ist. Beispielsweise wäre es möglich, dass es bei eine*r/m Patient*in immer nach einer Operation, aber niemals nach einer Infektion zu einem Delir kommt.

In einer kürzlich veröffentlichten prospektiven Kohortenstudie mit 1.487 neurologischen Patient*innen waren substanzinduzierte Störungen der relevanteste prädisponierende Faktor, gefolgt von einem Alter über 65 sowie bereits bestehende Demenzformen oder degenerative Erkrankungen (Zipser et al., 2019a). Eine Meningitis war der relevanteste auslösende Faktor mit einem mehr als zwanzigfach höheren Delirrisiko, gefolgt von akutem Nierenversagen mit einem zehnfach höheren Delirrisiko. Auch intrakranielle Blutungen und sepsisassoziierte Störungen erhöhten das Delirrisiko.

2.5.2 Beurteilung der Patient*innen

Ziehen Sie einen akuten lebensbedrohlichen Zustand wie eine unzureichende Sauerstoffversorgung, einen niedrigen Blutdruck, einen niedrigen Blutzuckerspiegel und eine Medikamentenintoxikation oder Entzugssymptome infolge eines abgesetzten Medikaments in Erwägung. Ermitteln Sie systematisch die potenzielle Ursache (Medikamente, akute Erkrankung etc.) und behandeln Sie diese. Beachten Sie, dass mehrere Ursachen häufig sind.

Anamnese

Viele Patient*innen mit einem Delir können keine genauen Angaben zu ihrer Krankengeschichte machen. Deshalb sollten, wann immer möglich, die Angaben von einer Betreuungsperson, der/dem Hausarzt*/-ärztin oder einer anderen Auskunftsperson mit guter Kenntnis über die betroffene Person bestätigt werden.

Typische Auslöser eines Delirs sind Infektionen, Dehydratation, gravierende Obstipation, Harnverhalt, Schmerzen, schwere Erkrankung, Operationen (insbesondere Herz- und Hüftoperationen) sowie Nebenwirkungen neuer Medikamente oder das Absetzen eines Medikaments.

Zusätzlich zu den Fragen, die bei einer Anamnese standardmäßig gestellt werden, sind die in **Kasten 2-3** aufgeführten Informationen einzuholen.

Kasten 2-3: Weitere wichtige Informationen zur/zum Patient*in

- Beginn und Verlauf der Verwirrtheit
- Vorherige kognitive Fähigkeiten
- Medikamente einschließlich rezeptfreier und kürzlich abgesetzter Medikamente
- Alkohol- und Drogenkonsum
- Bewältigung der Alltagsaktivitäten
- Ernährung
- Blasen- und Darmentleerung
- Frühere Verwirrtheitsepisoden
- Symptome, die auf eine zugrunde liegende Ursache verweisen
- Sensorische Defizite
- Hör- oder Sehhilfen
- Soziale Situation vor der Klinikeinweisung (z. B. Mobilität) und bestehender Betreuungsbedarf
- Vorerkrankungen

Wichtig ist die Kommunikation zwischen den einzelnen beteiligten Fachgebieten, damit nicht mehrfach die gleichen Fragen gestellt werden.

Körperliche Untersuchung

Eine vollständige körperliche Untersuchung sollte durchgeführt werden. Sie ist unerlässlich und kann bei der Eingrenzung der Differenzialdiagnosen helfen. Allerdings kann die Durchführung schwierig sein, wenn die Person unruhig, unkooperativ oder aber extrem schläfrig ist. Die zu beachtenden Faktoren bei der körperlichen Untersuchung sind in **Kasten 2-4** aufgeführt.

Kasten 2-4: Körperliche Untersuchung

Allgemeine Kriterien

- Ernährungszustand: Was ist allgemein beobachtbar? MUST-Score (Malnutrition Universal Screening Tool) (British Association for Parenteral and Enteral Nutrition, 2003)
- Fieber?
- Infektion von Lunge, Harnwegen, Abdomen, Haut?
- Missbrauch oder Entzug von Alkohol oder anderen Drogen oder psychoaktiven Medikamenten wie Schlaftabletten.

Kopf, Augen, Hals, Nase, Ohren

- Wichtig ist, den Kopf auf Zeichen einer Verletzung zu untersuchen.
- Schlecht reagierende Pupillen können auf eine Einklemmung des Gehirns hindeuten.
- Ein Exophthalmus kann auf eine zugrunde liegende Schilddrüsenerkrankung verweisen.
- Die Untersuchung der Augen gibt Hinweise auf ein vorliegendes toxikologisches Syndrom (Miosis, Mydriasis, Nystagmus).
- Eine Ophthalmoplegie kann bei entsprechender Symptomatik auf eine Wernicke-Enzephalopathie hinweisen. Ein vertikaler Nystagmus ist möglicherweise ein Zeichen für einen intrakraniellen Prozess oder einen Missbrauch von Phencyclidin (ein als Droge eingesetztes dissoziatives Halluzinogen aus der Gruppe der Arylcyclohexylamine; Anm. d. Übers.); ein rotierender Nystagmus kann ebenfalls auf einen Missbrauch von Phencyclidin oder von anderen Drogen verweisen.

Hals- und Nackenregion

- Die Untersuchung der Hals-Nackenregion liefert Hinweise auf einen Meningismus und eine Vergrößerung der Schilddrüse (Struma).

Herz-Kreislauf

- Typische Zeichen einer infektiösen Endokarditis, die wiederum eine Sepsis und ein Delir verursachen kann, sind neu auftretende Herzgeräusche.

Atemwege

- Abnorme Lungengeräusche können auf eine Pneumonie verweisen.

Haut

- Die Untersuchung der Haut kann zeigen, dass die/der Patient*in stark schwitzt, wie es bei einer Überdosis von Sympathomimetika der Fall ist. Hautausschläge oder Purpura sind bei einer Meningokokken-Septikämie sichtbar.

Bewegungsapparat

- Eine Untersuchung der Muskulatur kann einen wächsernen Widerstand wie bei einem neuroleptischen malignen Syndrom verdeutlichen.

Neurologischer Status

Eine Beurteilung der Bewusstseinslage anhand der Glasgow Coma Scale (GCS) (Teasdale & Jennett, 1974) und des AVPU-Schemas (McNarry & Goldhill, 2004) (AVPU steht für Alert, Verbal, Pain und Unresponsive bzw. für wach, reagiert auf Ansprache, reagiert auf Schmerzreiz und keine Reaktion; Anm. d. Übers.) sowie eine Untersuchung auf fokale neurologische Defizite können auf einen intrakraniellen Krankheitsprozess hinweisen.

Sprache und andere Kriterien

- Eine Beurteilung der kognitiven Funktion erfolgt anhand eines standardisierten Screening-Tools wie der mCAM-ED (Hasemann et al., 2018a) oder MMSE (Mini Mental Status) (Monsch et al., 1995) und anhand von Aufmerksamkeitstests (Monate-Rückwärts-Test).
- Ein grobschlägiges Zittern der Hände (Asterixis) ist bei einer hepatischen Enzephalopathie zu sehen.
- Ein Tremor tritt auch bei einem Alkoholentzugssyndrom sowie bei einem Entzugsdelir (Delirium tremens) auf.
- Eine Kontrolle der Reflexe kann auf einen Klonus verweisen, wie er bei einem Serotonin-Syndrom oder einer Hyperthyreose auftritt.

2.5.3 Zwei wichtige klinische Aspekte

Beim Delir spielen zwei klinische Aspekte eine ganz besondere Rolle:

- *Umherwandern:* Das Umherwandern selbst ist möglicherweise ein unnötig abwertender Begriff. Bei manchen Patient*innen mit einem Delir ist das Umherwandern ein echtes Phänomen, das Unruhe, Aufmerksamkeitsstörung, Gedächtnisstörungen, Angst und Ablenkbarkeit widerspiegelt. Diese Patient*innen

benötigen eine engmaschige Beobachtung innerhalb einer sicheren und angemessen geschlossenen Umgebung (**Kap. 13**); menschenrechtliche Aspekte sind dabei von höchster Bedeutung. Es gilt immer, die am wenigsten restriktive Option anzuwenden, um im besten Interesse der Person zu handeln und sie vor dem ermittelten Risiko zu schützen. Vor allem sollte versucht werden, mögliche Ursachen für Angst oder Unruhe wie Schmerzen, Durst, Harn- oder Stuhldrang oder eine empfundene Bedrohung der eigenen Sicherheit herauszufinden und zu beseitigen. Freiheitseinschränkende Maßnahmen wie eine Fixierung oder Sedierung der betroffenen Person sollte nur als letzte Option erfolgen, wenn alle anderen Maßnahmen erfolglos waren – und nur dann, wenn sie als im besten Interesse der betroffenen Person gerechtfertigt sind.
- *Sedierung:* Die Anwendung von Antipsychotika (typische oder atypische Neuroleptika) und Sedativa bzw. von stärkeren Tranquilizern muss auf ein Minimum beschränkt werden. Das Hauptziel einer medikamentösen Behandlung mit Sedativa oder Antipsychotika ist die Linderung von belastenden oder gefährlichen Symptomen wie Agitiertheit oder Halluzinationen. Es gibt keine Evidenz, dass Antipsychotika Delirien verhindern oder verkürzen können (Wilson et al., 2020; Burry et al., 2021).

2.5.4 Labortechnische und bildgebende Diagnostik

Die in **Kasten 2-5** aufgeführten diagnostischen Maßnahmen sind bei Patient*innen mit einem Delir fast immer indiziert, um die zugrunde liegende Ursache zu ermitteln.

Kasten 2-5: Diagnostik

- Großes Blutbild mit Bestimmung des C-reaktiven Proteins (CRP)
- Harnstoff, Elektrolyte, Calcium
- Leberfunktionstests
- Blutzuckertest
- Röntgenthorax
- EKG
- Blutkulturen
- Sauerstoffsättigung
- Urinanalyse

Je nach den Ergebnissen der Anamnese und körperlichen Untersuchung können weitere diagnostische Maßnahmen erforderlich sein (**Kasten 2-6**).

Kasten 2-6: Weitere diagnostische Maßnahmen

- cCT des Kopfes
- EEG
- Schilddrüsenfunktionstests
- Vitamin B_{12}- und Folsäurebestimmung
- Arterielle Blutgasanalyse (BGA)
- Spezifische Kulturen (z.B. Urin, Sputum)

Cranielle Computertomographie

Mithilfe der Bildgebung des Gehirns kann ein Schlaganfall, eine Blutung oder ein Trauma als Ursache für ein Delir ermittelt werden. Der diagnostische Wert einer routinemäßigen craniellen Computertomografie (cCT) bei der Ermittlung der Delirursache ist gering, doch kann sie bei einigen Hochrisikopatient*innen indiziert sein. Bei Patient*innen mit bereits bestehenden neurokognitiven Störungen und anderen Problemen wie einer Dehydratation oder Infektion, die ein Delir auslösen können, führt das Neuroimaging des Gehirns in der Regel nicht zu einer Änderung des medizinischen Managements.

In meist retrospektiv durchgeführten Beobachtungsstudien wurden abnorme CT-Befunde des Gehirns bei Personen >70 Jahren mit akuter Verwirrtheit und folgenden Problemen festgestellt:

- neue fokale neurologische Zeichen (definiert als akut beginnende Dysphasie, Gesichtsfeldeinschränkungen, pyramidale oder zerebelläre Zeichen)
- Status nach Sturz
- Bewusstseinsstörungen (Glasgow Coma Score <9)
- Kopfverletzung (unabhängig vom Alter der/des Patient*in/en) *oder*
- Antikoagulanzientherapie.

Eine Hirnatrophie ist bei Patient*innen mit Delir wahrscheinlicher als bei Patient*innen ohne Delir. Ein solcher Befund an sich ist jedoch nicht hilfreich, um die Diagnose Delir zu stellen oder das medizinische Management zu ändern.

Auch wenn Studien zum Einfluss struktureller Läsionen auf den Phänotyp bei anderen Diagnosen aufschlussreich sind, haben sie bei einem Delir keinen diagnostischen Wert (van Montfort et al., 2019). Wenn wir verstehen, welche Regionen bei einem Delir funktionell-dynamisch beeinflusst werden (z.B. das Ruhezustandsnetzwerk, engl. Default Mode Network), zeigen uns die eventuell zerebralen Leitungsbahnen, neue Biomarker und therapeutische Ziele auf.

Obwohl viele Patient*innen mit einem Delir bereits eine Demenz oder strukturelle Hirnläsionen (z.B. durch einen Schlaganfall) aufweisen, ist eine routinemäßige CT-Untersuchung zur Ermittlung der Delirursache nicht hilfreich und sollte für solche Patient*innen vorbehalten sein, bei denen eine intrakranielle Läsion vermutet wird (Khoo, 2011).

Indikationen für eine Computertomografie sind:

- fokale neurologische Zeichen
- Verwirrtheit nach einer Kopfverletzung
- Verwirrtheit nach einem Sturz
- Nachweis eines erhöhten intrakraniellen Drucks (ICP).

Andere Methoden des Neuroimaging, die bei einem Delir durchgeführt werden, sind die Magnetresonanztomografie (MRT), funktionelle Magnetresonanztomografie (fMRT) und Nahinfrarotspektroskopie (NIRS).

EEG

Delir ist mit einer Verlangsamung der Hintergrundaktivität im EEG und insbesondere mit einer Zunahme der relativen Delta-Aktivität von 1–4 Hz verbunden. In der täglichen Praxis könnte eine EEG-basierte Überwachung und Quantifizierung für die Vorhersage und Diagnose eines Delirs sehr wichtig sein, da sie ein objektives Verfahren ist und auch bei Patient*innen mit sprachlichen oder sensorischen Schwierigkeiten durchgeführt werden kann (van der Kooi et al., 2015).

Ein EEG kann in folgenden Situationen hilfreich sein:

- um festzustellen, ob es sich um ein Delir, einen nicht-konvulsiven Status epilepticus oder eine Temporallappen-Epilepsie handelt
- um Patient*innen zu ermitteln, bei denen das Delir durch eine fokale intrakranielle Läsion und nicht durch eine umfassende Anomalie verursacht wurde.

Allerdings hat das EEG auch Nachteile. Die räumliche Auflösung ist schlecht und anatomische Interferenzen können Störsignale liefern. Zudem können Artefakte ein Problem sein. Das komplexe Signal kann zu Fehlinterpretationen führen.

Derzeit wird das EEG nicht routinemäßig bei Patient*innen mit einem Delir durchgeführt, aber es kann erwogen werden, wenn der Verdacht auf eine epileptische Aktivität oder einen nicht-konvulsiven Status epilepticus als Delirursache besteht. Auf Intensivstationen wird zunehmend eine abgespeckte EEG-Variante mit zwei Elektroden zum Delirmonitoring verwendet (Numan et al., 2019).

Algorithmen des „Deep Learning" („tiefes Lernen") können aufgabenrelevante Merkmale aus Rohdaten verarbeiten und die Notwendigkeit reduzieren, Merkmale oder Biomarker für eine spezifische Aufgabe manuell aufwendig herzustellen. Diese Fähigkeit ist für das EEG-basierte Rückverfolgen einer Bewusstseinslage oder eines Delirs vielversprechend, weil menschliche Expert*innen eventuell nicht alle Wellenform-Merkmale, die für den entsprechenden Hirnzustand relevant sind, identifizieren können (Sun et al., 2019).

In der Zukunft kann anhand eines EEGs vielleicht eine Aussage dazu gemacht werden, welche Patient*innen von neuropharmakologischen Interventionen am ehesten profitieren.

Lumbalpunktion

Auch wenn im Liquor von Patient*innen mit Delir verschiedene Anomalien feststellbar sind, ist eine routinemäßige Lumbalpunktion zur Ermittlung der dem Delir zugrunde liegenden Ursache nicht hilfreich. Sie sollte daher denjenigen vorbehalten sein, bei denen Gründe für die Vermutung einer bestimmten Ursache wie einer Meningitis vorliegen. Dazu können Patient*innen mit Symptomen wie Meningismus, Kopfschmerzen und Fieber zählen.

Die Lumbalpunktion ist keine unkomplizierte Untersuchung. Sie ist invasiv und kann bei verwirrten oder agitierten Patient*innen gar nicht durchführbar sein oder weiteren Stress verursachen. Zudem besteht das Risiko unerwünschter Ereignisse wie einer Infektion mit spinalem Hämatom, einer Liquorleckage oder postpunktionellen Kopfschmerzen im Rahmen eines Liquorunterdrucksyndroms.

2.5.5
Mögliche Auswirkungen diagnostischer Fehler

Möglicherweise halten sich Ärzt*innen von Patient*innen mit einem Delir an vormals gestellte psychiatrische Diagnosen und/oder lassen sich von Schmerzen der Betroffenen ablenken, weshalb sie das Vorliegen eines Delirs nicht erkennen (Kishi et al., 2007). In einer Studie wurde die Fähigkeit nicht-psychiatrischen Klinikpersonals, ein Delir zu diagnostizieren, untersucht. Von den 221 Konsultationen eines Psychiaters, die über einen Zeitraum von fünf Jahren stattfanden, erwiesen sich 46 % der Diagnosen, welche durch das nicht-psychiatrische Klinikpersonal gestellt wurden, als Fehldiagnosen. Dabei schnitt das Klinikpersonal auf allgemeinmedizinischen und nicht-intensivmedizinischen Stationen deutlich besser ab als das Personal auf chirurgischen und intensivmedizinischen Stationen (Armstrong et al., 1997).

Schon lange wird vermutet, dass die hypoaktive Delirform häufig als Depression fehldiagnostiziert wird, was die Bedeutung unterstreicht, bei der Differenzialdiagnose affektiver Störungen ein Delir in Erwägung zu ziehen. Letzteres wird häufig nicht erkannt und sein Management bleibt suboptimal (van Velthuijsen et al., 2017).

Internetlinks

British Association for Parenteral and Enteral Nutrition. (2003). *Malnutrition Universal Screening Tool (MUST: Universelles Werkzeug für das Screening von Fehlernährung)*. BAPEN. Verfügbar unter https://www.bapen.org.uk/screening-and-must/must/must-toolkit/the-must-itself/must-deutsch

Drugbank Online. (n.d.). *Phencyclidine*. Available from https://www.drugbank.ca/drugs/DB03575

Remote and Rural Healthcare Education Alliance. (n.d.). *Think delirium*. Available from https://learn.nes.nhs.scot/2442/rrheal/education-networks/rgh-education-network/think-delirium-improving-the-care-for-older-people-delirium-toolkit

3
Risikominderung und Prävention

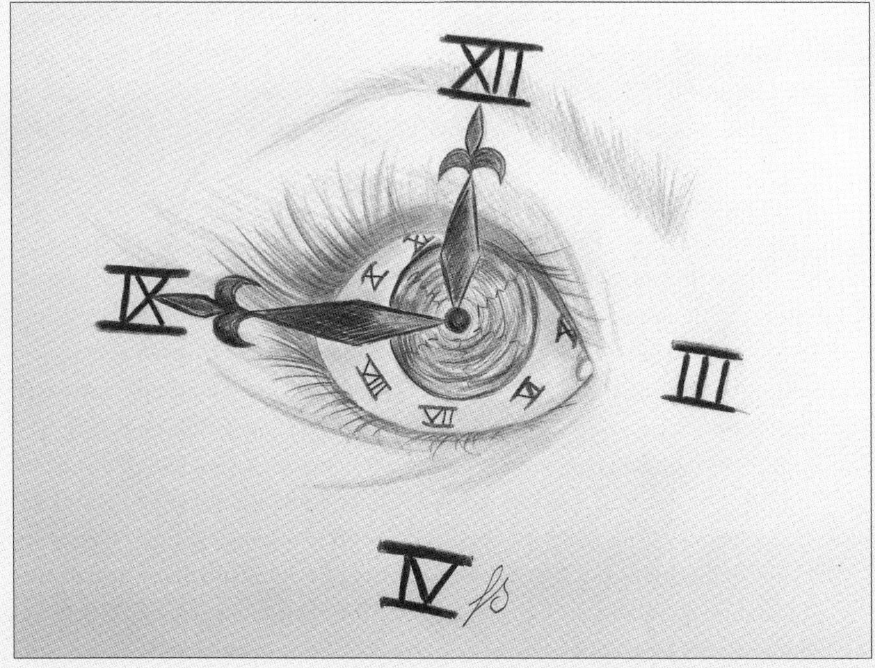

Kapitelüberblick
In einer idealen Welt würde und könnte jedes Delir verhindert werden. Doch auch in der realen Welt sind wir nicht hilflos und können das Risiko mindern, weil wir wissen, dass bestimmte Patient*innen besonders vulnerabel für ein Delir sind. Dabei können wir unterschiedlich vorgehen, angefangen bei der Motivationsänderung des Einzelnen bis zur Verhaltensänderung des Systems.

3.1 Weitergehende Überlegungen

Besorgniserregend ist nicht nur die hohe Prävalenz des Delirs, sondern auch seine schlechte Prognose (**Kap. 8**). Etwa die Hälfte der Delirien gilt als vermeidbar, was zeigt, wie wichtig es ist, den Fokus auf die Primärprävention und die Prävention von langfristigen negativen Ergebnissen zu legen (Wilson et al., 2020). Dies kann durch Maßnahmen zur Verringerung der Risikofaktoren wie ein adäquates Schmerzmanagement, Hör- oder Sehhilfen, Schlafverbesserung, körperliche Aktivität oder Ernährungsberatung erreicht werden.

Erfolgreich ist auch eine gebündelte Herangehensweise, um die Delirraten zu senken. Solche „Versorgungsbündel" bestehen aus einer Reihe von drei bis fünf voneinander unabhängigen evidenzbasierten Interventionen, die zu erheblich besseren Ergebnissen führen, wenn sie gemeinsam und nicht einzeln durchgeführt werden (Marra et al., 2017; Pun et al., 2019).

In einer groß angelegten Studie mit über 15.000 Patient*innen auf Intensivstationen wurde die Effektivität des ABCDEF-Bündels untersucht. Dabei geht es um: A) Assess, prevent, and manage pain (Beurteilen, Vorbeugen, und Schmerzbehandlung); B) Both spontaneous awakening and breathing trials (Spontanes Erwachen und Atmung Versuche); C) Choice of Analgesia and Sedation (Wahl der Analgesie und Sedierung); D) Delirium assess, prevent, and manage (Delirium beurteilen, verhindern, und managen; E) Early Mobility and Exercise (Frühe Mobilität und Training); F) Family engagement/empowerment (Einbeziehung und Befähigung der Familie). Die Performance des ABCDEF-Bündels zeigte signifikante und klinisch bedeutsame Verbesserungen bei den Ergebnissen, einschließlich Überleben, Einsatz mechanischer Beatmung, Koma, Delirium, frei von freiheitseinschränkenden Maßnahmen, Wiederaufnahmen auf der Intensivstation und Entlassungsbedingungen nach der Intensivstation (Marra et al., 2017; Pun et al., 2019).

Die Ermittlung neurokognitiver Störungen bei älteren Erwachsenen, die wegen einer geplanten Operation vorstellig werden, ermöglicht die Berechnung des Kosten-Nutzen-Verhältnisses einer Operation und hat Auswirkungen auf die Bedeutung der Einwilligungserklärung. Die Begutachtung chirurgischer Patient*innen auf neurokognitive Störungen ist nicht standard- oder routinemäßiger Teil der präoperativen Risikostratifizierung. Ereignisse, die während der Operation (einschließlich Anästhesie und Trauma) auftreten, können zur Entwicklung einer systemischen inflammatorischen Reaktion mit nachfolgendem Multiorganversagen führen. Die postoperative Neuroinflammation ist ein Phänomen, das zu Veränderungen in der Struktur und Funktion von Nerven und Synapsen führt (MacLullich et al., 2008).

3.2 Präventives und risikoreduzierendes Vorgehen

Nature Portfolio definiert Krankheitsprävention wie folgt (2022):

Krankheitsprävention ist eine Maßnahme, durch die Personen – insbesondere solche mit Risikofaktoren für eine Krankheit – behandelt werden, um das Auftreten dieser Krankheit zu verhindern. Eine Behandlung beginnt normalerweise entweder, bevor Zeichen und Symptome der Krankheit auftreten, oder kurz danach. Die Behandlung kann die Schulung der Patient*innen, eine Änderung des Lebensstils und Medikamente beinhalten.

Prävention beinhaltet daher ganz wesentlich, das Risiko negativer Ergebnisse wie Verlust der Selbstständigkeit, Entwicklung von Komorbidität und/oder Tod infolge von Krankheit zu reduzieren (Hodes et al., 2018).

Weltweit existieren 25 Programme, welche Multikomponenten, nicht-pharmakologische Delirinterventionen für ältere Patientinnen und Patienten adressieren (Eckstein & Burkhardt, 2019). Die Autor*innen reviewten zehn internationale Leitlinien und identifizierten 18 Programmkomponenten, welche empfohlen werden. Von 25 analysierten Delir-Management-Programmen adressieren jedoch nur zwei alle 18 Interventionskomponenten: 1) Das „the confused hospitalised older persons program“ aus Australien (Kurrle et al., 2019) und das Basler Demenz-Delir-Programm (Hasemann et al., 2016), welches ausführlich in **Kapitel 12** dargestellt wird.

Das Hospital Elder Life Program oder HELP (Inouye et al., 2000) ist ein umfassendes Patient*innenbetreuungsprogramm zur Prävention des Delirs und zur Gewährleistung einer optimalen Versorgung von älteren Patient*innen. Ein interdis-

ziplinäres Team und qualifiziert geschulte ehrenamtliche Helfer*innen nutzen eine Interventionsstrategie aus verschiedenen Komponenten mit dem Ziel, ein Delir zu verhindern. Diese Interventionsstrategie beinhaltet folgende Punkte:
- tägliche Aktivitäten zur Unterstützung der Orientierung und therapeutische Aktivitäten zur Förderung der kognitiven Fähigkeiten
- frühzeitige Mobilisation zur Erhaltung der körperlichen Aktivität
- Unterstützung bei der Nahrungs- und Flüssigkeitsaufnahme
- Maßnahmen zur Verbesserung des Hör- und Sehvermögens
- nicht-pharmakologische Schlafhilfen (Entspannungsübungen ohne Einsatz von Medikamenten).

In Deutschland wurde HELP um weitere Komponenten wie das Schmerzmanagement erweitert und ist unter dem Acronym PAWEL bekannt (Patientensicherheit, Wirtschaftlichkeit und Lebensqualität: Reduktion von Delirrisiko und postoperativer kognitiver Dysfunktion (POCD) nach Elektivoperationen im Alter) (www.pawel-studie.de).

Patient*innen, Betreuungspersonen und sämtliche Mitarbeiter*innen – sie alle spielen eine Rolle bei der Ermittlung von Symptomen eines Delirs. In gewisser Weise ist jede und jeder dafür verantwortlich. Viele Faktoren können zu einem Delir beitragen, was das Erkennen und Behandeln dieses Krankheitsbilds schwierig macht. Manchmal jedoch ist tatsächlich keine offensichtliche Ursache erkennbar, was eine detailliertere Begutachtung der zu untersuchenden Person notwendig macht (**Kap. 3**).

3.2.1 Was ist zu tun?

Bei Delir gehen Sie „von oben nach unten" vor. An erster Stelle steht die Prävention, erst danach geht es um die Behandlung (Barts Health NHS Trust, n.d.). Beachten Sie die **3 R**: **R**isc assess – Bewerten des Delirrisikos (mögliche Ursachen), **R**ecognise – Erkennen des Delirs (Fluktuationen/Schwankungen in Kognition oder Verhalten) und **R**eact – Reagieren auf das Delir (adäquates Handeln).

Kurz gefasst muss ein Delir erkannt, behandelt und beendet werden. Doch zunächst müssen wir uns darauf konzentrieren, was die Ursache für ein Delir ist. Stellen Sie sich zudem folgende Frage: Ist die Person heute anders als die Tage zuvor?

3.2.2
Mängel in der Versorgung von Patient*innen mit Delir

Das Management eines Delirs ist ein gemeinschaftliches Unterfangen. Tatsächlich ist das Delir in Krankenhäusern der Akutversorgung sehr häufig (Mitchell, 2019). Zudem ist man sich heute dessen bewusst, dass unsere Art der Gesundheitsversorgung so beschaffen ist, dass sie unabsichtlich zu einem Delir führt oder ein solches verschlimmert.

Die Sicherheit der Patient*innen beruht auf der Interaktion verschiedener Einflüsse im komplexen und unvorhersehbaren Umfeld unseres Gesundheitswesens. Unzählige Versuche wurden unternommen, um die Sicherheit von Patient*innen mit Delir zu verbessern und Leid zu verringern. Delirien können als „Kanarienvogel der Gesundheitsversorgung" betrachtet werden. (Früher wurden Kanarienvögel als eine Art Frühwarnsystem für gefährliche Methangas- und Kohlenmonoxidkonzentrationen im Kohleschacht verwendet. Solange sie sangen, wusste man, dass die Luft rein war; Anm. d. Übers.). Sie verweisen auf die allgemeine Versorgungsqualität in Krankenhäusern und auch in Langzeiteinrichtungen, in denen die direkte klinische Beobachtung aufgrund der geringen technischen Ausstattung besonders wichtig ist.

In Großbritannien herrscht zunehmend Konsens darüber, dass das Personal in Akutkrankenhäusern nicht über die notwendigen Kompetenzen und Kenntnisse verfügt, um Patient*innen mit einem Delir adäquat zu versorgen. Es erkennt vielleicht verschiedene Merkmale, die auf ein Delir hinweisen. Beispielsweise bemerken Pflegende oftmals Aufmerksamkeitsstörungen und psychotische Phänomene, wohingegen Ärzt*innen dann hellhörig werden, wenn die/der Patient*in plötzlich Gedächtnisprobleme aufweist. Dies hat eindeutige Auswirkungen auf die Schulung und Weiterbildung des Personals. Zum Teil sind die Behandlungs- und Versorgungssysteme in Allgemeinkrankenhäusern rudimentär entwickelt und nicht vollständig auf die Bedürfnisse der wichtigen und vulnerablen Gruppe delirgefährdeter Patient*innen ausgerichtet. Ein optimales Delirmanagement ist in erster Linie davon abhängig, dass veränderbare Risikofaktoren reduziert und besonders gefährdete Patient*innen frühzeitig erkannt werden.

Leider ist Delir auch mit Stigmatisierung verbunden (Schofield & Hasemann, 2011). Sie kann verhindern, dass dieses Krankheitsbild in der Patient*innenversorgung Priorität erlangt. Stigmatisierung ist ein komplexer sozialer Prozess, der mit Abstempelung, Stereotypisierung, mangelnder Wertschätzung und Anderssein einhergeht. Das Fachgebiet Delir ist mit unzähligen Schwierigkeiten konfrontiert, die durch Stigmatisierung verstärkt werden und Finanzierungsengpässe im Bereich klinische Versorgung und Forschung beinhalten (Inouye, 2018). Stigmatisierung beruht auf normalen kognitiven Prozessen, die zum Selbstbild beitragen. Da Machtdynamiken für die soziale Entwicklung von Stigma entscheidend sind – wobei das Etikett „stigmatisierte Person" wahrscheinlich von denjenigen mit Macht verliehen wird – überrascht es nicht, dass Stigmatisierung auf mehreren Ebenen erfolgt und sich auf ganz unterschiedliche physische und psychische Krankheitsbilder bezieht. Delir steht am Schnittpunkt zwischen einer psychischen und einer physischen Erkrankung. Solche, die Patient*innenversorgung behindernden Einstellungen anzugehen, kann das Erkennen eines Delirs erleichtern. Wir müssen „mimetisches" Lernen stärker erforschen, damit wir wissen, wie wir derartig bedenkenlose Einstellungen verändern können, um die Qualität der Betreuung und Behandlung zu verbessern (Teodorczuk & Billett, 2017).

Es gibt zunehmend Belege dafür, dass die Versorgung von Patient*innen mit Delirien in ganz Europa durch verschiedene Faktoren behindert wird. Dazu zählen A) Einstellung, Kultur und Sprache; B) Kenntnisse, Kompetenzen und Bildung; C) Organisation. Allerdings ist die Durchführung von Aufklärungs- und Schulungskampagnen zeitaufwendig und arbeitsintensiv (Morandi et al., 2019).

3.2.3 „Vorbeugen ist besser als heilen"

Zwar wurden wissenschaftliche Erkenntnisse zur Prävention des Delirs in die nationalen Leitlinien Australiens (Tropea et al., 2008), Großbritanniens (National Institute for Health and Care Excellence, 2010), der Schweiz (Arbeitsgruppe Pflegeentwicklung Nordwestschweiz (AGPE), 2018; Michaud et al., 2007; Savaskan et al., 2016; Savaskan & Hasemann, 2017), Deutschland (DGAI & DIVI, 2020) und der USA (American Geriatrics Society Expert Panel on Postoperative Delirium in Older, 2015) aufgenommen, doch werden direkte, zur Delirprävention erforderliche Maßnahmen innerhalb der Patient*innenversorgung (z. B. Risikobewertung, Interaktion mit Angehörigen und Patient*innen, Ernährung und Mobilität) nicht priorisiert und manchmal sogar versäumt oder nur teilweise ausgeführt (Grealish et al., 2019b). Schätzungen zufolge sind etwa 50 % der Delirepisoden vermeidbar – und das Sprichwort „vorbeugen ist besser als heilen" gilt ganz besonders für Delirien (Wilson et al., 2020). Auch wenn verschiedene pharmakologische und nicht-pharmakologische Methoden zur Behandlung eines manifesten Delirs getestet wurden, hat sich eine „Heilung" als schwer definierbar erwiesen. Denn Delir ist ein Risikofaktor für die Entwicklung einer weiteren Delirepisode, sobald erneut vergleichbare Umstände wie ein neuer Infekt oder eine neue Operation eintreten (Raats et al., 2015).

Die primäre Prävention des Delirs ist daher von entscheidender Bedeutung für Patient*innen, Angehörige und Gesundheitseinrichtungen. Die Versorgung und Betreuung älterer Patient*innen mit einem manifesten Delir hingegen ist physisch, emotional und finanziell sehr belastend.

Viele der akuten Faktoren, die ein Delir auslösen oder die Risikoschwelle senken, sind veränderbar. Studien mit Krankenhauspatient*innen haben gezeigt, dass Pflege- und Behandlungspläne, welche die Hauptrisikofaktoren für ein Delir mit einbeziehen, hilfreich sind. Kriterien eines solchen Plans sind z. B. eine gute Beleuchtung, Wegweiser zur Unterstützung der Orientierung, die Vermeidung unnötiger Katheterisierungen, um Infektionen zu verhindern und die Vermeidung von Medikamenten, die das Delirrisiko erhöhen (Clegg et al., 2014).

Ein Delir kann sogar noch Wochen oder Monate nach einem Krankenhausaufenthalt andauern. Deshalb muss die Bedeutung der Delirprävention in allen Versorgungsbereichen kommuniziert werden. Schätzungen zufolge werden 3–16 % der Patient*innen mit einem Delir aus dem Krankenhaus entlassen (Kosar et al., 2017). Die Delirrate bei Entlassung steigt möglicherweise deshalb, weil die Delirsymptome nicht ausreichend erkannt werden und der Druck besteht, die Aufenthaltsdauer in der Klinik zu verkürzen (Gesundheitsergebnisse nach einer Delirepisode werden in **Kap. 8** näher erläutert).

Die Art und Weise der Herangehensweise an die Delirprävention steht im Fokus vieler Initiativen zur Qualitätsverbesserung in den verschiedenen Versorgungsbereichen (**Kap. 11**). Damit ein „Programm zur Delirprävention“ umgesetzt werden kann, benötigt es sowohl auf der Verwaltungs- als auch auf der Versorgungsebene Akzeptanz. Wichtig ist, dass sich alle Akteur*innen damit identifizieren. Sie müssen gewillt sein, ihre Praxis zu verändern, um dem zu entsprechen, was das Programm erfordert. Dies setzt eine effektive klinische Führung voraus. In den letzten Jahren wurde die Bedeutung von Schulungsinterventionen auch im Bereich der Prävention näher untersucht. Ihre Wirksamkeit ist wahrscheinlich darauf zurückzuführen, dass das Bewusstsein für Delirrisikofaktoren geschärft und Risikopatient*innen eher erkannt werden.

Daten, die darauf verweisen, dass Delirien durch das aktive Angehen modifizierbarer Risikofaktoren erfolgreich verhindert werden können, sind nicht neu. Allerdings haben methodologische Schwierigkeiten und Inkonsistenzen die Generalisierung von Ergebnissen und die klare Festlegung von Protokollen und Strategien beeinträchtigt.

Mit Ansätzen der Implementierungsforschung wie die des Instituts für Pflegewissenschaft, Universität Basel (https://nursing.unibas.ch/de/forschung/forschungsschwerpunkte) oder die Medical Research Councils (MRC) (Craig et al.,

2008) zur Evaluierung komplexer Interventionen wurde das Programm „Stop Delirium!" zur Prävention des Delirs in Pflegeheimen konzipiert, was gezeigt hat, dass solche Maßnahmen machbar sind (Siddiqi et al., 2008). „Stop Delirium!" ist ein umfassendes Schulungspaket, das weitere Strategien zur Änderung der Praxis beinhaltet mit dem Ziel, das Personal solcher Einrichtungen bei der Reduzierung häufiger Delirrisikofaktoren zu unterstützen. In Basel wurde das Projekt INTERCARE (Entwicklung, Implementierung und Evaluierung eines pflegegeleiteten Versorgungsmodells in Pflegeheimen) erfolgreich lanciert. Implementation Science Strategien werden dabei angewendet, um eine relevante Interventionsentwicklung und erfolgreiche, nachhaltige Implementierung in den klinischen Alltag dieser Versorgungsmodelle zu gewährleisten.

3.2.4 Gesundheitsinformationen

Leitlinien sind zwar sinnvoll, doch reichen sie allein nicht aus, um eine Änderung in der Praxis zu bewirken. Das in Organisationen kursierende Wissen wird in die Kategorien explizit und implizit unterteilt. Explizites Wissen ist in Form von Berichten, Arbeitsanweisungen etc. verfügbar, implizites Wissen – auch stilles Wissen genannt – sind bestimmte Fähigkeiten, die jemand besitzt, ohne diese verbal beschreiben zu können. Im Bereich Gesundheit ist die Menge an zuverlässigen und unzuverlässigen Informationen in den letzten Jahren sprunghaft gestiegen. Dabei rangieren Angehörige in Hinblick darauf, was als zuverlässige Information gilt, wohl immer noch vor Büchern, Zeitungen, Fernsehnachrichten und Magazinen zum Thema Gesundheit (MacHaffie, 2002). Dies liegt zum Teil daran, dass sie im sozialen Umfeld kranker Personen wichtig sind.

Bisher stellt keine Organisation, die sich spezifisch dem Delir widmet, allgemein zugängliche Informationen bereit, obwohl sich Demenz-Organisationen für dieses Thema interessieren.

3.2.5 Motivation

Motivation ist ein komplexes neurowissenschaftliches Konstrukt (Berridge, 2004). Sie beinhaltet verschiedene Prozesse wie den Antrieb zur Homöostase sowie die Nutzung von positiven (appetitiven) und negativen (aversiven) Mechanismen, um Handlungen zu kontrollieren und das Verhalten zu steuern. Motivation kann von innen oder von außen angetrieben sein.

Seit einiger Zeit wird intensiv untersucht, wie man Menschen zu einer Verhaltensänderung motivieren kann. Umgangssprachlich ist die Redewendung von „Zuckerbrot und Peitsche“ gemeint, also die Anwendung von Belohnung und Strafe. Das bedeutet einerseits, belohnend vorzugehen, um Personen zur Übernahme von Verhaltensweisen zu bewegen, die vor Krankheit schützen und Gesundheit fördern, und andererseits, eher strafend vorzugehen, um Menschen von bestimmten Verhaltensweisen abzubringen (Blacksher, 2008). Es gibt verschiedene Beispiele für Modelle eines Motivationswandels, von denen ich Ihnen zwei vorstellen möchte:

1. Das transtheoretische Modell ist ein integratives, biopsychosoziales Modell zur Konzeptualisierung des Prozesses einer beabsichtigten Verhaltensänderung. Das Modell besteht aus Konstrukten wie: Phasen, Prozesse und Ebenen der Veränderung, Selbstwirksamkeit und Gleichgewicht von Entscheidungen (Prochaska & DiClemente, 1984).
2. Die Theorie der kognitiven Dissonanz von Leon Festinger beschreibt, wie eine Person zur Lösung eines Konflikts agieren wird, wenn eine Diskrepanz zwischen zwei Überzeugungen oder zwischen einer Überzeugung und einer Handlung besteht (Festinger, 1962).

3.3 Delirprävention: Abschätzung und Risikobeurteilung

Sich für ein präventives Handeln einzusetzen, erfordert Wissen auf verschiedenen Ebenen: über Risikofaktoren, die eine Person für ein spezifisches Problem prädisponieren, und über die verschiedenen Interventionen oder Methoden, die ein modifizierbares Risiko effektiv mindern können. Zudem sind zuverlässige Systeme erforderlich, um diejenigen mit einem Risiko zu erkennen, und Personal, das Maßnahmen ausführt, die zur Risikominderung beitragen.

3.3.1 Abschätzung des Delirrisikos

Die Abschätzung des Delirrisikos bedeutet, unabhängige Risikofaktoren für ein Delir zu ermitteln, die dann in einem Rechenalgorithmus zu einer „Regel“ zusammengefügt und in einer separaten Population validiert werden. Ein dynamisches Modell kann für eine präzise Risikoeinschätzung in Echtzeit entscheidend sein, weil sich einige Risikofaktoren nur kurzzeitig auswirken oder durch den Krankenhausaufenthalt selbst bedingt sein können.

Das National Institute for Clinical and Healthcare Excellence (NICE) hat 2010 eine systematische Übersichtsarbeit und Metaanalyse zu den am sichersten nachgewiesenen Delirrisikofaktoren in Form der klinischen Leitlinie 103 veröffentlicht (2018b). In der Metaanalyse wurden sechs unabhängige Delirrisikofaktoren ermittelt, die in das „NICE-Delir-Vorhersage-Tool“ einfließen (Kostas et al., 2013). Diese sind: bereits bestehende neurokognitive Beeinträchtigung, Sehstörungen, Schweregrad der Erkrankung, Fraktur, Infektion und Alter.

Die Einführung von elektronischen Patient*innenakten in Krankenhäusern hat zu einer riesigen Menge an Daten geführt, die nicht alle relevant zu sein scheinen. Beschäftigte im Gesundheitswesen können da leicht den Überblick verlieren und die qualitativ wichtigen Aspekte der klinisch-medizinischen Anamnese der Patient*innen übersehen. Obwohl Algorithmen für maschinelles Lernen erst in jüngster Zeit entwickelt wurden, haben sie ihre Bedeutung in der Gesundheitsforschung und in vielen anderen medizinischen Bereichen bereits bewiesen (Kramer et al., 2017). Sie können auch für die Vorhersage eines Delirs hilfreich sein. Algorithmen sind jedoch nicht unfehlbar und können zu Verzerrungen führen, die auf fehlenden Daten, nicht erkannten Patient*innen, Stichprobengrößen, Unterschätzungen, Fehlklassifikationen und Messfehlern basieren (Gianfrancesco et al., 2018).

3.3.2 Beurteilung von Risikofaktoren

Wenn Menschen in ein Krankenhaus oder eine Langzeitpflegeeinrichtung eingewiesen werden, sollten sie auf folgende Risikofaktoren überprüft werden:

- fortgeschrittenes Alter
- fortgeschrittenes Alter plus Polypharmazie
- neurokognitive oder zentralneurologische Störungen
- aktuelle Hüftfraktur
- beeinträchtigtes Seh- oder Hörvermögen
- schwere Erkrankung (Krankheitsbild, das sich verschlechtert oder bei dem die Gefahr einer Verschlechterung besteht).

Ist einer dieser Risikofaktoren vorhanden, kann von einem *Delirrisiko* ausgegangen werden (Kostas et al., 2013).

3.4 Einführung von Vorhersagemodellen

Auch wenn die Forschung bis heute keine gemeinsamen pathologischen Prozesse für die Entwicklung eines Delirs gefunden hat, wird in einigen wissenschaftlichen Arbeiten versucht, Risikoalgorithmen zu definieren, um gefährdete Patient*innen zu ermitteln und rechtzeitig zu intervenieren, um zu verhindern, dass ein Delirium überhaupt erst entsteht.

Vorhersagemodelle erlauben Kliniker*innen die Einschätzung, welche Patient*innen für die Entwicklung einer bestimmten Krankheit stärker gefährdet sind, und je nach Risikoprofil können dann die entsprechenden Interventionen eingeleitet werden. Solche Modelle können die klinische Entscheidungsfindung und die Festlegung von Prioritäten bei der Durchführung von Maßnahmen zur Delirprävention erleichtern. Ihr Zweck ist es, die Gesundheitsergebnisse der Patient*innen in spezifischen Versorgungsbereichen zu verbessern.

Anhand eines „Schweregradmodells" könnten Patient*innen ermittelt werden, die mit hoher Wahrscheinlichkeit ein Delir entwickeln und deshalb am stärksten von einem Delirpräventionsprogramm profitieren würden (Lindroth et al., 2018).

Je nach Kontext ist das Delirrisiko mit unterschiedlichen Kriterien assoziiert. So variierten in verschiedenen Studien die Delirrisikofaktoren von Intensivpatient*innen, stimmten aber bezüglich der Kriterien fortgeschrittenes Alter und Exposition gegenüber Sedativa und Analgetika überein.

Eine Ausweitung der präventiven Maßnahmen beinhaltet auch, Angehörige vollständig über das Delirrisiko der/des Patient*in/en zu informieren und sie aktiv in die Betreuung der/des Betroffenen einzubeziehen. Die Einbindung von Angehörigen in die Betreuung von Patient*innen auf der Intensivstation wird von vielen intensivmedizinischen Fachgesellschaften weltweit begrüßt und erhöht möglicherweise sogar die Wahrscheinlichkeit, dass Maßnahmen zur Delirprävention und -behandlung auf Intensivstationen umgesetzt werden.

3.4.1 Das PRE-DELIRIC-Modell

Das PRE-DELIRIC-Modell wurde international geprüft, doch kann sein wahrer prädiktiver Wert zwischen einzelnen Intensivstationen variieren. Es wurde 2012 in den Niederlanden entwickelt (van den Boogaard et al., 2012) und basiert auf einer systemischen Überprüfung der Delirrisikofaktoren (Linkaite et al., 2018). Das Vorhersagemodell beinhaltet zehn objektiv und klar definierte Risikofaktoren, die innerhalb der ersten 24 Stunden auf einer Intensivstation festgestellt wurden.

PRE-DELIRIC enthält 10 Risikofaktoren: Alter, APACHE-II-Score, Aufnahmegruppe, Koma, Infektion, metabolische Azidose, Verwendung von Sedativa und Morphin, Harnstoff Konzentration und notfallmässige Aufnahme (van den Boogaard et al., 2012).

3.4.2 Das Delirvorhersagemodell von Inouye und Charpentier

Inouye und Charpentier entwickelten und validierten 1996 ein Delirvorhersagemodell, das auf fünf Faktoren, die während eines Krankenhausaufenthalts entstehen und ein Delir auslösen können (Inouye & Charpentier, 1996). Ein solches einfaches Vorhersagemodell kann verwendet werden, um ältere Patient*innen mit einem hohen Delirrisiko zu ermitteln. Die fünf unabhängigen Faktoren, die ein Delir auslösen können, sind:

1. körperliche Fixierungen
2. Mangelernährung
3. Anwendung von > drei Medikamenten
4. Blasendauerkatheter
5. iatrogene Ereignisse.

All diese Faktoren lagen mehr als 24 Stunden vor Beginn eines Delirs vor. Damit ein Delir erst gar nicht entstehen kann, gilt es nach diesem Modell, dass freiheitseinschränkende Maßnahmen wie die Fixierung unterlassen werden, auf eine erfolgreich durchgeführte bzw. unterstützte Nahrungsaufnahme geachtet wird, auf unnötige Medikamente wie Sedativa oder sonstige Psychopharmaka verzichtet wird, transurethrale Blasendauerkatheter zeitnah gezogen werden und dass medizinische Prozeduren wie engmaschige maschinelle Vitalzeichenüberwachung auf ihre Notwendigkeit hin hinterfragt werden.

3.5 Nicht-pharmakologische und pharmakologische Ansätze

Wilson et al. (2020) nehmen in ihrem Review folgende Charakterisierung von nicht-pharmakologischen und pharmakologischen Präventions- und Behandlungsansätzen vor:

„Bei der Behandlung von Delirium gibt es traditionell zwei verschiedene Ansätze: ‚nicht-pharmakologische' und ‚pharmakologische' Ansätze. Dies ist jedoch eine fehlerhafte Vorstellung, denn der nicht-pharmakologische Ansatz ist in Wirklichkeit ein mehrdimensionaler Ansatz, der den Einsatz von Medikamenten zur Behandlung einiger Aspekte des Delirium-Syndroms, wie z. B. schwere Unruhe, beinhalten kann. Der pharmakologische Ansatz ist konzeptionell von medikamentösen Behandlungsansätzen bei anderen Erkrankungen wie Depressionen und bipolaren Erkrankungen abgeleitet und basiert auf der Verschreibung eines Medikaments oder einer Kombination von Medikamenten zur Behandlung des Delirs als Syndrom und nicht auf der Behandlung einzelner Symptome. Antipsychotika sind die am meisten untersuchte Medikamentenklasse für die Behandlung von Delirien. Der pharmakologische Ansatz wird weder in den aktuellen Leitlinien noch durch die Evidenz gestützt, d. h. es besteht kein Konsens darüber, dass ein diagnostiziertes Delirium mit einem oder mehreren Medikamenten behandelt werden sollte. Vielmehr ist der pharmakologische Ansatz meist ein Konzept, das in klinischen Studien angewandt wurde" (S. 15).

3.5.1 Multimodale Interventionen

Multimodale Interventionen (Interventionen mittels Multikomponenten-Ansätzen) beinhalten mehrere Komponenten, sind ziemlich heterogene Maßnahmen und zielen in der Regel ganz systematisch auf mehrere Delirrisikofaktoren ab. Folgende Komponenten können zum Maßnahmenpaket für Patient*innen mit Delirrisiko gehören:

- Behandlung auslösender Faktoren (Kausalbehandlung: z. B. Antibiose bei Pneumonie)
- Schmerzkontrolle
- frühzeitige Mobilisation
- Regulierung der Blasen- und Darmfunktion
- Vermeiden, frühzeitiges Erkennen und Behandeln von postoperativen Komplikationen
- Aufrechterhaltung eines optimalen Flüssigkeits- und Ernährungsstatus
- Sauerstoffgabe, falls erforderlich
- Verbesserung der Orientierung.

Umgebungsbedingte Faktoren wie Schlafstörungen und emotionale Belastungen können ebenfalls zur Entwicklung und Aufrechterhaltung eines Delirs im Krankenhaus beitragen. Daher ist ein Ansatz eines multimodalen Interventionspakets, die verschiedenen Risikofaktoren zu verringern. Verbesserungen hinsichtlich einer Verkürzung der Delirdauer wurden zwar gefordert, doch sind die Erfolge im realen Klinikbereich bescheiden.

Die Delirprävention ist nachweislich dann am effektivsten, wenn sie ein Assessment der/des Patient*in/en auf Delirrisikofaktoren und daraus resultierende *nicht-pharmakologische* Interventionen aus mehreren Komponenten zur Verringerung dieser Risikofaktoren beinhaltet (Wilson et al., 2020). In einer Metaanalyse über acht Studien, welche 2.105 Patient*innen einschlossen, konnte die Delirentstehungsrate übergreifend um 47 % gesenkt werden, auf Intensivstationen um 59 %, auf internistischen Stationen um 40 % und auf chirurgischen Stationen um 49 %. Folgende Interventionen wurden durchgeführt: Checkliste (individueller Plan), HELP-basiert, Orientierungsprogramm, therapeutische Aktivitäten, Schlafverbesserung, Mobilisierung, Sehprotokoll, Hörprotokoll, Ermutigung zur Flüssigkeitszufuhr, Vermeidung von Verstopfung, Unterstützung bei der Nahrungsaufnahme sowie Einbeziehung der Familie (Ludolph et al., 2020)

Doch auch wenn die Anwendung mehrteiliger Strategien zur Delirprävention wissenschaftlich belegt ist und darüber Konsens herrscht, ist der klinische Alltag zu komplex, um zur richtigen Zeit die richtige Maßnahme zu priorisieren. Allzu oft wird dort das pharmakologische Management dem ganzheitlichen Ansatz vorgezogen. Allerdings haben mehrteilige Strategien zur Delirprävention die Patient*innenoutcomes verbessert und zu signifikanten Kosteneinsparungen bei den Gesundheitsdienstleistern geführt. In der Schweiz konnte gezeigt werden, dass ein pflegegeleiteter Delirkonsildienst im Rahmen des Basler Demenz-Delir-Programms sowohl die Aufenthaltsdauer von chirurgischen Patient*innen reduzieren kann (Weber et al., 2020), und auch pro DRG-Fall (DRG = Diagnose Related Groups = Fallpauschalen) durchschnittliche Kosten von CHF 5.000 gegenüber einem ärztlichen Delirmanagement einsparen kann.

Die Einsparungen waren zehnmal höher, als die Stelle der sogenannten Advanced Practise Nurse (APN) (auf Master-/Doktoratsniveau ausgebildeter Pflegefachmann mit Spezialisierung auf Delir) gekostet hatte (Pretto et al., 2018).

Der Präventionskatalog des Basler Demenz-Delir-Programm und dessen Ergänzungen für die DelirUnit werden ausführlich in **Kapitel 13** dargestellt.

3.5.2 Hospital Elder Life Program (HELP)

HELP (www.deliriumcentral.org/agshelp) ist ein umfassendes, evidenzbasiertes Programm, das eine optimale Versorgung älterer Menschen im Krankenhaus ermöglicht. In Deutschland entstand aus dem HELP Programm die Pawel Studie: Patientensicherheit, Wirtschaftlichkeit, Lebensqualität (www.pawel-studie.de). Hier ist eine Angehörigenbroschüre zu finden (www.pawel-studie.de/information/patienten-angehörige). Auf den Schweizer Seiten www.delir.info finden sich Links zu allen Fachgesellschaften, Broschüren über das Delir für Angehörige sowie ein E-Learning Tool zum Thema Delir.

Auf medizinischen, chirurgischen und intensivmedizinischen Stationen wurden Interventionen ganz unterschiedlicher Art getestet. Sharon Inouye ist Professorin für Medizin an der Harvard University und weltweit führend im Bereich der Untersuchung von delirauslösenden Faktoren und der Implementierung kohärenter, intelligenter und humanistischer Strategien zur Prävention eines Delirs bei älteren Patient*innen im Krankenhaus. Ein Beispiel für eine solche Strategie ist das Hospital Elder Life Program (HELP), das von einem kompetenten interdisziplinären Team und von geschulten ehrenamtlich Tätigen durchgeführt wird und auf einem proaktiven geriatrischen Konsiliardienst mit gezielten, auf einem strukturierten Protokoll basierenden Empfehlungen basiert.

HELP umfasst die Implementierung von spezifischen praktischen Maßnahmen zur Prävention eines Delirs, die auf eine verbesserte Orientierung, frühzeitige Mobilisation, therapeutische Unterstützung, einen ausgeglichenen Flüssigkeitshaushalt, eine ausgewogene Ernährung, Schlafstrategien sowie die Nutzung von Hör- und Sehhilfen abzielen. Auf der HELP-Website erhalten Freund*innen und Angehörige von älteren hospitalisierten Patient*innen, der vulnerabelsten Gruppe für die Entwicklung eines Delirs, verschiedene hilfreiche Tipps (Hospital Elder Life Program, 2019; Yue et al., 2015).

3.5.3 Fam-HELP

Betreuende Angehörige können Partner*innen, erwachsene Kinder, andere Verwandte oder auch Freund*innen sein, die eine persönliche Beziehung zu der Person haben und diese auf vielfältige Weise unterstützen. Sie sorgen dafür, dass sich die Person regelmäßig bewegt, ausreichend isst und trinkt, in ihren Alltagsaktivitäten und sozialen Interaktionen unabhängig bleibt und, falls erforderlich, ihre

Seh- und Hörhilfen nutzt. Die Protokolle dieses Programms sind so gestaltet, dass sie für Angehörige machbar sind (Rosenbloom-Brunton et al., 2010).

3.5.4 ABCDEF-Bündel

Zu den derzeit geltenden nicht-pharmakologischen Interventionen zählen die Ermittlung der Risikofaktoren einschließlich ihrer situationsspezifischen Modifikation und die Implementierung einer evidenzbasierten Praxis entsprechend dem klinischen Bild. Dazu zählt das sogenannte ABCDEF-Bündel: A) Assess, prevent, and manage pain (Beurteilen, Vorbeugen, und Schmerzbehandlung); B) Both spontaneous awakening and breathing trials (Versuche von spontanem Erwachen und Spontanatmung Versuche); C) Choice of Analgesia and Sedation (Wahl der Analgesie und Sedierung); D) Delirium assess, prevent, and manage (Delirium beurteilen, verhindern, und managen; E) Early Mobility and Exercise (Frühe Mobilität und Training); F) Family engagement/empowerment (Einbeziehung und Befähigung der Familie) (Marra et al., 2017; Pun et al., 2019). Unterhalb von 60–80 % Einhaltung des Bündels gab es nur minimale Auswirkungen auf die Outcomes der Patient*innen (Wilson et al., 2020).

3.5.5 Pharmakologische Maßnahmen und Wechselwirkungen mit Neurotransmittern

Studien zur pharmakologischen Behandlung des Delirs sind aus verschiedenen Gründen schwer durchführbar (Marcantonio, 2019):

- Für eine Delirbehandlung (im Gegensatz zur Delirprävention) müssen Sie Personen mit einem Delir ermitteln und in die Studie einschließen; dies erfordert eine aktive Beobachtung aufseiten der Prüfärzt*innen.
- Patient*innen mit einem Delir sind oftmals nicht in der Lage, ihr Einverständnis zur Teilnahme an einer Studie zu geben, und es kann schwierig sein, das Einverständnis von einer Vertretungsperson zu erhalten.
- Patient*innen mit einem Delir gehören zu einer kranken und vulnerablen Gruppe, für die ein für alle passendes standardisiertes Behandlungsprotokoll schwer konzipierbar ist.
- Es ist schwierig, die primären Endpunkte zu bestimmen; bei der Delirprävention ist der primäre Endpunkt, also das vorrangige Ziel einer klinischen Studie, dass

kein Delir auftritt, aber bei der Delirbehandlung sind die primären Endpunkte weniger eindeutig.

Es wurden viele pharmakologische Strategien geprüft, um ein Delir zu verhindern, doch sind die Daten dazu uneinheitlich und widersprüchlich.

In ihrer Meta-Analyse: „Pharmakologische und nicht-pharmakologische Interventionen zur Prävention von Delirien bei intensivstationspflichtigen Patient*innen" schlossen Burry und Kolleg*innen 80 Studien ein (2021). Im Vergleich zu Placebo reduziert nur Dexmedetomidin (21/22 Studien mit Alpha2-Agonisten waren Dexmedetomidin) wahrscheinlich das Auftreten von Delirien mit einer Risikodifferenz von 136 weniger Delirien pro 1.000 Patient*innen (von 204 bis 30 Delirien weniger). Bei Antipsychotika vs. Placebo war die Risikodifferenz 91 weniger pro 1.000 Patient*innen (von 170 weniger bis 9 mehr) und die Sicherheit der Evidenz: gering. Bei Propofol vs. Placebo betrug die Risikodifferenz 31 Delirien mehr pro 1.000 Patient*innen (von 192 weniger bis 341 Delirien mehr). Die Sicherheit der Evidenz: sehr gering. Opioid vs. Placebo war mit einer Risikodifferenz von 53 mehr Delirien pro 1.000 Patient*innen (von 222 weniger bis 434 mehr Delirien) behaftet. Die Sicherheit der Evidenz: sehr gering. Beim Vergleich zwischen Benzodiazepin vs. Placebo betrug die Risikodifferenz 169 mehr Delirien pro 1.000 Patient*innen (von 86 weniger bis 429 Delirien mehr). Die Sicherheit der Evidenz: sehr gering (Burry et al., 2021).

Der Begriff der Analgosedierung steht für eine analgesiefokussierte oder analgesiebasierte Sedierung (Devlin et al., 2018).

Der Schwerpunkt dieser Therapieform liegt primär darauf, Medikamente zur Behandlung von Schmerzen zu verabreichen und gleichzeitig eine leichte Sedierung zu erreichen und aufrechtzuerhalten. Zur Prävention eines Delirs ist eine Analgosedierung ohne Opioide und Sedativa möglicherweise vorteilhafter.

Medikamente und ihre Wechselwirkungen mit Neurotransmitter

Die Verabreichung von Steroiden bei intensivpflichtiger Erkrankung ist mit dem Abgleiten in ein Delir assoziiert. Aufmerksamkeitsstörungen werden durch eine Dysfunktion im aufsteigenden retikulären Aktivierungssystem (ARAS), das für die allgemeine Aktivierung des gesamten Organismus zuständig ist, verursacht. Dieses „Wecksystem" wird durch verschiedene Neurotransmitter kontrolliert, die von Neuronen im ARAS und Hirnstamm freigesetzt werden. Besonders beteiligt daran ist das Noradrenalin. Dopamin ist ein Neurotransmitter und Medikamente, die seine Wirkung verstärken, können eine Psychose verursachen, wohingegen Medikamente, die seine Wirkung blockieren, als Antipsychotika verwendet werden. Medikamente mit anticholinergen Eigenschaften können ein Delir auslösen – möglicherweise durch eine veränderte Neurotransmission oder Neuroinflammation. Gamma-Aminobuttersäure (GABA) ist der primäre inhibitorische Neurotransmitter, der bei der Reduzierung der neuronalen Erregbarkeit im gesamten Nervensystem eine entscheidende Rolle spielt und dadurch Überstimulationen und Stressreaktionen verhindert (Maldonado, 2018).

3.5.6 Gehirnreserve und kognitive Reserve

Die Gehirnreserve ist als passiver Prozess konzipiert, der seinen Ursprung in der Hirnstruktur und hier insbesondere in morphologischen Eigenschaften der Hirnrinde hat; die kognitive Reserve hingegen bezieht sich auf die Fähigkeit des Gehirns, eine Schädigung aktiv zu bewältigen (Stern, 2009). Studien haben Faktoren aufgezeigt, die vulnerabel für ein Delir machen; dazu zählen Gebrechlichkeit, kognitive Störungen, beeinträchtigtes Seh- oder Hörvermögen und Komorbidität (van Montfort et al., 2019). Die Konzepte „Gehirnreserve" und „kognitive Reserve" sind wichtige neue Wege, die Vulnerabilität für ein Delir zu erfassen (Jones et al., 2010).

Kognitive Störungen sind bei Patient*innen, die wegen einer Operation vorstellig werden, wahrscheinlich häufiger als allgemein angenommen. Aus diesem Grund sind die individuelle Gehirnreserve und kognitive Reserve von großer Bedeutung, denn sie können vor kurz- und langfristigen kognitiven Veränderungen wie Demenz schützen (Hodes et al., 2018).

3.5.7 Vermeidung postoperativer kognitiver Störungen

Postoperativ auftretende kognitive Störungen sind weiterhin ein wenig verstandenes und äußerst unterschiedliches neuropsychiatrisches Syndrom, das durch eine neurokognitive Dysfunktion, die sich häufig in den Stunden oder Tagen nach einer Operation manifestiert, gekennzeichnet ist. Es richtig einzuordnen, bleibt problematisch, weil es ein Spektrum von akuten Verwirrtheitszuständen und geringfügigen enzephalopathischen Krisen umfassen kann (El-Gabalawy et al., 2017).

Eine Reihe wichtiger präoperativer Faktoren erhöhen das Risiko für postoperative kognitive Störungen. Dazu zählen ein fortgeschrittenes Alter, bereits bestehende kognitive und funktionelle Beeinträchtigungen, Alkoholmissbrauch, Depression, längere Narkosedauer, postoperative Komplikationen und präoperativ abnorme Elektrolytwerte. Zudem tragen mehrere auslösende Faktoren, die mit dem Umfeld Krankenhaus assoziiert sind, dazu bei wie körperliche Fixierungen, Nahrungs- und Flüssigkeitsmangel, Blasenkatheter, Verabreichung von mehr als drei neuen Medikamenten sowie iatrogene Ereignisse (Holroyd et al., 2010). Viele dieser Faktoren sind nicht veränderbar.

Aus praktischer Sicht kann ein Monitoring zur Vermeidung von Episoden einer zu tiefen Narkose bei Patient*innen über 60 und Operationen, die länger als eine Stunde dauern, das Risiko postoperativer kognitiver Störungen signifikant verringern (Kotekar et al., 2018).

Internetlinks

Alzheimer's Society. (n.d.). *Delirium – symptoms, diagnosis and treatment*. Available from https://www.alzheimers.org.uk/get-support/daily-living/delirium

National Archives. (2008). *Developing and evaluating complex interventions: the new medical research council guidance*. Available from https://webarchive.nationalarchives.gov.uk/ukgwa/20220207162925/http://mrc.ukri.org/documents/pdf/complex-interventions-guidance/

4
Personzentrierte Versorgung von Patient*innen mit Delir

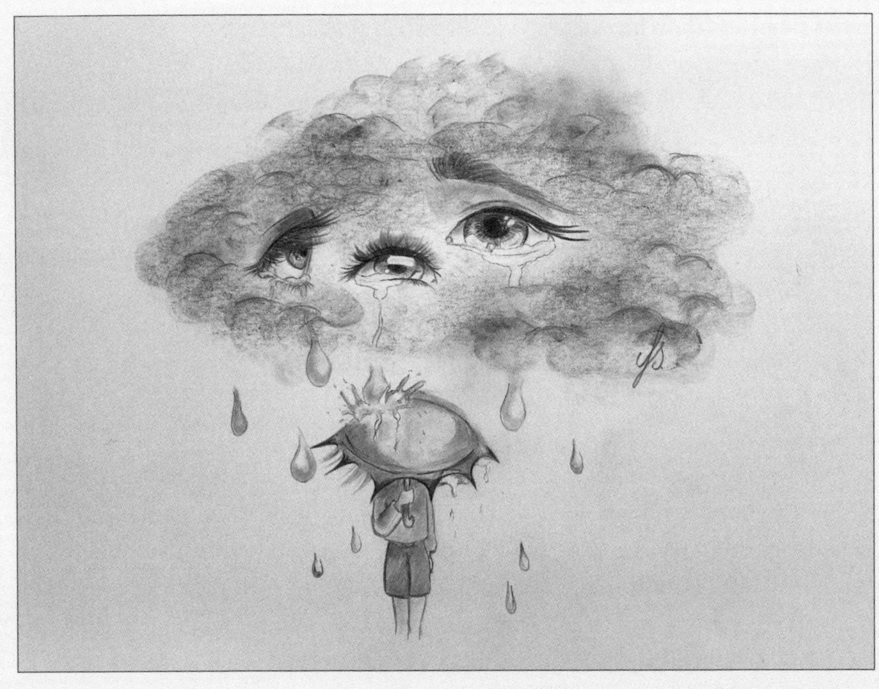

Kapitelüberblick

Es erscheint uns ganz natürlich, dass die Person im Zentrum der Patient*innenversorgung steht, doch gestaltet sich dies bei Patient*innen mit einem Delir oftmals schwierig. In diesem Kapitel betrachten wir die personzentrierte Patient*innenversorgung im Kontext des Delirs und gehen der Frage nach, inwieweit das Personsein bei Patient*innen mit diesem Krankheitsbild respektiert werden kann und muss (Eeles et al., 2017; Yevchak et al., 2017). Zudem betrachten wir verschiedene Versorgungsaspekte, welche die Person selbst, Betreuende (Familie/Freundeskreis) und Beziehungen betreffen.

Für im Gesundheitswesen Tätige ist es eine nicht zu unterschätzende Herausforderung, beim Management des Delirs den festgelegten Pfaden einer guten Patient*innenversorgung zu folgen und die Person in den Mittelpunkt zu stellen. Ein massives Problem dabei ist, dass sich Patient*innen mit einem Delir eigentlich wie eine andere Person verhalten und damit eine personzentrierte Betreuung erschweren. Zudem wäre es nachlässig, einen anderen „Elefanten im Raum“ zu ignorieren: die größeren „systemischen Faktoren“. Ein 2019 erschienener Artikel verdeutlicht, welche Barrieren der Implementierung einer personzentrierten Versorgung von Patient*innen mit Delir im Wege stehen (Grealish et al., 2019a):

Das Engagement des Personals, die Person in den Mittelpunkt zu stellen, wurde durch situationsbedingte Umstände behindert. Die ständigen Telefonate, die erforderlich sind, um Aufnahmen und Entlassungen zu koordinieren, unterbrachen regelmäßig die Gespräche mit Patient*innen, Angehörigen und anderen Mitarbeitenden. Die Unsichtbarkeit der Angehörigen in den Akten verwies auf eine Behinderung der Versorgungskontinuität zwischen häuslicher Umgebung, Krankenhaus und wieder häuslicher Umgebung.

John Locke war bekannt für seine Argumentation, dass eine Person „ein denkendes intelligentes Wesen ist, das Vernunft und Reflexion hat und sich selbst als dasselbe denkende Ding zu verschiedenen Zeiten und an verschiedenen Orten betrachten kann“.

Die in akuten Versorgungskontexten vorherrschende Fokussierung der „diagnostischen Etikettierung“ kann jedoch eine umfassende Berücksichtigung der Komplexität sozialer, psychischer und kultureller Faktoren, die für Gesundheit und Wohlbefinden verantwortlich sind, verhindern und ungewollt zu einer Stigmatisierung führen (Garand et al., 2009). Patient*innen mit einem Delir haben viele verschiedene Bedürfnisse, die nicht nur die einzelnen Krankheitskategorien betreffen, und benötigen kreative, reflektierende Herangehensweisen, die über bloße Protokolle hinausgehen.

Die von Tom Kitwood vertretene personzentrierte Patient*innenversorgung, welche die emotionale Sicherheit der/des Patient*in/en in den Mittelpunkt stellt, ist allgemein als beste Praxis anerkannt. Entscheidend für die Integration der Diagnose und Behandlung eines Delirs in die Patient*innenversorgung auf Akutstationen sind Arbeitsmethoden, die dies widerspiegeln. Es kann in sorgfältig kategorisierten Versorgungsbereichen schwierig sein, den „Trumpf der diagnostischen Etikettierung" nicht auszuspielen.

Im Blog der British Geriatrics Society habe ich 2019 folgenden Vorschlag gemacht:

Eine alternative Herangehensweise könnten ganzheitlichere personzentrierte geriatrische Stationen sein, auf denen Menschen nicht nach Diagnosen eingeteilt werden. Dies könnte auch deswegen ratsam sein, weil sich Diagnosen in der Geriatrie häufig überschneiden und sich im Nachhinein manchmal als falsch erweisen.

Neurologisch betrachtet ist das „Selbst" eindeutig ein multidimensionales Konstrukt, das aus mehreren funktionell unabhängigen Systemen wie dem episodischen, semantischen und autobiografischen Gedächtnis besteht (Ben Malek et al., 2019). Dies kann für das Delir von Bedeutung sein.

4.1 Stereotypen

Stereotypen sind unangefochtene Meinungen über Personen oder Gruppen, die weit verbreitet und in mündlichen, schriftlichen und visuellen Gesellschaftskontexten verwurzelt sind. Stereotypen über das Älterwerden sind Mutmaßungen und Verallgemeinerungen dahingehend, wie sich Menschen ab einem bestimmten Alter zu verhalten haben und was sie wahrscheinlich erleben werden – ohne Berücksichtigung individueller Unterschiede oder spezieller Umstände. In den modernen westlichen Kulturen sind sie vorwiegend negativ. Sie zeichnen ein Bild vom Leben im Alter, das von schlechter Gesundheit, Abbau, Einsamkeit, Abhängigkeit, Beeinträchtigung und schlechter körperlicher und geistiger Verfassung geprägt ist.

Stereotypen über die Person mit Delir sind bisher wenig erforscht, doch wird für sie gerne die Formulierung „vollkommen verrückt" verwendet.

Irene Schofield hat sich in ihrer Dissertation mit der Fragestellung beschäftigt, wie Pflegende die Betreuung von älteren Menschen mit Delir in britischen Krankenhäusern verstehen. Sie hat dabei Übergaben (Rapporte) besucht, Verlaufseinträge von Pflegenden und Ärzt*innen durchforstet und kam auf folgende Attribute, welche Pflegende Patient*innen mit Delir gaben:

Sie wurden als unkooperativ, angriffslustig, feindselig, schwer zu führen, Rudelratte, Zombie oder Schreihals tituliert. Die ärztlichen Beschreibungen waren ähnlich despektierlich: schlechter Historiker, vergesslich, schlechtes Gedächtnis, inkohärent (Schofield, 2008; Schofield et al., 2012).

Das Wort *Person* verdeutlicht jedoch ursprünglich Attribute, die unsere Menschlichkeit und bestimmte „Konstruktionen" widerspiegeln. Konstruktionen sind beispielsweise, wie wir als Personen über moralische Werte denken, die eine Identität ausmachen, wie wir unsere politischen, spirituellen oder religiösen Überzeugungen ausdrücken, wie wir uns emotional in unseren sozialen Beziehungen einbringen und welche Art Leben wir leben wollen. Dies alles wird durch unsere Eigenschaften als Person geformt.

Studien, in denen Hinweise auf eine religiöse Bewältigungsstrategie mit Messungen von Gesundheit und Wohlbefinden verknüpft wurden, haben gezeigt, dass bei verschiedenen Personengruppen, die sich von einer körperlichen oder psychischen Krankheit erholen oder mit kritischen Lebensereignissen konfrontiert sind, Religiosität eine wichtige Quelle für Unterstützung und Hoffnung ist. Und bei Patient*innen mit einem Delir hat Religiosität möglicherweise sogar Einfluss auf die Mortalität (Farzanegan et al., 2019).

4.2 Kulturwandel

Es ist zu hoffen, dass der Kulturwandel in der Betrachtung des Delirs von wegweisenden wissenschaftlichen Arbeiten, die sich mit dem Gegensatz zwischen wünschenswerter und tatsächlicher Praxis beschäftigt haben, profitiert hat (Davis et al., 2019). Doch gilt es, mehr zu erreichen. Probleme wie eine fehlende klinische Eigenverantwortung gegenüber Patient*innen mit Delir, wie die Annahme, dass eine gewisse neurokognitive Beeinträchtigung bei älteren Menschen normal ist, und die Unterschätzung der Belastung für alle Beteiligten waren zu Recht Anlass für die Entwicklung von effektiveren Schulungsmaßnahmen. Die Kultur, die in einem Krankenhaus herrscht, ist ein entscheidender Indikator für die Versorgung von Patient*innen mit Delir.

Die relative Vernachlässigung dieser Patient*innengruppe, deren Behandlung zeitaufwendig ist und nicht wirklich Ansehen genießt, kann innerhalb des hierarchischen Systems Krankenhaus endlos fortgesetzt werden (Teodorczuk et al., 2015). Ein Beispiel dafür, wo sich die Neuorientierung der Kultur positiv auf die Patient*innenversorgung ausgewirkt hat, ist die Verbesserung der Delirdiagnose durch ein Ethos des Lernens und der Zusammenarbeit innerhalb einer akuten Aufnahmestation (Welch & Jackson, 2018). Ein ähnlicher Ansatz ist die Integration eines spezifischen Delir- oder Geriatrieteams in eine solche Station. Sie wirkt sich ähnlich positiv auf die klinische Praxis aus. Allerdings scheitern diese Bemühungen um Veränderung frustrierend häufig und gängige Hindernisse dabei sind ein Versagen, diese Bemühungen langfristig aufrechtzuerhalten, konkurrierende Prioritäten und fehlende Mittel (Carucci, 2019).

Trotz dieser Schwierigkeiten bleibt die Verbesserung der Qualität der personzentrierten Patient*innenversorgung ein sehr wünschenswertes Ziel. Ein Kulturwandel ermöglicht eine höhere Lebensqualität der Bewohner*innen von Pflegeeinrichtungen und bessere Arbeitsbedingungen des Personals (Koren, 2010). Die unternommenen Anstrengungen unterstreichen zudem den Wert der/s Einzelnen als Individuum mit eigener Geschichte, eigenen Werten, Vorstellungen und Erfahrungen, die das, was sie oder er ist, geformt haben. Dies ist sogar ein regulatorisches Ziel der Care and Quality Commission (Regulation 9, person-centred care, 2019). Das Personsein anzuerkennen und zu unterstützen, taucht im Kontext der Betreuung von Personen mit kognitiven Störungen häufig auf.

Tätigkeiten, die dafür als wichtig erachtet werden – wie das Erfassen der Biografie –, werden oftmals nicht in die routinemäßigen Arbeitsabläufe integriert, doch gibt es auch Ausnahmen. Die Entwicklung einer einvernehmlichen und vertrauensvollen Beziehung beinhaltet die Entwicklung einer einvernehmlichen und vertrauensvollen Zusammenarbeit, durch die alle Parteien die Individualität des anderen über die unmittelbaren Versorgungstätigkeiten hinaus anerkennen. Dies kann durch das freiwillige Bereitstellen von Informationen, durch den Austausch von persönlichen Geschichten und durch das Verfolgen von Ereignissen im Leben des anderen geschehen.

4.3 Bedeutung im Rahmen von Delir

John Young und Sharon Inouye merken an (Young & Inouye, 2007):

Nur wenige Situationen im Zusammenhang mit Krankheit sind für Menschen jeden Alters entwürdigender als der Verlust des Denkens, der Fähigkeiten und des Personseins.

Die personzentrierte Betreuung gilt als ideal bei Menschen mit neurokognitiven Störungen, doch wie sie sich auf Patient*innen mit einem Delir übertragen lässt, scheint überraschend wenig entwickelt, erforscht und implementiert zu sein. Trotzdem haben Interviews mit Betreuungspersonen und anderen übereinstimmend deutlich gemacht, dass die Wertschätzung des delirbetroffenen Menschen als Person als enorm wichtig empfunden wird, um im Umfeld der Patient*innenversorgung ein positives Miteinander zu ermöglichen.

Ärzt*innen und Pflegende betonen die Notwendigkeit zur Teamarbeit aufgrund von Zeitbeschränkungen und der Notwendigkeit, ihre miteinander konkurrierenden Verpflichtungen zu managen und weil es nicht vorhersehbar ist, welche Art der Versorgung die/der spezifische Patient*in mit Delir benötigt. Pflegende geben zudem Zeitmangel als Hauptgrund für eine höhere Belastung bei der Betreuung von Patient*innen mit Delir an.

Qualitative Studien dazu, wie Pflegende die Versorgung von Menschen mit Demenz im Akutkrankenhaus wahrnehmen, deuten auf unterschiedliche Erfahrungen hin.

Empathie ist ein komplexes Konstrukt. Es wird beschrieben als „ein tiefes Gefühl von Verbundenheit mit der Erfahrung menschlichen Leidens, das persönliche Kenntnis des Leidens anderer erfordert [und] eine moralische Reaktion auf das erkannte Leiden hervorruft, die wiederum zu einer Fürsorge führt, welche dem Leidenden Wohlbefinden verschafft“ und als Fähigkeit, zur Vulnerabilität anderer einen angemessenen Zugang zu finden (Parsons et al., 2018). Empathie könnte für alle, die in der Gesundheitsversorgung arbeiten, die treibende Kraft sein, und sie ist ein Grundwert innerhalb der eigenen beruflichen Rolle. Jedoch hat sich die Kultur in unserer heutigen Gesundheitsversorgung gewandelt hin zu der Haltung der dort Tätigen, sich selbst von den Emotionen ihrer Patient*innen abschneiden zu müssen, anstatt Empathie in die tägliche Arbeit zu integrieren.

4.4 Personzentriertheit und Personsein

Ein stark biomedizinisch orientiertes Modell ist deshalb zu kritisieren, weil es das „Personsein“ nicht anerkennt bzw. eine Person nicht innerhalb eines sozialen Konstrukts kontextualisiert (z. B. in Beziehungen zu anderen). Doch ist es beim Delir möglicherweise noch viel schlimmer, weil sich hier die kognitiven Veränderungen viel drastischer manifestieren; im schlimmsten Fall ist das Delir ein vorübergehender „sozialer Tod“ (Borgstrom, 2017). Erfahrungen der Familie damit, dass ihr*e Angehörige*r während des Delirs – eines Zustands mit einem akuten Beginn, der eventuell irgendwann endet oder anhält – gar nicht anwesend ist, wurden bisher wenig berücksichtigt (**Kap. 11**). Der „Neustart“ einer Fokussierung von Personzentriertheit bei der Betreuung von Patient*innen mit Delir spiegelt möglicherweise den Wunsch der Gesellschaft wider, das dort herrschende Ungleichgewicht zu beseitigen, indem man sich von einem medizinisch dominierten, krankheitsorientierten und häufig fragmentierten Ethos weg bewegt hin zu einem beziehungsorientierten, gemeinschaftlichen und ganzheitlichen Ethos.

Man geht im Allgemeinen davon aus, dass Personzentriertheit auf der Förderung von Personsein basiert. Somit steht im Zentrum eine philosophische und theoretische Anerkennung des Wesens von Personsein. Maßgeblich ist, dass jeder Akt, einem Menschen mit Delir das Personsein abzusprechen, ein gefährlicher Drahtseilakt ist. Zum einen ist das Delir in den meisten Fällen kurzfristig, und zum anderen läuft man Gefahr, einer Versorgungspraxis die Lizenz zur Nichtachtung der Würde des Menschen und anderer unveräußerlicher Menschenrechte zu erteilen. Es ist ja so, dass Sie nachts, wenn Sie schlafen, trotzdem noch als Person existieren.

4.5 Vom krankheitsspezifischen zum personzentrierten Ansatz

Wir befinden uns möglicherweise am „Ende des Zeitalters einzelner Krankheiten“ und entwickeln ein immer stärkeres Bewusstsein für die Bedeutung von Multimorbidität (Tinetti & Fried, 2004). Multimorbide Patient*innen leben mit mindestens zwei chronischen Krankheiten.

Multimorbidität ist mit verminderter Lebensqualität, funktioneller Beeinträchtigung, schlechter physischer und psychischer Gesundheit und erhöhter Mortalität assoziiert. Die zunehmende Prävalenz von Multimorbidität, die durch eine alternde Bevölkerung verstärkt wird, stellt eine große Herausforderung für alle Gesundheitssysteme dar, weil sie zu einer sehr häufigen Inanspruchnahme medizinischer Versorgungsleistungen führt. Mehr als die Hälfte (54 %) der älteren Menschen gelten als multimorbide, weil sie mehr als zwei Krankheiten haben (Age UK, 2019a). Empfehlungen, die auf „krankheitsspezifischen Leitlinien“ basieren, können hierbei ungeeignet sein. Multimorbide Patient*innen profitieren nicht von einer Einteilung der Gesundheitsversorgung in Krankheiten. Eine solche ist möglicherweise zwar sehr effizient, aber auch fragmentiert und schlecht koordiniert. Patient*innen äußern manchmal den Wunsch, dass ein Vertreter bzw. eine Vertreterin in der Gesundheitsberufe die Gesamtverantwortung für ihre Gesundheitsversorgung übernimmt und bei der Beratung über Therapieentscheidungen ihre oder seine persönliche Situation und ihre Präferenzen berücksichtigt.

Die Versorgung älterer Menschen mit chronischen Krankheiten ist oftmals komplex. Um sie personzentriert zu gestalten, ist eine eindeutige Kenntnis der diesbezüglichen persönlichen Präferenzen und Ziele notwendig. Die personzentrierte Patient*innenversorgung steht für die Bereitstellung dessen, was erforderlich ist, um die individuellen körperlichen, psychischen, sozialen und spirituellen Bedürfnisse zu erfüllen durch die Fokussierung auf das, was wichtig für die Person ist. Betreuungs- und Versorgungspräferenzen können allgemein klassifiziert werden als Präferenzen hinsichtlich des Kontextes, in dem Betreuung und Versorgung stattfindet, sowie hinsichtlich der Betreuungs- und Versorgungsbeziehungen, der Einbindung in die Betreuung und Versorgung als auch der Betreuungs- und Versorgungsergebnisse. So kann beispielsweise das Wohlbefinden Vorrang haben vor einer Lebensverlängerung oder dem Ort, an dem die Person sterben möchte.

4.6 Personzentrierte Pflege

Die Grundlagen der Pflege sind unerlässlicher und integraler Bestandteil der Gewährleistung einer qualitativ guten, empathischen und sicheren Patient*innenversorgung (NHS Commissioning Board, 2012). Die Schaffung eines Rahmens dafür, dass sie in finanziell beschränkten, auf Technologie ausgerichteten Gesundheitseinrichtungen und bei einer immer älter und kränker werdenden Bevölkerung umgesetzt werden können, hat international Priorität (Collier et al., 2019).

Früher lag der Schwerpunkt der Pflege eher auf der Handlung und weniger auf dem Ergebnis. Pflegende waren (und sind es oftmals immer noch) ständig damit beschäftigt, den Patient*innenfluss zu koordinieren und sicherzustellen, dass Aufnahmen und Entlassungen effizient erfolgten. Sie zeigten sich nur begrenzt offen für andere fürsorgende Aufgaben. Die Alltagsroutine war unflexibel und verstärkte die Schwierigkeiten bei der Betreuung älterer Menschen.

Ein Rahmenkonzept für die personzentrierte Pflege wurde 2010 von McCormack und McCance entwickelt; es basierte auf früheren empirischen Studien mit dem Schwerpunkt einer personzentrierten Praxis bei älteren Menschen und Erfahrungen mit pflegerischer Fürsorge (van der Cingel et al., 2016). Personzentriertheit ist eine Herangehensweise, die aus der Entwicklung von therapeutischen Beziehungen zwischen allen an der Versorgung Beteiligten, den älteren Menschen und anderen für sie wichtigen Personen entsteht. Sie wird durch Werte wie gegenseitigen Respekt, ein individuelles Recht auf Selbstbestimmung und Verständnis gestärkt und durch eine Kultur der Befähigung, die eine kontinuierliche Entwicklung der Praxis fördert, ermöglicht.

Ein Rahmenkonzept für die personzentrierte Pflege kann Folgendes beinhalten:

- Voraussetzungen, die sich an den Eigenschaften der beteiligten Personen orientieren
- ein Versorgungsumfeld, das den Kontext, in dem Betreuung und Versorgung bereitgestellt wird, in den Fokus stellt
- personzentrierte Betreuungs- und Versorgungsprozesse anhand eines Spektrums unterschiedlicher Aktivitäten
- Ergebnisse einer effektiven personzentrierten Betreuung- und Versorgung als zentrale Komponente des Rahmenkonzepts.

4.7 Ein Umfeld ganzheitlicher Betreuung und Versorgung

Die Patient*innen in den Mittelpunkt zu stellen, ist unerlässlich und entspricht einem ganzheitlichen klinischen Betreuungs- und Versorgungsansatz. Um Delirien besser zu verstehen, sollten Pflegende, Ärzt*innen, andere im Gesundheitsbereich Tätige und Angehörige versuchen, sich in die Person mit Delir hineinzuversetzen und ihre Perspektive einzunehmen, denn wenn wir ihre Wahrnehmung verstehen, haben wir mehr Möglichkeiten, eine effektive personzentrierte Betreuung und Versorgung bereitzustellen. Wenn ein*e Patient*in in die Realität zurückkehrt, sollten wir Fragen dazu, was tatsächlich passiert ist, verstehen und beantworten können.

Diejenigen, die in der Gesundheitsversorgung arbeiten, scheinen die stationäre Aufnahme einer Person mit neurokognitiven Beeinträchtigungen als Störung zu empfinden und versuchen, darauf in einer Form zu reagieren, die ihnen das Gefühl von Kontrolle vermittelt. Ein Krankenhausaufenthalt kann jedoch für ältere Menschen mit neurokognitiven Beeinträchtigungen eine besonders belastende und bedrohliche Erfahrung sein, weil ihre Fähigkeit, sich an eine unvertraute Umgebung zu gewöhnen, beeinträchtigt ist. So müssen sie z.B. ihr Zimmer mit Fremden teilen, ihre gewohnten routinemäßigen Abläufe sind unterbrochen und es wird in ihre Privatsphäre eingedrungen.

Die übergeordneten Ziele der Betreuung und Versorgung von Patient*innen mit Delir sind:

- Sicherheit zu gewährleisten
- Ursachen, zum Delir beitragende Faktoren und Risikofaktoren zu ermitteln und zu verringern
- Symptome zu lindern.

Auch auf internationaler Ebene verändert sich die Art und Weise, wie wir ältere Menschen versorgen und betreuen wollen, signifikant. Diese Veränderung spiegelt einen Wandel in der Philosophie wieder weg von einem institutionellen Versorgungsmodell (mit dem Schwerpunkt auf Krankheit und Beeinträchtigung) hin zu einem solchen, das wirklich versucht, den Platz älterer Menschen in der Gemeinschaft zu erhalten und damit sicherzustellen, dass die *Person* im Zentrum der Entscheidungsfindung hinsichtlich der Art des Betreuungs- und Versorgungsmodells steht. Sich wegzubewegen von einer Patient*innenzentrierten hin zu einer personzentrierten Herangehensweise ist eine Gelegenheit, sich loszusagen von der traditionellen Vorstellung der/des Delirpatient*in/en mit einer entpersonalisierten und institutionalisierten Versorgung und zurückzukommen zu den Werten, die stattdessen die praktische Arbeit kennzeichnen können.

Das vorrangige Ziel einer personzentrierten Herangehensweise an Delir ist es, das Personsein *trotz* kognitiver Beeinträchtigungen zu respektieren. Wird das Personsein geachtet und wertgeschätzt, wird der Person mit neurokognitiven Beeinträchtigungen Ansehen und Status in der Gesellschaft zuerkannt. Eine solche Herangehensweise erfordert Zeit, um sich entwickeln zu können und wird für gewöhnlich am ehesten durch den Aufbau und die Aufrechterhaltung langfristiger Beziehungen zwischen Betreuenden und der Person mit Delir erreicht.

4.8 Spezifische Versorgungsaspekte

Die personzentrierte Versorgung von Patient*innen mit einem Delir muss in einem größeren Zusammenhang als der unmittelbaren Beziehung zwischen Pflegenden und Patient*in/Angehörigen betrachtet werden. Trotz der Existenz von formulierten personzentrierten Werten bleiben Versorgungsprozesse auf Krankenhausstationen oftmals routineartig und aufgabenfokussiert; sinnstiftende Beziehungen werden dabei kaum beachtet. Doch sind gerade bei Patient*innen mit einem Delir folgende Aspekte zu berücksichtigen und erfordern die Achtsamkeit derjenigen, die dort arbeiten:

- *Langeweile:* Es ist möglich, dass Patient*innen langweilig ist oder dass ihnen Beschäftigung fehlt. Das Bedürfnis nach einer „sinnvollen Tätigkeit" wird oft unabhängig voneinander von den Angehörigen, dem Stationspersonal und den Patient*innen erkannt.
- *Gefühle:* Selten empfinden Patient*innen gegen Ende eines Delirs ein Glücksgefühl, doch ist es vielfach auch so, dass sie sich schämen oder schuldig fühlen, wenn sie sich an ihr vorheriges schwieriges oder aggressives Verhalten erinnern. Bei Patient*innen, die ein Delir durchgemacht haben, besteht danach ein erhöhtes Risiko für die Entwicklung einer Angststörung (Davydow, 2009). Beispielsweise kommt es nach einem Aufenthalt auf einer Intensivstation häufig zu einer posttraumatischen Belastungsstörung, einer schweren Form von Angst (Karnatovskaia et al., 2015; Langan et al., 2017; O'Malley et al., 2008).
- *Schlaf und Zeitgefühl:* Die Patient*innen berichten manchmal spontan, dass ihr normaler Tag-Nacht-Rhythmus gestört ist und sie kein Gefühl für Zeit mehr haben.
- *Kommunikation:* Die Kommunikation mit Patient*innen mit Delir kann sehr schwierig sein. Doch ist sie gerade hier enorm wichtig (**Kap. 5**). Die Erfahrung hat gezeigt, dass ein ruhiger, verständnisvoller und empathischer Umgang mit der Person beruhigend wirken kann. Ist dies der Fall, besteht Hoffnung, nicht als Bedrohung, sondern als hilfreich in einer schwierigen Situation wahrgenommen zu werden. Der Akt des Zuhörens hat einen therapeutischen Effekt, weil wir damit die Würde und Persönlichkeit des Sprechenden anerkennen.
- *Bewusstsein für das eigene Lebensende:* Sich als Patient*in des nahenden Todes bewusst zu sein, kann bei Angehörigen starke Gefühle hervorrufen. Eventuell hat die Person ihr Wissen zum Ausdruck gebracht, dass sie bald sterben wird.
- *körperliche Symptome:* Patient*innen und Angehörige berichten über ganz unterschiedliche Symptome wie starke Schmerzen, Appetitlosigkeit, Atemnot, Stürze und allgemeine Schwäche.
- *kognitive und verhaltensassoziierte Symptome:* Patient*innen und Angehörige berichten über ganz unterschiedliche Symptome in den Bereichen Kognition, Persönlichkeit und Verhalten. Dazu zählen Persönlichkeitsveränderungen, Aggression, Agitation, Reizbarkeit, Gedächtnisverlust, Verwirrtheit, Desorientiertheit, fehlende Gesichtserkennung, Denk- und Wahrnehmungsstörungen (Breitbart et al., 2002; Bruera et al., 2009; Grover & Shah, 2011; Larsen, 2019).

4.9 „John's Campaign" und erweiterte Besuchsrechte

John's Campaign ist eine Initiative des britischen National Health Service zur Verbesserung der Zusammenarbeit zwischen betreuenden Angehörigen und dem Gesundheitspersonal. Dabei geht es darum, betreuende Angehörige als gleichwertige Partner*innen bei der Versorgung und Unterstützung von hospitalisierten Menschen mit Demenz anzuerkennen (Gold Standards Framework, 2015).

Betreuende von Patient*innen mit Delir können dabei hilfreich sein, die Diagnose sicherzustellen und den Patient*innen im Verlauf des Behandlungs- und Genesungsprozesses wieder an die Realität heranzuführen. Unabhängig davon, ob es sich um eine notfallmäßige oder geplante Krankenhauseinweisung handelt – beides ist generell nicht einfach, kann aber für Personen mit einem Delir traumatisch sein und zu erheblichem Stress und einer Zustandsverschlechterung führen.

Häufig bezeichnen sich Partner*innen und andere Angehörige nicht als Betreuungspersonen, weil sie sich nicht als solche empfinden. Für sie könnte ein „Betreuungspass" sinnvoll sein, um sie von anderen Besuchern zu unterscheiden. Dieser kann genutzt werden, um restriktive Besuchszeiten zu umgehen und mit den Pflegenden den Versorgungsplan zu besprechen. Die britische Kampagne tritt dafür ein, dass Betreuende über Nacht bleiben können, wenn sie dies wollen, da dies für das Wohlbefinden von Patient*innen mit Delir wichtig sein kann. Mit ihr war die Hoffnung verbunden, dass erweiterte Besuchsrechte zu einer niedrigeren Delirinzidenz und kürzeren Delirdauer sowie zu einem kürzeren Aufenthalt auf Intensivstationen führen würde.

Eine flexible Besuchspolitik für Angehörige von Patient*innen auf Intensivstationen wurde in den Richtlinien von Berufsverbänden als wichtiger Schritt hin zu einer Patient*innen- und familienzentrierten Patient*innenversorgung empfohlen. Die Ergebnisse einer neueren Studie verweisen jedoch darauf, dass eine solche flexible Besuchspolitik die Delirinzidenz im Vergleich zu standardmäßigen restriktiven Besuchsrechten nicht signifikant verringerte (Rosa et al., 2019).

Bezüglich möglicher Risiken in Zusammenhang mit einer flexiblen Besuchspolitik auf Intensivstationen zeigten einige Studien, dass die dort Beschäftigten Besuche manchmal als Ursache für eine erhöhte Arbeitsbelastung und eine planlose Patient*innenversorgung wahrnehmen.

4.10 Linderung von Symptomen

Bei der Betreuung und Versorgung von Patient*innen mit Delir geht es nicht nur um die Behandlung der zugrunde liegenden Ursache, sondern auch um die Linderung der Delirsymptome. Die Person sollte in einer die Sinne ansprechenden Umgebung und unter Einbindung des multidisziplinären Teams betreut und versorgt werden, in der Wert auf Realitätsförderung gelegt wird. Unerlässlich ist die Kommunikation mit den Angehörigen. Diese müssen über die charakteristischen Symptome des Delirs und dessen Bedeutung für alle Betroffenen aufgeklärt werden. Je nach Art und Gestaltung der Station kann eine Betreuung in einem Einzelzimmer angezeigt sein, um Patient*innen allmählich wieder in die Realität zurückzuführen. Auf einer geschäftigen Station ist es vielleicht besser, die Person in einem abseits gelegenen Zimmer zu betreuen, wohingegen sich die Gegenwart anderer auf einer Station mit räumlich gestalteten Rückzugsmöglichkeiten auch beruhigend auswirken kann. **Kasten 4.1** zeigt Komponenten einer guten personzentrierten Versorgung von Patient*innen mit Delir auf. **Kasten 4-2** beinhaltet Komponenten, die einer personzentrierten Versorgung abträglich sind.

Kasten 4-1: Komponenten einer guten personzentrierten Versorgung von Patient*innen mit Delir

- Für eine geeignete Beleuchtung entsprechend der Tageszeit sorgen
- Hinweisschilder zur Verbesserung der räumlichen Orientierung und Uhren/Kalender zur Verbesserung der zeitlichen Orientierung aufstellen
- Patient*innen über aktuelle Ereignisse informieren, um sie in die Realität zurückzuführen
- Hör-/Sehhilfen und Zahnprothesen überprüfen und einsetzen. Bei fehlender Hörgeräteversorgung einen Hörverstärker einsetzen, der für alle Berufsgruppen und Angehörige im Zimmer zugänglich ist
- Für Kontinuität bezüglich des Pflegepersonals/der betreuenden Angehörigen sorgen
- Mobilität fördern und Patient*innen in Aktivitäten mit anderen einbinden
- Auf die Patient*innen behutsam eingehen
- Unerwartete und irritierende Geräusche vermeiden

- Angepasstes Schmerzmanagement, welches weniger auf Bedarfs- als auf Fixmedikation setzt
- Medikamente auf ihre Notwendigkeit hin regelmäßig überprüfen
- Besuche von Angehörigen und Freund*innen fördern, die auf den Patient*innen beruhigend wirken
- Angehörigen die Ursache für die Verwirrtheit erklären
- Angehörige ermutigen, vertraute Gegenstände und Bilder von zu Hause mitzubringen und sich an der kognitiven Rehabilitation zu beteiligen
- Für eine ausreichende Flüssigkeitszufuhr sorgen
- Für eine ausgewogene Ernährung sorgen
- Bei Bedarf Sauerstoff verabreichen
- Für eine gute Schlafhygiene sorgen
- Sturzrisiko minimieren (Niederflurbetten, Keine Bettgitter, Antirutschsocken, Hüftprotektoren, Toilettentraining, Dual-Task Situationen vermeiden)
- Patient*innen und Betreuenden Maßnahmen oder Behandlungen in kurzen einfachen Sätzen erklären
- Informationspausen einlegen. Zielgerichtete Informationen statt langen Erklärungen
- Überprüfen, ob die Erklärungen verstanden wurden und diese, falls notwendig, wiederholen
- Auf Schwierigkeiten mit der Blasen- und Darmkontrolle achten bzw. Stuhl- und Harnkontinenz unterstützen
- Erweiterte Besuchszeiten ermöglichen
- Spirituelle Bedürfnisse wie die Einbeziehung der Seelsorge berücksichtigen
- TADA Prinzip walten lassen: Tolerate – Anticipate – Don't Agitate: 1) Auffälliges Verhalten Tolerieren, 2) Änderungen im Verhalten eruieren und proaktiv antizipieren und 3) keine Diskussionen anfangen (Flaherty, 2015)
- Patient*innen nicht gängeln, sondern flexibel Routinemaßnahmen terminieren
- Ängste der/s Patient*in erstnehmen und darauf eingehen
- Klären, inwieweit Halluzinationen Stress auslösen
- Patient*in ernst nehmen, wenn sie/er Halluzinationen äußert. Dabei bestätigen, dass wir dem/der Patient*in glauben, dass sie nichtvorhandene Dinge sieht, hört, riecht, fühlt oder schmeckt, dass wir jedoch nicht diese Wahrnehmung haben. Wichtig ist zu erklären, dass diese Phänomene wieder fort gehen
- Verständnis zeigen, dass ein/e Patient*in die Station sofort verlassen möchte und nach Hause gehen möchte

- Die Patient*innen mit Frau/Herr + Nachnamen und Sie ansprechen
- Ein Duzen eines älteren Menschen ist nur auf ausdrücklichen und schriftlich festgehalten Wunsch der Angehörigen möglich
- Eigene Kleidung anziehen
- Lieblingsmusik erfragen (Meininger et al., 2022)
- Aromatherapie einsetzen
- Nach Hobbies fragen. Lesematerial (Bücher, Kreuzworträtsel etc.)
- Gewohnte häusliche Schlafmuster und Schlafenszeiten ermöglichen

Kasten 4.2: Komponenten, die einer personzentrierten Versorgung abträglich sind

- Verlegungen innerhalb der Station oder auf eine andere Station
- Anwendung körperlicher Fixierungen (McCusker et al., 2001)
- Obstipation und Kotstau (Zeeh & Zeeh, 2022)
- Streit und Konfrontation (Flaherty, 2015)
- Unnötige Maßnahmen
- Anticholinergika; wenn möglich, Gabe auf ein Minimum reduzieren (Chew et al., 2008)
- Transurethraler Blasendauerkatheter statt Alternativen (WC-Training etc.) (Dharmarajan et al., 2017)

4.11 Polypharmazie

Ein Mangel an Zeit, Wissen oder angemessener Sorgfalt kann auch bedeuten, dass neu auftretende Symptome fälschlicherweise einer sich verschlechternden Krankheit und nicht der Anwendung von zu vielen Medikamenten zugeschrieben werden (Age UK, 2019b). Polypharmazie wird definiert als die gleichzeitige Anwendung von mehreren unterschiedlichen Medikamenten bei eine*r/m Patient*in/en. Es gibt etliche individuelle und systemische Faktoren während eines Krankenhausaufenthalts, die zu einem durch Medikamente verursachten Schaden beitragen (Parekh et al., 2019). Polypharmazie ist ein Phänomen, das in der Primär- und Sekundärversorgung zu finden ist; oftmals sind es die Hausärzt*innen, die das Management chronischer Erkrankungen übernehmen und Medikamente verordnen. Diese werden manchmal nicht abgesetzt, obwohl sie nicht länger benötigt werden oder sich als nicht hilfreich erwiesen haben (Holt et al., 2010).

4.12 Fixierungen

In Großbritannien darf eine freiheitseinschränkende Maßnahme wie die der Fixierung nur dann erfolgen, wenn sie als im besten Interesse der Person gerechtfertigt ist, doch wird von einigen bezweifelt, ob dies jemals für Patient*innen mit Delir gilt (Avendano-Cespedes et al., 2016). In der Schweiz hat die Schweizerische Akademie der Medizinischen Wissenschaften (2015) entsprechende Empfehlungen erlassen. Körperliche Fixierungen sollten möglichst vermieden werden, da sie zu verminderter Mobilität, verstärkter Unruhe und einem erhöhten Verletzungsrisiko führen und manchmal tödlich enden (Fröhlich et al., 2018). Eine ausreichende Ausstattung mit Personal und eine optimale Gestaltung der Versorgungsbereiche, die häufige menschliche Interaktionen ermöglicht, können die Notwendigkeit von Fixierungen verhindern. Ein minimaler Geräuschpegel in der Nacht für einen ununterbrochenen Nachtschlaf gilt als äußerst wichtig für das Management eines Delirs.

4.13 Familienzentrierte Patient*innenversorgung

Wichtig ist es, Angehörige und andere den Patient*innen bekannte Personen als eine wertvolle Ressource zu betrachten. Bereits seit den 1970-er Jahren ist die Patient*innenzentrierte Versorgung ein wichtiger Teil der Medizin, doch hat die Einbindung der Angehörigen erst in jüngerer Zeit an Popularität gewonnen. Die relative „Unsichtbarkeit" von Angehörigen in der Patient*innendokumentation und ein uneinheitliches Ausmaß ihrer Einbindung in die tatsächliche Versorgung sind Barrieren für die Umsetzung des vom Team geäußerten Wertes, die Person in das Zentrum zu stellen.

Die familienzentrierte Patient*innenversorgung basiert auf der Vorstellung, dass Angehörige zentrale Mitglieder des Versorgungsteams sind. Sie können das Personal unterstützen, indem sie bei der Kommunikation mit der Person helfen und persönliche Dinge sowie Seh- und Hörhilfen bereitstellen, welche die Rückführung in die Realität erleichtern. Sie können auch hilfreiche Informationen dazu liefern, wann und wie sich das Verhalten der Person verändert hat. Wird die Familie in die Versorgung eingebunden, besteht die Chance auf mehr Zufriedenheit und ein stärkeres Gefühl von Sicherheit. Angehörige vertreten oftmals die Interessen der Person und sprechen in ihrem Auftrag, wenn diese sich nicht selbst verständlich ausdrücken kann. Pflegende wiederum befinden sich in der idealen Position für einen einfühlsamen Umgang mit den Angehörigen. Sie bieten Unterstützung, vermitteln Sicherheit und geben Auskunft über das Delir. Die Informationen sollten auch mögliche Auswirkungen auf die Familie und hilfreiche Bewältigungsstrategien beinhalten.

4.14 Die Bedeutung von Beziehungen

Die beziehungszentrierte Pflege ging ursprünglich auf Diskussionen zurück, die eine Arbeitsgruppe in den USA Anfang der 1990-er Jahre über Lehrpläne für Gesundheitsberufe führte. Der Begriff „beziehungszentrierte Pflege" stellt die Bedeutung der Interaktion zwischen Menschen als Grundlage für jede therapeutische oder lehrende Tätigkeit heraus. Zudem sind Beziehungen für alle, die in der Gesundheitsversorgung tätig sind, wichtig, denn sie vermitteln ihnen und ihren Patient*innen ein Empfinden von Zufriedenheit und positiver Wirkung.

Der von Nolan et al. entwickelte „senses framework" basiert auf sechs Gefühlen (Six Senses), die sich in einer Vielzahl von Studien als entscheidend für eine beziehungszentrierte Pflege erwiesen haben (2006). Diese sind:

- Sicherheit – sich sicher fühlen
- Zugehörigkeit – sich als Teil der Dinge fühlen
- Kontinuität – Verbindungen und Zusammenhänge erleben
- Zweck – ein oder mehrere Ziele haben, die man anstrebt
- Erreichung – auf dem Weg zu diesen Zielen Fortschritte machen
- Bedeutung – das Gefühl haben, dass man als Person wichtig ist.

Es gibt viele Faktoren, die dazu beitragen, den Aufenthalt in akuten klinischen Versorgungsbereichen für Menschen mit neurokognitiven Störungen und/oder Delir erträglicher zu machen. Um ihre Bedürfnisse erfüllen zu können, müssen wir wissen, was sie beschäftigt, wovor sie Angst haben und was sie brauchen. Dies ist jedoch schwierig in diesem Umfeld, in dem die Aufenthaltsdauer eher kurz ist und immenser Zeitdruck herrscht. Hier haben Pflegende Probleme, eine gute therapeutische Beziehung zu der Person herzustellen, was für diese wiederum belastend sein kann.

4.15 Spezifische Delirstationen oder Delirzimmer

Mit der Eröffnung des St Christopher's Hospice in London entstanden in den 1960-er Jahren die ersten modernen Hospiz- und Palliativstationen (Special Correspondent, 1967). In der Realität jedoch werden Patient*innen mit palliativen Versorgungsbedürfnissen und verschiedenen lebensbedrohlichen und anderen Erkrankungen in allen stationären und/oder ambulanten Bereichen untergebracht.

Für Patient*innen mit Delir, die oftmals unruhig sind, könnte eine Delirstation oder ein Delirzimmer eine angenehme, beruhigend wirkende Umgebung sein (Flaherty, 2015).

In einem Delirzimmer kann auf eine Fixierung der Patient*innen verzichtet werden. Die jeweilige Person wird von speziell geschulten Pflegepersonen betreut. Nicht-pharmakologische Behandlungsansätze stehen dabei im Vordergrund. Die Universitäre Altersmedizin Felix Platter hat in Basel, Schweiz, eine geschützte Spezialabteilung für Patient*innen mit Delir im Jahre 2020 eingerichtet (www.felixplatter.ch/bereicheAngebote/Delir). Eine ausführliche Beschreibung bietet **Kapitel 13**.

4.16 Die Individualität der Person mit Delir

Die gegenwärtige Fokussierung der Personzentriertheit macht in Wirklichkeit den Wunsch deutlich, wegzukommen von einer fragmentierten krankheitsbasierten hin zu einer ganzheitlichen personzentrierten Patient*innenversorgung. Im Kontext des Delirs ist dies international eine große Herausforderung. Die Schwierigkeit bei der Bereitstellung einer effektiven personzentrierten Versorgung liegt oftmals in der *Umsetzung* und im Detail. Eine solche Herangehensweise gibt Einblick in die Erfahrungen der Person mit Delir und unterstützt eine lösungsorientierte Praxis zur Erfüllung individueller Bedürfnisse.

Sie erfordert von den dort Tätigen, die Person an die erste Stelle und die Evidenzbasis für technologische oder klinische Interventionen an die zweite Stelle zu setzen. Dies wiederum erfordert gerontologische Expertise, doch scheint es daran immer noch zu fehlen.

4.17 Die Einführung einer personzentrierten Kultur

Das, was tatsächlich zu einer „Implementierung einer personzentrierten Kultur" beiträgt, sind authentische Personen auf der Leitungsebene. Sie können ihre Mitarbeiter*innen glaubhaft davon überzeugen, dass Patient*innen als Personen mit einem bedeutungsvollen eigenständigen Leben zu betrachten sind (Kambil, 2019). Sie können das Personal auf der Station dabei unterstützen, die eigene Kommunikationsfähigkeit weiterzuentwickeln, um die Interaktion mit Patient*innen mit Delir und ihren Angehörigen zu erleichtern. Doch sind weitere Studien in Zusammenarbeit mit Patient*innen, die ein Delir durchlebt haben, und den Personen, die sie währenddessen betreut haben, erforderlich, um mehr über das von ihnen Erlebte zu erfahren. Dies ist essenziell, um sicherzustellen, dass ihre Meinung gehört und ihre Werte respektiert werden und in den zukünftigen Auftrag der akuten Patient*innenversorgung integriert wird.

Es ist dringend notwendig, die Versorgung von Patient*innen mit Delir vom „Ethos einer Fließbandversorgung" wegzuführen, was durch folgendes Zitat des US-amerikanischen Sozialwissenschaftlers Ed Schein verdeutlicht wird (Zehnder, 2019):

> Um den Prozess zu beschreiben, wie wir wegkommen von dieser rollenbasierten Transaktion hin zu dieser persönlicheren Beziehung, prägen wir das Wort personisieren – nicht personalisieren, sondern personisieren. Sich im Arbeitskontext gegenseitig kennenzulernen [...] Wir bauen kein Montageband oder eine schöne Modellfabrik. Wir kämpfen mit komplexen Problemen, die nicht leicht zu lösen sind.

5
Delirspezifische Kommunikation

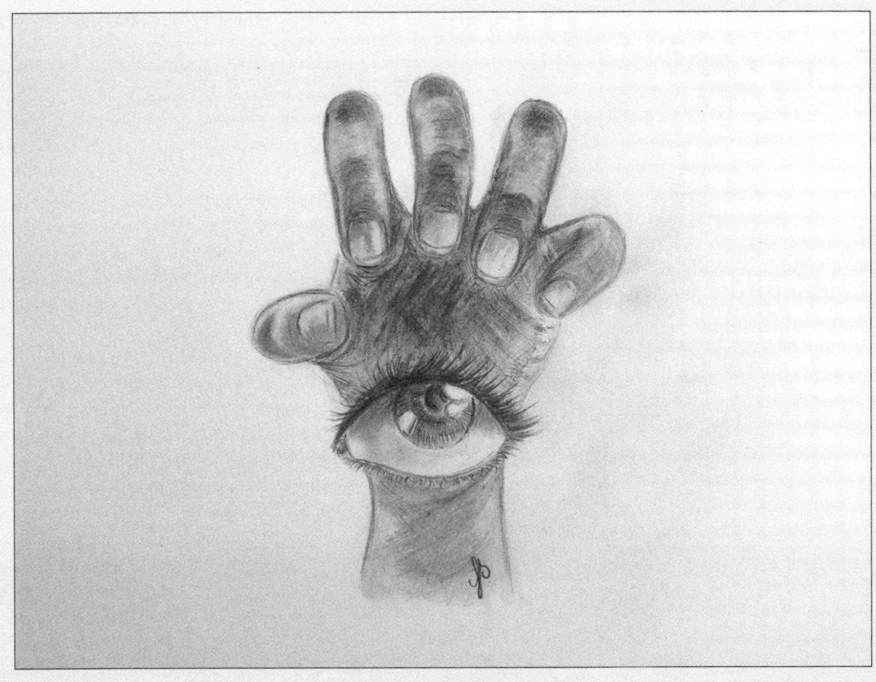

Kapitelüberblick

Kommunikation kann verbal und nonverbal erfolgen. Eine empathische und effektive Kommunikation zwischen Menschen steht im Zentrum der klinischen Versorgung und dort Tätige sind dazu verpflichtet, eine solche zu jeder Zeit zu gewährleisten. Kommunikation kann zwischen Patient*innen und den Mitgliedern des Versorgungsteams, aber auch innerhalb des Versorgungsteams selbst stattfinden. In diesem Kapitel geht es um die besondere Bedeutung der Kommunikation im Kontext der Versorgung von Patient*innen mit einem Delir.

Es ist unerlässlich, Patient*innen und Angehörigen die Diagnose Delir mitzuteilen, Angehörige in die Versorgung einzubinden und ihnen kontinuierlich Unterstützung zu bieten. Studien in nicht-intensivmedizinischen Versorgungsbereichen haben einen Mangel an delirspezifischer Kommunikation deutlich gemacht (O'Malley et al., 2008).

Eine gute Kommunikation mit Angehörigen oder Betreuenden von Patient*innen mit einem Delir ist jedoch entscheidend für den Erhalt von Informationen zur Geschichte der Person, zu Veränderungen in ihrer Persönlichkeit und in ihrem Verhalten und zum Zeitpunkt des Auftretens erster Symptome.

Sobald die Diagnose Delir gestellt wurde, müssen Angehörige oder Betreuende darüber aufgeklärt werden, damit sie wissen, was sie tun können. Kommunikation ist allgegenwärtig in dieser ethisch schwierigen Situation und kann beispielsweise das Reagieren auf nonverbale Zeichen und das Herstellen einer Verbindung zwischen Patient*in und Angehörigen beinhalten.

5.1 Kommunikation mit Patient*innen

In **Kasten 5.1** werden Möglichkeiten zur Unterstützung der Kommunikation mit betroffenen Patient*innen aufgezeigt.

Kasten 5-1: Unterstützung der Kommunikation mit Patient*innen

- Ruhig, freundlich und einfühlsam zuhören
- Eine ruhige Atmosphäre schaffen, die lange Pausen erlaubt durch einfaches präsent sein, dasitzen, zuhören, die Hand halten ohne Aktionismus betreiben zu müssen
- Gemeinsame Geschichten erzählen, Musik hören, einen Tierfilm anschauen oder gemeinsam singen
- Verbale und nonverbale Möglichkeiten nutzen, um Sicherheit zu vermitteln
- Insbesondere bei Personen mit Kommunikationsschwierigkeiten auf nonverbale Schmerzzeichen wie Unruhe achten
- Wenn ein/e Patient*in nach der Operation unruhig wird, können es Schmerzen sein, welche er/sie möglicherweise sogar auf Rückfrage verneint
- Den/die Patient*in ernst nehmen, indem wir ihr/ihm Glauben schenken, wenn sie ungewöhnliche optische oder akustische Erscheinungen (Halluzinationen) haben. Dabei darf erklärt werden, dass wir diese Erscheinungen nicht sehen und einen Grund nennen, z. B. Folge des perioperativen Stresses
- Bei Verfolgungs- oder Vergiftungswahn die Gefühlsebene ansprechen: „Macht es Ihnen Angst ...?"
- Der Person das Gefühl vermitteln, die Situation unter Kontrolle zu haben und verdeutlichen, dass dies ein vorübergehender Zustand ist, der wieder weggehen wird
- Diskussionen und Streit vermeiden
- Bei Blockaden Ablehnung akzeptieren und erneuter Handlungsversuch 10 Minuten später oder durch eine andere Person
- Nicht darauf bestehen, dass die Person unrecht hat oder unvernünftig ist. Rücksicht nehmen oder das Thema wechseln
- Versuchen, die emotionalen Bedürfnisse der Person zu verstehen und zu erfüllen
- Daran denken, dass die Person nicht absichtlich schwierig ist; das Verhalten nicht persönlich nehmen
- Versuchen, die Person und ihre Geschichte zu verstehen
- Gespräche auf positiv besetzte Themen lenken (Bilder der Angehörigen auf dem Nachttisch thematisieren), über Hobbies sprechen, Lieblingsmusik im Radio einstellen, Playlists von Streamingdiensten zusammenstellen
- Spirituellen Bedürfnissen einen Rahmen geben (Seelsorge einschalten)
- Versuchen, die Anwesenheit vertrauter Personen (Partner*innen, Freund*innen etc.) sicherzustellen

- Den Angehörigen erklären, dass Vorwürfe und Beschuldigungen während eines Delirs im Rahmen der Denkstörung (Kopfchaos) entstehen und keinen Bezug zur Realität haben
- Abwägen, ob das Verhalten wirklich problematisch ist
- Überprüfen, ob sensorische Defizite vorliegen und ob dies in letzter Zeit getestet wurde
- Überprüfen, ob Hör- oder Sehhilfen benötigt werden und wenn ja, ob sie ihre Funktion erfüllen. Bei fehlender Hörgeräteversorgung Hörverstärker einsetzen
- Die Person daran erinnern, regelmäßig zu essen und zu trinken
- Überprüfen, ob Zahnprothesen benötigt werden und wenn ja, ob diese richtig passen
- Im Gespräch die Aufmerksamkeit des/der Patient*in auf im Zimmer befindliche Kalender oder Uhren lenken

Jedes Verhalten, das auf Stress hindeutet, kann eine Reaktion darauf sein, dass sich die Person hilflos oder von anderen nicht wertgeschätzt fühlt.

5.2 Die Bedeutung effektiver Kommunikation

Kommunikation ist ein komplexer Prozess, der viel emotionale Intelligenz verlangt. Sie zwischen der Person, ihrer Familie und dem beteiligten medizinischen Personal effektiv zu gestalten und zu koordinieren, ist zentraler Bestandteil der Patient*innenversorgung. Wichtige Fähigkeiten dabei sind, offen die Sichtweise von Patient*innen und Angehörigen zu erfragen, aktiv zuzuhören, auf Signale zu achten und empathisch auf Gefühle zu reagieren. Ein optimales Delirmanagement erfordert zudem eine gute interprofessionelle Kommunikation, doch haben die daran Beteiligten aufgrund ihrer hohen Arbeitsbelastung oftmals wenig Zeit dafür.

Wichtig ist zu berücksichtigen, dass zielgerichtete Kommunikation:

- die diagnostische Genauigkeit und Zuverlässigkeit optimieren, Patient*innenzentrierte Behandlungsentscheidungen fördern und klinische Ergebnisse von der Therapieadhärenz bis zur Sicherheit verbessern kann.
- zwar eine Herausforderung darstellt, aber machbar und lohnenswert ist.
- in einer einfachen Sprache langsam und deutlich hörbar erfolgen sollte.

Wir müssen zudem aus Fehlern lernen. Selbstreflexion ermöglicht uns, uns aus einem Gespräch mit Patient*innen und Angehörigen einen Schritt zurückzugehen und über Probleme nachzudenken, z. B. darüber, inwieweit eigene Gefühle die Entscheidungsfindung für den Patient*innen beeinflussen. Niemand ist unfehlbar und es gibt immer Spielraum, etwas besser zu machen und aus Erfahrungen zu lernen.

5.3 Formen der Kommunikation

Kommunikation bezieht sich auf den Austausch zwischen Menschen und auf soziale Interaktion. Wir neigen dazu, darunter nur das Sprechen und Zuhören zu verstehen, doch umfasst sie tatsächlich viel mehr als das. Neunzig Prozent unserer Kommunikation finden nonverbal durch Gestik, Gesichtsausdruck und Berührung statt. Nonverbale Kommunikation ist besonders wichtig für Menschen mit Demenz, die eventuell ihre Sprachfähigkeiten verlieren. Wenn sich eine Person mit Demenz in einer Art verhält, die auf Stress hindeutet und für andere problematisch ist, dann versucht sie vielleicht, etwas so Wichtiges wie Schmerzen mitzuteilen.

Bei Demenz kommt es wegen zunehmendem Gedächtnisverlust zu einer zunehmenden Ungewissheit in Bezug auf die eigene Person. Fragen zur Biografie und zum eigenen Alter können auf einmal nicht mehr wie „selbstverständlich“ beantwortet werden. Auch kann der eigene Name fremd werden, insbesondere wenn es zu der Annahme des Namens der/s Lebens/Ehepartner*in kam und plötzlich nur noch der Jugendname präsent ist. Auf das „DU“ umzusteigen ist eher Ausdruck von Respektlosigkeit. Es sei denn, die Betroffenen oder deren Angehörigen wünschen dies explizit. Held et al. (2020) schlagen als Alternative die Anrede über die „unpersönliche“ Kommunikation vor: „Jetzt ist Zeit zum ...“; „Der Moment zum ... ist gekommen“; „Jetzt wird ... jetzt kommt/gibt‘s das ...“; „Guten Tag alle miteinander!“; „Alle sind da. Sind alle da?“. Es kann durchaus der Fall sein, dass Biografiearbeit von der betroffenen Person als bedrohlich erlebt wird (Mühlegg & Held, 2019).

5.4 Komponenten nonverbaler Kommunikation

Wir alle kommunizieren durch unseren Gesichtsausdruck, unsere Körpersprache, durch Gestik und Berührung. Nonverbale Kommunikation ist wichtig und liefert Hinweise darauf, wie sich eine Person fühlt und was sie mitzuteilen versucht. Diese

Hinweise aufzugreifen, kann bei einem Delir, bei dem verbale Kommunikation oftmals unsinnig wirkt, besonders wichtig sein.

Zu nonverbaler Kommunikation zählen:

- *Körperhaltung:* Die Körperhaltung ist Teil der Körpersprache und gibt einen Hinweis darauf, ob unser Gegenüber interessiert, sensorisch beeinträchtigt oder krank ist. Idealerweise nehmen diejenigen, die mit Patient*innen kommunizieren, eine Körperhaltung ein, die nicht bedrohlich wirkt.
- *Gesichtsausdruck:* Der Gesichtsausdruck einer Person sagt uns, was diese Person denkt, auch wenn sie selbst dies gar nicht merkt. Manchmal steht sogar das, was sie sagt, im Widerspruch zu dem, was ihre Körpersprache vermittelt. Es gilt als eher schwierig, einen Gesichtsausdruck zu simulieren.
- *Mimikreaktion beim Schmerz:* Dazu gehört das Zusammenziehen der Augenbrauen (Musculus corrugator supercilii), die Kontraktion der Muskulatur um die Augen herum (Musculus orbicularis oculi), das Anheben der Oberlippe (Musculus levator labii superioris) und Öffnen des Mundes (Musculus orbicularis oris). Die wichtigste bzw. die deutlich dominierende Schmerzreaktion ist hierbei die Aktivität des M. orbicularis oculi. Diese Schmerzreaktionen lassen sich auch bei Demenzpatienten beobachten (Kunz & Lautenbacher, 2015)
- *Augenkontakt:* Augenkontakt ist für die soziale und emotionale Kognition unerlässlich. Fehlender Augenkontakt und ein desinteressierter Blick sind offenkundige Barrieren für die Kommunikation zwischen Menschen.
- *Berührung:* Berührung und körperlicher Kontakt können sehr wohltuend und tröstlich sein, doch ist dabei darauf zu achten, dass dies respektvoll und angemessen geschieht.
- *Gesten:* Gesten sind Signale, die unser Körper nutzt, um Botschaften zu übermitteln.

5.5 Kommunikationsprobleme und Strategien

In Studien zu Kommunikationsproblemen von Patient*innen mit Delir wurde über signifikante Schwierigkeiten bei der Übermittlung von grundlegenden Informationen berichtet. Jedoch haben sich nur wenige Studien damit beschäftigt, welcher Art diese Schwierigkeiten sind. Elementare Bereiche der Sprache wie die Sprachproduktion sind bei Patient*innen mit Delir bisher unerforscht, doch wurde in einer Studie festgestellt, dass mehr als die Hälfte von ihnen unter Sprachstörungen leiden. Man geht davon aus, dass Sprachinhalte sowie das mündliche und schriftliche Sprachverständnis bei Personen mit Delir im Vergleich zu Personen ohne Delir gestört sind (Green et al., 2018).

Eine effiziente Kommunikation zwischen dem medizinischen Personal und den Patient*innen mit Delir ist unerlässlich für ein effektives Schmerzmanagement und eine ausreichende Ernährung und Flüssigkeitszufuhr – alle drei ein häufiges Problem bei dieser Personengruppe. Was die Kommunikation mit Patient*innen mit Delir innerhalb des klinischen Versorgungsbereichs anbelangt, machen die ganz unterschiedlichen Defizite bei diesem Krankheitsbild deutlich, wie notwendig Kommunikationsstrategien sind, die an die Bedürfnisse der jeweiligen Person angepasst sind.

5.5.1 Unsinnige Sprachinhalte

Betroffene Patient*innen reden häufig verwirrt und das, was sie sagen, macht oftmals keinen Sinn. In der Regel sollten wir sie darin nicht bestärken, sondern je nach Situation eine der folgenden Strategien anwenden:

- behutsam und höflich widersprechen (wenn es sich nicht um ein heikles Thema handelt)
- das Thema wechseln
- die zum Ausdruck gebrachten Gefühle respektieren, aber den Inhalt ignorieren (Flaherty, 2015).

Aufgrund der Kommunikationsprobleme von Patient*innen mit Delir kann es äußerst schwierig sein herauszufinden, welche Vorstellungen, Sorgen und Erwartungen sie haben. Mit den meisten Patient*innen ist es möglich, über ihre Krankheit zu sprechen. Während einer Delirepisode muss die Kommunikation auf die den Patient*innen aktuell wichtigen Themen fokussiert werden. Sehr wichtig ist es jedoch, im Anschluss das Erlebte aufzuarbeiten (Wade et al., 2015).

5.5.2 Vermittlung und Erhalt von Informationen

Wichtig ist, Ärzt*innen und Pflegende darin zu schulen, mit den Patient*innen über ihre *persönliche Delirerfahrung* zu sprechen (**Kap. 9**) und ihnen zu ermöglichen, die eigenen Ängste besser zu verstehen und zu bewältigen. Wissen ist Macht.

In allen Versorgungsbereichen stellt Kommunikation eine wechselseitige Partnerschaft zwischen unterschiedlichen Parteien dar. Kommunikation muss in einer persönlichen Begegnung stattfinden und auf die Bedürfnisse reagieren. Diese Begegnung sollte auf die Person ausgerichtet und nicht rein transaktional sein. Ärzt*innen und Pflegende benötigen Informationen über das Delir, damit sie in ihrer Interaktion mit der Person sicherer werden und ihr Verhalten besser verstehen, was wiederum die Entwicklung von Vertrauen ermöglicht. Es kann hilfreich sein, Patient*innen und Angehörigen wichtige Informationen zu vermitteln (auch mithilfe eines Informationsblatts), damit sie wissen, was ein Delir ist. Sobald die Diagnose Delir gestellt wurde, benötigen Angehörige Informationen und Unterstützung bei ihrer Betreuung des Menschen mit Delir. Dies gilt sowohl für die gegenwärtige als auch für die zukünftige Situation. Angehörige müssen über den „Kurzzeitcharakter" des Delirs und über das Angebot professioneller Unterstützung bei der Kommunikation mit der zu betreuenden Person informiert werden. Schwierig ist es hingegen oft, dem betroffenen Menschen die Prognose des Delirs mitzuteilen. Es ist aber auch problematisch, dies nicht zu tun, was an folgendem Zitat deutlich wird:

> Sicherlich ist es für Patient*innen schwierig, ihre Prognose zu erfahren, doch kann das Nicht-Erfahren Ängste hervorrufen und eine Distanz zu den Ärzt*innen und Pflegenden erzeugen, welche die Prognose oftmals kennen, diese den Patient*innen aber nicht mitteilen. Das Hinauszögern oder Vermeiden von Gesprächen über die Prognose birgt zudem das Risiko, Patient*innen Informationen vorzuenthalten, die sie benötigen, um Entscheidungen zu treffen, und führt zu verpassten Gelegenheiten, Ziele zu setzen und zu erreichen, die widerspiegeln, was für die Person am wichtigsten ist (Paladino et al., 2019).

Kommunikation ist ein zentrales Element durchlebter Erfahrung:

- im Delir zu sein
- auf ein Delir zu reagieren
- ein Delir zu bewältigen.

5.5.3 Angepasste Verhaltensstrategien

Aktives Zuhören

Aktives Zuhören bedeutet, effektiv zuzuhören und erfordert eine spezifische Kompetenz. Ihre Aufmerksamkeit ist voll und ganz auf das gerichtet, was eine Person sagt. Sie zeigen Interesse an ihr und unterbrechen sie nicht. Aktives Zuhören verbessert die Kommunikation zwischen Ihnen und der Person, die Sie betreuen. Es beinhaltet:

- Augenkontakt halten (auch Patient*innen bitten, dies zu tun)
- ruhig und freundlich sein
- auf Inhalt und Intention des Gesprochenen und die Gefühle des Sprechenden achten
- die Person möglichst nicht unterbrechen
- die eigene Tätigkeit ruhen lassen, damit Sie der Person Ihre volle Aufmerksamkeit schenken können, während sie spricht
- wenn möglich, das Gespräch an einem ruhigen, ungestörten Ort führen
- gegenüber der Person das Gehörte wiederholen und nachfragen, ob dies richtig ist, oder die Person um Wiederholung des Gesagten bitten
- Streit, Widerspruch oder Demütigung vermeiden.

Sprechweise

Wichtig ist, ruhig, deutlich und langsam zu sprechen, um der Person Zeit zu geben, die Informationen zu verstehen. Benutzen Sie einfache und kurze Sätze. Wenn es um Entscheidungen geht, dann begrenzen Sie die Wahlmöglichkeiten auf ein Minimum. Werden Sie niemals laut.

Körpersprache

Menschen mit kognitiven Einschränkungen haben vielleicht Probleme damit, das Gesagte zu verstehen, doch sind sie oftmals durchaus in der Lage, Botschaften vom Gesicht des Gegenübers abzulesen und seine Körpersprache nachzuvollziehen. Wenden Sie sich der Person zu, lächeln Sie und stellen Sie Augenkontakt her. Begeben Sie sich physisch auf Augenhöhe mit der Person und sprechen Sie in einem freundlichen Ton.

Respekt und Geduld

Formulieren Sie das Gesagte neu, wenn die Person Sie nicht versteht. Nehmen Sie sich Zeit.

Zuhören

Hören Sie aufmerksam zu, was die Person Ihnen mitzuteilen versucht. Ermutigen Sie die Person dazu, weiterzusprechen, auch wenn sich die Äußerung unsinnig anhört.

Ansprache

Automatisch Partner*innen oder ein anderes Familienmitglied anzusprechen und die betroffene Person zu ignorieren oder nicht einzubeziehen, kann für diese eine sehr negative Erfahrung sein. In den Empfehlungen zur Kommunikation mit psychotischen Patient*innen wird darauf verwiesen, Offenheit und Kooperation auszudrücken und auf Gesten, die Verbot, Befehl, Hierarchie und Autorität ausdrücken, zu verzichten (Bowers et al., 2009). Solche Gesten sind: jemandem den Finger zeigen, jemanden anstarren, auf jemanden zeigen, mit verschränkten Armen oder mit den Händen auf den Hüften dastehen.

5.5.4 Beeinträchtigte Hör- und Sehfähigkeit

Viele Patient*innen mit einem Delir kommen bereits mit einer Seh- und/oder Hörschwäche. Deshalb sollten Seh- und Hörhilfe stets in der Nähe von Patient*innen griffbereit sein. Die Basler DelirUnit in der Universitären Altersmedizin Felix Platter setzt bei fehlender Hilfsmittelversorgung Hörverstärker mit Kinnbügelkopfhörer ein (**Kap. 13**).

Die Art und Weise, wie eine Person mit beeinträchtigter Hörfähigkeit kommuniziert, ist von der Art der Schwerhörigkeit abhängig, ob sie Hörgeräte nutzt, sich mithilfe der Gebärdensprache verständigt, von den Lippen abliest oder eine Kombination aus allem nutzt. Doch bestehen hier große Wissenslücken, denn wir wissen nicht, ob gehörlose Patient*innen mit Delir von den Lippen ablesen können.

Bei vielen Menschen lässt die Sehkraft mit zunehmendem Alter nach. Wie stark sie nachlässt, ist jedoch unterschiedlich. Nicht zu sehen, was um einen herum ist, kann Desorientiertheit und Stress verstärken, die Mobilität einschränken und das Sturzrisiko erhöhen. Ein Delir zu durchleben und nicht sehen zu können kann zu einem Gefühl von Isolation führen.

5.6 Biografiearbeit

Für Menschen mit kognitiven Störungen kann es schwierig sein, Lebensereignisse aus der Vergangenheit mit solchen in der Gegenwart zu verknüpfen. Daher erscheint es vielen in der Gesundheitsversorgung Tätigen als hilfreich, mehr über diese Patient*innen zu wissen – zum einen, um selbst besser auf sie eingehen zu können, und zum anderen, um die Krankenhauserfahrung für sie positiver zu gestalten. Ihre Lebensgeschichte in chronologischer Form zu erzählen ist jedoch aufgrund der verschiedenen kognitiven Defizite und insbesondere aufgrund der fragmentierten Erinnerung und der gestörten Funktion des autobiografischen Gedächtnisses schwierig.

Sich diesen Patient*innen über ihre Lebensgeschichte anzunähern, führt zu mehr Wohlbefinden, weil es die Stimmung hebt, sich positiv auf die Kognition auswirkt, das Vertrauen stärkt und die soziale Interaktion verbessert. Sich hingegen nicht mit der früheren Persönlichkeit oder Lebensgeschichte zu beschäftigen, kann sich negativ auf die Beziehung zwischen dem Klinikpersonal und den Patient*innen auswirken. Die Lebensgeschichte zu kennen ermöglicht, dass wir uns um spezifische Interessen der betroffenen Person kümmern können.

5.7 Agitation

Studien zu den komplexen Symptomen und Verhaltensweisen von Personen mit neurodegenerativen Störungen sind schwierig. In Hinblick auf die Behandlung von Agitation bei Patient*innen mit Alzheimer berichtet Howard (Howard, 2016):

> Aufgrund der Komplexität der Symptome und Verhaltensweisen und ihrer individuellen Ätiologie, die patient*innenspezifische Interaktionen zwischen einem gestörten Gehirn und einer nicht perfekten Umgebung beinhalten, sollte es nicht überraschen, wenn in Studien nur über mäßige Erfolge berichtet wird, die nicht als klinisch relevant gelten würden, würden sie sich auf die/den durchschnittliche*n Studienteilnehmer*in beziehen.

In Krankenhäusern und anderen Versorgungseinrichtungen ist Agitation ein großes Problem. Auf Stress hindeutende Verhaltensweisen werden als aktiver Versuch der betreffenden Person gedeutet, ein unerfülltes physisches oder psychisches Bedürfnis zum Ausdruck zu bringen. Eventuell äußern sich darin ihr Leid und ihre Not. Oder sie reagiert in dieser Form auf etwas, was eine Betreuungsperson getan hat, was wiederum Kommunikationsprobleme verstärken kann. Bevor wir eine sinnvolle Maßnahme gegen die Agitation der Person entwickeln können – und insbesondere eine, welche die Würde und andere Rechte des Menschen wahrt – muss das Verhalten genau analysiert und eingeordnet werden, wofür eine personzentrierte Herangehensweise unerlässlich ist.

In der Praxis kann die Arbeit auf einer Krankenhausstation durch ein unzureichendes Verhältnis von Pflegenden zu Patient*innen beeinträchtigt werden, was besonders in der Nachtschicht zum Tragen kommt, wenn Agitation häufiger auftritt (Lundstrom et al., 2012).

Agitation ist ein Symptom, an dem auch größere systemische Faktoren beteiligt sind. Anstatt sie als Problem zu betrachten, sollte sie als eine Form der Kommunikation behandelt werden. Was versucht uns die Person mitzuteilen? Dies außer Acht zu lassen führt dazu, unruhige, erregte und gestresst wirkende Menschen als „Problempatient*in" zu brandmarken.

Nichtsdestotrotz ist dabei auch zu beachten, dass eine agitierte Person mit Delir eine Gefahr für sich selbst und für andere darstellen kann. Oberste Priorität des Managements solcher Patient*innen ist daher die Sicherheit. Sie sollten vorübergehend in einem sicheren Bereich untergebracht werden. Zudem sollte zunächst nicht-pharmakologisch interveniert werden.

Als erste nicht-pharmakologische Maßnahme wird empfohlen, die Situation verbal zu deeskalieren. Zeichen wie ein veränderter Tonfall, schnelleres Sprechen, Reizbarkeit, Auf-und-ab-Gehen, eine geballte Faust und zusammengebissene Zähne verweisen darauf, dass diese Art der Intervention unzureichend ist. Allerdings ist hier anzumerken, dass die Betreuung agitierter Patient*innen in der Realität oftmals nicht besonders personzentriert stattfindet (Pritchard & Brighty, 2015).

5.8 Weitergabe der Diagnose Delir an Hausärzt*innen

In der Qualitätsaussage des National Institute for Health and Care Excellence (NICE) zur Weitergabe der Diagnose an Hausärzt*innen heißt es: „Bei Erwachsenen mit einem bestehenden oder überstandenen Delir, die aus dem Krankenhaus entlassen werden, muss die Diagnose Delir an ihre/n Hausärztin/-arzt weitergegeben werden" (NICE, 2014c).

Die Verbesserung der Kommunikation zwischen den verschiedenen klinischen Akteur*innen kann dazu beitragen, dass Personen mit einem bestehenden oder überstandenen Delir nach ihrer Entlassung aus dem Krankenhaus adäquat betreut werden. Diese Nachbetreuung kann die Behandlung reversibler Ursachen, die Untersuchung auf eine mögliche Demenz oder einen stärkeren Fokus auf die Prävention eines erneuten Delirs beinhalten.

Die Diagnose Delir wird eventuell nicht an die Hausarztpraxis weitergegeben, weil sie in der Regel nicht der Hauptgrund für die Krankenhauseinweisung war bzw. erst im Krankenhaus gestellt wurde. Außerdem wird sie manchmal auch nicht weitergegeben, wenn Patient*innen auf eine andere Station verlegt werden. Die Diagnose Delir sollte in den offiziellen Entlassungsbericht, der Hausärzt*innen zugestellt wird, aufgenommen werden. Dabei ist explizit das Wort „Delir" zu verwenden (Morandi et al., 2008).

Internetlinks

https://british-sign.co.uk. (2018/2022). *British Sign Laguage.* https://www.british-sign.co.uk

6
Gesundheit und Wohlbefinden bei einem Delir

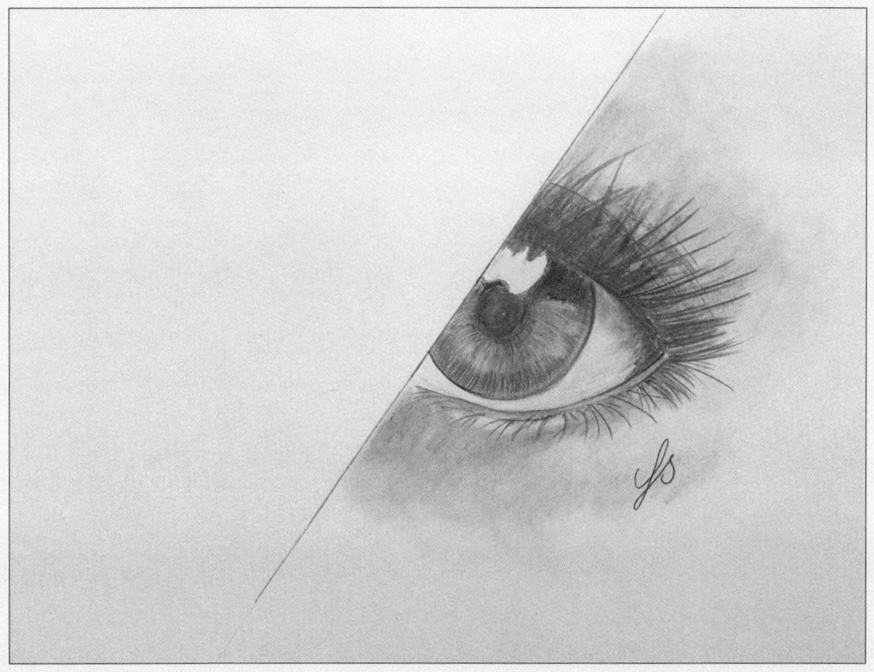

Kapitelüberblick

Generell beinhaltet eine gute Gesundheitsversorgung viele verschiedene Bereiche wie eine frühzeitige Mobilisation, eine ausgewogene Ernährung und eine ausreichende Flüssigkeitszufuhr. Vielleicht erscheint es deshalb merkwürdig, dass dies bei Patient*innen mit Delir einer gesonderten Betrachtung bedarf. Patient*innen mit einem Delir gelten jedoch, weil sie sehr vulnerabel sind, als stark gefährdet für nachteilige Outcomes.

Es ist von elementarer Bedeutung, vor, während und nach einer Delirepisode physisch und psychisch gesund zu bleiben.

Aus diesem Grund ist es bei der Versorgung von Patient*innen mit Delir besonders wichtig, ihren körperlichen Zustand zu verbessern, Begleiterkrankungen zu behandeln, Umgebung und Medikation zu optimieren und den natürlichem Schlaf zu fördern, um die „Hirngesundheit" zu unterstützen.

Zu den möglichen Aspekten der Versorgung von Patient*innen mit Delir gehören:

- Physiotherapie
- Reorientierung
- frühzeitige Mobilisation
- Ermittlung und Behandlung der zugrunde liegenden Ursachen oder postoperativen Komplikationen
- Schmerzkontrolle
- Regulierung der Darm- und Blasenfunktion
- Ernährung und Flüssigkeitszufuhr
- Sauerstoffgabe.

Eine umfassende geriatrische Beurteilung und körperliche Untersuchung sind in der Betreuung und Versorgung von Patient*innen mit Delir sehr hilfreich (Shields et al., 2017).

6.1 Schlaf

Zwischen Schlafstörungen und kognitiven Defiziten besteht eine direkte Beziehung. Schlafstörungen können sich in Form von Schlaflosigkeit, gestörter Schlafarchitektur, Schläfrigkeit am Tag und Umkehr des Schlaf-Wach-Rhythmus äußern; sie sind anhand von bestimmten Screening-Tools wie der 1998 überarbeiteten

Delirium Rating Scale Revised (DRS-R-98) messbar. Es sollte selbstverständlich sein, den Schlaf betroffener Patient*innen nicht durch routinemäßige Maßnahmen und Medikamentengaben zu stören.

Tipps für Patient*innen

Guter Schlaf kann vor der Entwicklung eines Delirs schützen. Schlafen kann im Krankenhaus jedoch schwierig sein. Hier können eventuell Augenklappen (Pan et al., 2019) oder Ohrstöpsel helfen (Van Rompaey et al., 2012). Fragen Sie eine Pflegeperson, wenn Sie welche benötigen. Versuchen Sie, abends koffeinhaltige Getränke zu meiden.

6.2 Ernährung und Flüssigkeitszufuhr

Es ist aus biologischer Sicht einleuchtend, dass viele Krankheitsbilder physiologische Anomalien in der Hirnrinde verursachen. Zu diesen Krankheitsbildern zählen Stoffwechselstörungen und eine nicht ausreichende Ernährung und Flüssigkeitszufuhr. Man geht davon aus, dass ein Mangel an Mineralstoffen und Spurenelementen, Antioxydanzien und anderen Vitaminen (wie Vitamin B_{12}) den Beginn eines Delirs fördert (Maldonado, 2018).

Tipps für Patient*innen

Trinken und essen Sie ausreichend, um die Entwicklung eines Delirs zu vermeiden. Falls Sie Träger*in herausnehmbarer Zahnprothesen sind, sorgen Sie dafür, dass diese richtig passen. Wenn Sie unter einer Herz- oder Niereninsuffizienz leiden, besprechen Sie die Flüssigkeitsmenge, die Sie benötigen, mit einer Ärztin bzw. Arzt oder einer Pflegeperson.

6.3 Mobilisation und Sozialisation

Eine frühzeitige Mobilisation ist wichtig. Bei älteren Patient*innen ist die körperliche Funktionsfähigkeit oftmals durch chronische Krankheiten beeinträchtigt. Bettlägerigkeit steht mit etlichen „negativen Folgen auf kardiovaskulärer, pulmonaler, renaler und psychischer Ebene, einem Abbau von Muskulatur (Sarkopenie) und einem Verlust der Knochendichte" (Kenyon-Smith et al., 2019; Kortebein et al., 2007) in Zusammenhang.

Selbst kurzfristige Bettlägerigkeit während eines Krankenhausaufenthalts wird heute auf Intensivstationen vermieden (Perello et al., 2022). Denn es ist bekannt, dass sie bei älteren Patient*innen erheblich zu funktioneller Beeinträchtigung beiträgt. So haben Studien gezeigt, dass eine Verringerung des Muskelgewebes infolge Bettlägerigkeit durch eine verminderte Muskelproteinsyntheserate in Ruhe verstärkt werden kann (Drummond et al., 2012).

Es ist allgemein anerkannt, dass sich körperliche Aktivität positiv auf die Gesundheit auswirkt. Sie wird mit einer verbesserten Kognition und Hirngesundheit in Verbindung gebracht (Lee et al., 2019). Eine kürzlich durchgeführte systematischer Metaanalyse zeigte, dass sich bei denjenigen, die an Programmen zur Förderung der Mobilisation teilgenommen hatten, im Vergleich zu denjenigen, die dies nicht getan hatten, die Laufgeschwindigkeit (als Maß für Fitness) signifikant verbessert hatte (Cortes et al., 2019).

Ergotherapie wird von der World Federation of Occupational Therapists definiert als „Berufsbild, das sich mit der Förderung von Gesundheit und Wohlbefinden durch Beschäftigung befasst" (2019, Kapitel „About Occupational Therapy"). Ergotherapeut*innen versuchen, dies dadurch zu erreichen, dass sie die Fähigkeiten der Patient*innen zur Teilnahme an diesen Beschäftigungsaktivitäten unterstützen und/oder dadurch, dass sie die Umgebung so verändern, dass die Teilnahme für sie einfacher wird.

Als förderlich für Gesundheit und Wohlbefinden gilt auch die Sozialisation der Patient*innen durch Mobilisation auf dem Flur. (Holly, 2019). Zudem wird empfohlen, während den Mahlzeiten den Kontakt zu anderen zu fördern (Isaia et al., 2009). Auf der DelirUnit der Universitären Altersmedizin Felix-Platter wird den Patient*innen mit Delir gemeinsames Frühstücken, Mittagessen und Abendessen im Gemeinschaftsraum angeboten (**Kap. 13**).

Tipps für Patient*innen

Versuchen Sie, mobil zu bleiben. Dies ist nach einer Operation besonders wichtig. So können Sie versuchen, umherzulaufen oder bestimmte körperliche Übungen zu machen.

6.4
Überprüfung der Medikamente

Bei allen Patient*innen, bei denen die Gefahr eines Delirs besteht, sollten die Medikamente von einer erfahrenen Fachkraft überprüft werden. Idealerweise geschieht dies in der Hausarztpraxis, in der man sich z.B. an der Priscus-Liste über potenziell inadäquate Medikation für ältere Menschen orientieren kann (Holt et al., 2010). Ein Delir kann durch viele Medikamente, die miteinander interagieren, verursacht werden. Mehrere Wirkstoffklassen erhöhen die Wahrscheinlichkeit für ein Delir (Chew et al., 2008). Dies sollte insbesondere dann, wenn aufgrund prädisponierender Faktoren bereits ein erhöhtes Delirrisiko besteht, bei der Verordnung berücksichtigt werden.

Die Überprüfung der Medikamente ist Teil der nationalen und internationalen Leitlinien zur Prävention und Behandlung des Delirs bei hospitalisierten Patient*innen. Allerdings wird vermutet, dass diese Leitlinien bei älteren Patient*innen nicht immer befolgt werden (van Velthuijsen et al., 2018).

Das Scottish Intercollegiate Guidelines Network (SIGN) schlägt vor, folgende Punkte bei der Verordnung und Überprüfung von Medikamenten bei Patient*innen mit Delir oder einem hohen Risiko dafür zu berücksichtigen (Health Improvement Scotland, 2019):

- sämtliche Umstellungen von Medikamenten; dazu zählen auch rezeptfreie und pflanzliche Präparate
- sämtliche Veränderungen in der körperlichen Reaktion der Patient*innen auf Medikamente
- Nutzen und Risiko eines neuen Medikaments, das für die Behandlung erwogen wird.

Bei einem systematischen Review über die medikamentöse Therapie bei Patient*innen mit Delirrisiko wurde festgestellt, dass Opioide mit Vorsicht verordnet werden sollten, wobei zu bedenken ist, dass unbehandelte starke Schmerzen selbst Auslöser für ein Delir sein können (Clegg & Young, 2011). Bei hüftgelenksnahen Operationen hat sich die opioidsparende Fascia iliac blockade (Femoraliskatheter) als delirreduzierend erwiesen (Mouzopoulos et al., 2009).

6.5 Regulierung der Blasen- und Darmfunktion

Maßnahmen zur Förderung der Kontinenz können Beeinträchtigungen durch einen Funktionsverlust verringern und gute Strategien zur Blasenentleerung unterstützen. Sie ermöglichen zudem die sogenannte „soziale Kontinenz", also die Teilnahme am gesellschaftlichen Leben trotz Inkontinenz (Gacci et al., 2022).

Die Umgebung kann es schwierig machen, eine Toilette zu erreichen, weshalb sie so verändert werden sollte, dass die Person sie selbstständig erreichen kann. Das multidisziplinäre Team kann gemeinsam mit der betroffenen Person einen persönlichen Plan zum Kontinenzmanagement entwickeln und umsetzen. Dieser sollte regelmäßig überprüft und ggf. verändert werden. Einfache und hilfreiche Tipps zur Unterstützung der Kontinenz sind zudem (Victoria State Government, n.d.):

- Zeigen Sie der Person, wo die Klingel ist
- Zeigen Sie der Person, wo die Toilette ist
- Verschieben Sie das Bett der Person eventuell näher an die Toilette
- Sorgen Sie für eine ausreichende Beleuchtung
- Achten Sie darauf, dass die Person Kleidung trägt, die den Toilettengang vereinfacht.

Nicht selten kann es postoperativ zu einem Harnverhalt kommen. Menschen mit einer Demenz können möglicherweise nicht auf das Problem der nicht möglichen Miktion hinweisen, sondern entwickeln Unruhe auf den schmerzhaften Harnverhalt. Hier gilt es, bei beginnender Unruhe zuerst an Harnverhalt bedingte Schmerzen zu denken. Die Auskultation oder ein Ultraschall der Blase, welcher über mobile Geräte von Pflegenden durchgeführt werden kann, ermöglichen die Problemfindung und entsprechende Entlastungsmaßnahmen, z. B. durch eine vorübergehende Drainage der Blase mittels Einmalkatheter oder Blasendauerkatheter.

Obstipation ist ein bekannter Delirtrigger. Dabei wird angenommen, dass durch den Kotstau eine Veränderung in der Darmflora eintritt, welche zu einem Anstieg des neurotoxischen und delirauslösenden Ammoniaks führt (Aoki et al., 2012; Hawkes et al., 2001; Kunitomo et al., 2016; Yanagawa et al., 2008). Deshalb sollte die Stuhlausscheidung regelmäßig überwacht und dokumentiert werden.

6.6 Ergänzende Sauerstoffgabe

Eine ungenügende Sauerstoffversorgung hat Auswirkungen auf sämtliche Körperorgane und hier insbesondere auf das Gehirn, das Herz und die Nieren. Ein mit Sauerstoff unterversorgtes Gehirn führt zu Bewusstseinsstörungen, zu einer Atemwegsobstruktion und zu weiteren Problemen. Hinzukommt, dass selbst bei Sauerstoffsättigungswerten im Normbereich es während des Delirs zur Unterversorgung des Gehirns mit Sauerstoff kommen kann. Ein globaler Abfall der Sauerstoffsättigung kann das Problem daher verschlimmern (Wilson et al., 2020).

6.7 Vermeidung von Komplikationen

Folgende Komplikationen infolge eines Delirs müssen verhindert werden:

- Stürze
- Druckgeschwüre
- Immobilität
- Dehydratation
- soziale Isolation und Einsamkeit
- nosokomiale Infektionen
- funktionelle Beeinträchtigungen
- Kontinenzprobleme
- übermäßige Sedierung
- Mangelernährung.

6.7.1 Probleme bei Ernährung und Flüssigkeitszufuhr

Mangelernährung beeinträchtigt die Ergebnisse der Gesundheitsversorgung älterer Menschen. Sie essen und trinken manchmal zu wenig. Jedoch können auch bestimmte Einschränkungen zu Gewichtsverlust und Problemen mit der Ernährung beitragen. Gründe für eine Mangelernährung sind u. a.:

- reduzierter funktioneller Status und Schluckstörungen
- zu geringe Nahrungsaufnahme

- iatrogene Ursachen wie zu wenig Personal, das bei der Nahrungsaufnahme hilft, qualitativ schlechtes Essen und Polypharmazie
- gestörte Homöostase (Alzheimer's Disease International, 2014)
- Angst vor Inkontinenz.

All diese Gründe haben Auswirkungen auf die klinische Praxis und machen es notwendig, den Ernährungszustand älterer Patient*innen genauer zu beurteilen. Die Prävention von Mangelernährung bei vulnerablen Menschen wird wahrscheinlich die Inzidenz des Delirs verringern und die klinischen Ergebnisse in anderen Bereichen (z. B. Integrität der Haut) verbessern (Han et al., 2021).

Das Delir ist mit Schluckschwierigkeiten assoziiert und manche Patient*innen hören einfach auf zu trinken (Affoo et al., 2012). In einem multidisziplinären Kontext könnte ein „Schluck-Screening" zum Ausschluss einer Dysphagie erwogen werden.

Eine Aspirationspneumonie kann ein gravierendes Problem sein. Sie erfordert oftmals die Einweisung in ein Krankenhaus und einen längeren stationären Aufenthalt. Zudem ist sie mit einer hohen Mortalitätsrate und sehr hohen Gesundheitskosten assoziiert. Das Delir ist ein Prädiktor für eine Aspirationspneumonie bei Bewohner*innen von Pflegeheimen (Langmore et al., 2002) – Schluckstörungen gelten als wichtiger Risikofaktor dafür. Bei vielen Menschen schwankt die Schluckfähigkeit, manchmal sogar von Stunde zu Stunde. In solchen Fällen müssen Pflegende ihren Sachverstand, ihre Erfahrung und ihr Urteilsvermögen einsetzen, um hier Unterstützung zu bieten.

Die gegenwärtigen Strategien zur Bekämpfung einer Nahrungsaufnahme trotz Aspirationsgefahr können die Fehlannahmen, dass zwischen Aspiration und Pneumonie eine direkte Beziehung besteht (Langmore et al., 1998; Yoshimatsu et al., 2022) und dass Maßnahmen wie Nahrungskarenz oder Sondenernährung das Pneumonierisiko senken, verstärken und eine individuelle und flexible Entscheidungsfindung verhindern (Murray et al., 2019).

6.7.2 Polypharmazie

Patient*innen werden oftmals Medikamente verordnet, deren Notwendigkeit danach niemand mehr überprüft. Zudem kann gerade bei älteren Menschen die Pharmakokinetik und Pharmakodynamik durch physiologische Veränderungen beeinflusst werden. Polypharmazie betrifft häufig kritisch kranke ältere Patient*innen und ist mit stärkeren Neben- und Wechselwirkungen sowie mit höheren Kosten verbunden. Die interdisziplinäre Zusammenarbeit zwischen den verschiedenen medizinischen Fachbereichen ist immens wichtig, um das Phänomen der Polypharmazie zu bekämpfen.

Bisher besteht kein Konsens darüber, wie das sogenannte *Deprescribing* zu definieren ist, doch wurde in einem jüngeren Artikel folgende Definition vorgeschlagen: „Deprescribing ist der Prozess des Absetzens eines ungeeigneten Medikaments, der von einer medizinischen Fachkraft überwacht wird mit dem Ziel, Polypharmazie anzugehen und die Ergebnisse zu verbessern“ (Reeve et al., 2015). Bei allen Patient*innen mit dem Risiko der Entwicklung eines Delirs sollten die Medikamente in angemessenen Zeitabständen von einer erfahrenen Fachkraft überprüft werden.

6.7.3 Stürze

Patient*innen mit Delir stürzen 4,5-mal häufiger als ohne Delir (Sillner et al., 2019). Das Frakturrisiko infolge eines Sturzes ist bei kognitiv beeinträchtigten Personen dreimal höher als bei kognitiv nicht beeinträchtigten Personen (Stenvall et al., 2006). Ist der Sturz bei Menschen mit einer neurokognitiven Störung im Kontext einer Dual-Task Aufgabe entstanden? Menschen mit einer Demenz haben häufig auch Gangstörungen. Sie benötigen ihre gesamte Aufmerksamkeit, um ohne Sturz gehen zu können. Kommt eine gleichzeitige Handlung dazu, reicht die Aufmerksamkeitskapazität nicht mehr aus, um beiden Handlungen gerecht zu werden. Das Gangbild verschlechtert sich umgehend, ein Sturz wird wahrscheinlicher. Typische Dual-Task Situationen sind: Das Schieben eines Infusionsständers, Tragen eines Redons, Katheterbeutels oder eines Essenstabletts, Hilfsmittel wie Gehstöcke oder der Drang auf die Toilette (Bridenbaugh & Kressig, 2015).

Bei einem Sturz müssen folgende Fragen gestellt werden:

- Wie ist der Blutdruck der Person?
- Ist der Sturz in einer reversiblen Ursache oder einer anderen Erkrankung begründet? Nimmt die Person viele verschiedene Medikamente ein?
- Ist die Person gebrechlich? Bestehen Probleme mit der Mobilität oder mit dem Gleichgewicht?
- Bestehen kognitive oder verhaltensassoziierte Probleme?
- Geschah der Sturz im Kontext einer Dual-Task?
- Bestehen neurologische Probleme wie eine Parkinson-Krankheit?
- Sind Nebenwirkungen oder Wechselwirkungen in Zusammenhang mit Medikamenten aufgetreten? Werden die Medikamente entsprechend der Verordnung eingenommen?

- Hat sich die Sehfähigkeit verschlechtert oder ist die Sensorik anderweitig beeinträchtigt?
- Hat die Person Schmerzen, die sie nicht als solche erkennen oder benennen kann?

Seit 2007 besteht in den USA eine deutliche Tendenz zur Immobilität älterer Patient*innen im Krankenhaus; einer Schätzung von 2009 zufolge verbringen hospitalisierte Patient*innen mehr als 95 % ihrer Zeit im Bett (Growdon et al., 2017).

Bei älteren Menschen im Krankenhaus besteht ein in der Hospitalisierung begründetes Spannungsverhältnis zwischen der Prävention von Stürzen und der Förderung von Mobilität. Sicherlich sollten in diesem Umfeld Stürze mit Verletzungen vermieden werden, doch reflektieren die derzeitigen Bemühungen um ihre Prävention die zugrunde liegende Annahme, dass Stürze durch Immobilität verhindert werden können. Zur Lösung des Problems wurde eine Veränderung der Kultur gefordert, die darin besteht, dass Sturzpräventionsteams in Krankenhäusern in Mobilitätsteams umgewandelt werden und dass Ergebnismessungen Umfragen zu den Erfahrungen der Patient*innen mit Methoden zur Prävention von Stürzen und zur Förderung von Mobilität beinhalten (Growdon et al., 2017).

Die Prävention von Stürzen kann durch fortlaufende Überprüfungen und wiederholte Personalschulungen unterstützt werden (Babine et al., 2018). Besonders bemerkenswert ist, dass sich das Hospital Elder Life Program (HELP) als effektiv bei der Verringerung der Delirinzidenz und der Sturzrate erwiesen hat und tendenziell die Aufenthaltsdauer im Krankenhaus verkürzt und die Verlegung in eine Pflegeeinrichtung verhindert (Hshieh et al., 2018). Weltweit war es bis im Jahre 2020 nicht möglich, zuverlässig Aussagen zu machen, wie viele Stürze in einem Krankenhaus geschahen. Denn die Erhebung basiert auf subjektiven Einschätzungen, welche nicht zwangsläufig mit den WHO-Kriterien für einen Sturz einhergehen (World Health Organisation, 2018). Ein neu entwickeltes Sensorsystem ist weltweit das erste zuverlässige System in der Sturzerkennung (https://qumea.com).

6.7.4 Dekonditionierung

Dekonditionierung ist die Bezeichnung für den „Prozess einer physiologischen Veränderung nach einer Zeit der Inaktivität oder Bettruhe, der im Vergleich zum normalen Alterungsprozess zu einer schnelleren Abnahme der Muskelmasse, zu Schwäche, funktioneller Beeinträchtigung und zur Unfähigkeit der Durchführung von Alltagsaktivitäten führt“ (Gillis & MacDonald, 2005). Über die Dekonditionierung älterer hospitalisierter Patient*innen wird immer wieder berichtet. Sie ist eher durch den Krankenhausaufenthalt als durch die vorliegende Krankheit bedingt. Die signifikanteste Veränderung als Folge von Inaktivität, die übereinstimmend genannt wird, ist ein schneller Verlust der Beinmuskelmasse (Kehler et al., 2019).

Inaktivität und längere Bettruhe sind ein unnatürlicher Zustand des menschlichen Körpers. Damit verbundene Komplikationen sind:

- Osteoporose
- Herz-Kreislauf-Veränderungen
- respiratorische Probleme
- Hautveränderungen (z.B. Druckgeschwüre)
- gastrointestinale Veränderungen (z.B. Appetitlosigkeit, Obstipation)
- psychosoziale Probleme (z.B. Depression, Verlust der Unabhängigkeit, fehlende Motivation).

Die Prävention eines „Dekonditionierungssyndroms" erfordert einen umfassenden strategischen Ansatz, der physiotherapeutische Maßnahmen, eine ausgewogene Ernährung und psychologische Unterstützung (z.B. zur Linderung des Gefühls von Einsamkeit beispielsweise) beinhaltet. Mögliche Strategien zur Vermeidung einer Dekonditionierung sind in **Kasten 6.1** aufgeführt.

Kasten 6-1: Strategien zur Vermeidung einer Dekonditionierung

- Fördern Sie das Bewusstsein für dieses Phänomen.
- Achten Sie darauf, dass die Person aufrecht auf einem Stuhl sitzt, vorzugsweise in eigener Kleidung.
- Sorgen Sie dafür, dass die Person ihre Mahlzeiten am Tisch einnimmt und nicht im Bett gespeist wird, solange die Umstände dies nicht erfordern.
- Ermutigen Sie die Person dazu, sich selbstständig zu waschen und anzuziehen.
- Ermutigen Sie die Person, eigenständig zur Toilette zu gehen, wenn dies möglich ist.
- Stellen Sie frühzeitig geeignete Gehhilfen bereit.
- Stellen Sie sicher, dass Stühle die richtige Höhe haben und Gehhilfen richtig eingestellt sind.
- Überprüfen Sie, ob ein Blasenkatheter (wenn vorhanden) noch erforderlich ist.

Wenn Sie an dieser Thematik interessiert sind, informieren Sie sich über „End PJ Paralysis", eine globale Bewegung mit dem Ziel, älteren Menschen die Rückkehr in ihr häusliches Umfeld zu ermöglichen, damit sie ein zufriedenes und erfülltes Leben führen können (NHS England, 2018).

6.7.5 Symptome von Mangelernährung und Dehydratation

Es gibt viele Möglichkeiten, den Appetit einer Person anzuregen, doch sind diese manchmal erfolglos. Schluckstörungen (Dysphagie) sind ein häufiges Problem. Sie können bei einem Delir, aber auch bei Demenz, Schlaganfall, Abszessen, Tumoren oder anderen degenerativen Erkrankungen auftreten. Zeichen einer Mangelernährung sind:

- ständige Müdigkeit
- häufige Infektionen
- Obstipation
- Antriebsschwäche
- Gewichtszunahme oder -abnahme
- Depression
- schlechte Wundheilung.

Einen Flüssigkeitsmangel festzustellen kann schwierig sein, da die darauf hinweisenden Laborwerte bei älteren Menschen wenig sensitiv und spezifisch sind. Zeichen eines Flüssigkeitsmangels sind:

- Durstgefühl, da der Körper versucht, den Flüssigkeitsspiegel zu erhöhen
- dunkel gefärbter Urin, da der Körper versucht, den Flüssigkeitsverlust auszugleichen
- Kopfschmerzen und Müdigkeit
- schlechte Wundheilung
- Nierenprobleme.

Flüssigkeit sollte jederzeit verfügbar sein, solange die Flüssigkeitsmenge nicht aus medizinischen Gründen eingeschränkt ist. Patient*innen sollten angehalten werden, den ganzen Tag über zu trinken und nicht zu warten, bis sie durstig sind, da ein Durstgefühl bereits ein frühes Zeichen eines Flüssigkeitsmangels ist. Getränke müssen so platziert werden, dass sie für Patient*innen mit eingeschränkter Bewegungsfreiheit leicht erreichbar sind.

Mangelernährung und Dehydratation sind im schlimmsten Fall Zeichen einer suboptimalen Versorgung, wenn sie Folge von Zeitmangel oder sogar Vernachlässigung sind. **Kasten 6-2** zeigt Beispiele dafür auf, wie Patient*innen mit einem Delir zum Essen angeregt werden können.

Kasten 6-2: Ernährung bei Delir

- Achten Sie darauf, dass die Nahrung ansprechend aussieht und angenehm riecht. Sorgen Sie für verschiedene Geschmacksrichtungen, Farben und Gerüche. Kochgerüche können den Appetit anregen (z.B. Geruch von frisch gebackenem Brot).
- Schaffen Sie Gelegenheiten dafür, die Person zum Essen anzuregen.
- Bringen Sie der Person Speisen, die sie mag. Füllen Sie den Teller nicht zu voll, da kleine und regelmäßige Mahlzeiten häufig besser funktionieren.
- Probieren Sie verschiedene Nahrungsmittel und Getränke aus.
- Kaltes Essen ist wenig attraktiv. Sorgen Sie dafür, dass kalt gewordenes Essen wieder gewärmt wird.
- Sollte es notwendig sein, Essen zu pürieren, lassen Sie sich von einer Fachperson für Ernährungsberatung und/oder Sprech- und Sprachtherapie beraten.

6.7.6 Erkennen und Behandeln von Schmerzen

Anhaltende Schmerzen können die Mobilität einschränken und sich erheblich auf die Kognition und das Verhalten auswirken. Patient*innen mit einem Delir können sowohl unter physischen als auch unter psychischen Schmerzen leiden, sind aber oftmals nicht in der Lage, dies klar zu benennen. Tendenziell werden Menschen mit kognitiven Einschränkungen nicht ausreichend mit Schmerzmittel im Krankenhaus versorgt. So erhielten Patient*innen mit einer Demenz nach einer Hüftoperation nur ein Drittel der Schmerzdosis im Vergleich zu kognitiv intakten Patient*innen (Morrison & Siu, 2000). Pflegende haben häufig Mühe, Agitiertheit bei Patient*innen mit einem Delir richtig einzuordnen. In einer australischen Studie entschieden sich 89 % der Pflegenden, antipsychotische Medikamente gegen eine schmerzbedingte Unruhe einzusetzen (Graham et al., 2022).

Sind Schmerzen die Ursache für Aggression und Unruhe, sollte ihre Behandlung diese Symptome beseitigen. Aggressives und agitiertes Verhalten führt oftmals zur Verordnung ungeeigneter Medikamente, die schwerwiegende Nebenwirkungen verursachen können. Dies muss vermieden werden.

Zudem kann es bei einem Delir schwierig sein, Schmerzen anhand von entsprechenden Screening-Tools und Eigenangaben zu beurteilen und zu interpretieren. Im Intensivbereich hat sich bei Patient*innen mit Delir das critical-care pain observation tool (CPOT) bewährt (Rijkenberg & van der Voort, 2016).

6.7.7 Erscheinungsbild und Körperpflege

Das Erscheinungsbild hat einen erheblichen Einfluss auf das Selbstwertgefühl. Ältere Menschen sind aber oftmals nicht mehr in der Lage, ihr gewohntes Niveau aufrechtzuerhalten und benötigen deshalb ein entsprechendes Ausmaß an Unterstützung. Dabei sollten persönliche Präferenzen und die Art und Weise, wie Unterstützung erfolgen sollte, respektiert werden. Beispielsweise kann die Person Kontrolle und Identität bewahren, wenn sie wählen kann, wann und wie die persönliche Körperpflege durchgeführt wird, welche Pflegemittel sie benutzt, was sie anzieht und wie die Haare gekämmt werden sollen. Zudem sollte ihre Kleidung passen, sauber und eventuell auch gebügelt sein. Besondere Sorgfalt gilt für Pflegeeinrichtungen: Sie sollten sicherstellen, dass persönliche Wäsche respektvoll behandelt und nicht beschädigt oder mit anderer Wäsche vermischt wird.

Der Pflegestandard zur Körper- und Mundpflege des Projekts „Essence-of-Care“ des britischen National Health Service setzt den Fokus auf die Beurteilung der Notwendigkeit, die Pflegeplanung, die Pflegeumgebung und ein angemessenes Maß an Unterstützung (NHS, 2010).

6.7.8 Fürsorge für belastete Angehörige

Manche Menschen haben bereits eine bekannte neurokognitive Störung, auf die sich ein Delir „setzt“ oder ein Delir, welches eine bisher noch nicht erkannte und beginnende Demenz kennzeichnet. Möglich ist auch ein Delir, dass den Pfad einer neurokognitiven Störung einleitet, den es ohne das Delir nicht gegeben hätte (Cavallari et al., 2017; Davis et al., 2017; Olofsson et al., 2018). Angehörige und Betreuende von Menschen mit Demenz und/oder Delir sind oftmals sehr belastet. Sie benötigen vielfältige Unterstützung, die sich an den individuellen Bedürfnissen orientieren sollte und folgende Punkte beinhalten kann:

- einzel- oder gruppentherapeutische psychologische Interventionen (z. B. kognitive Verhaltenstherapie)
- Selbsthilfegruppen
- Unterstützung und Informationsvermittlung per Telefon oder Internet
- spezifische Schulungsprogramme
- Einbindung *anderer* Familienmitglieder und Organisation von Zusammenkünften aller Familienmitglieder.

Generell sollten diejenigen, die in der Gesundheitsversorgung und Sozialarbeit eine leitende Funktion einnehmen, dafür sorgen, dass Angehörige und Betreuende Zugang zu Entlastungsangeboten (z. B. Kurzzeitpflege) erhalten.

Tom Kitwood und Kathleen Bredin veröffentlichten 1992 die wissenschaftlichen Erkenntnisse aus Studien zu verschiedenen Pflegepraktiken und verwiesen darauf, dass Demenz nicht generell in einer vorhersehbaren, linearen Weise fortschreitet und sehr unterschiedlich verlaufen kann (Fazio et al., 2018). Sie stellten fest, dass eine qualitativ gute zwischenmenschliche Pflege notwendig ist, die das Personsein stärkt und Anerkennung, Respekt und Vertrauen beinhaltet. Es bleibt abzuwarten, ob dieser Ansatz auch auf das Delir übertragen werden kann.

6.7.9 Physiotherapie auf Intensivstationen

Viele Studien haben sich mit physiotherapeutischen Programmen auf Intensivstationen beschäftigt. Diese legen den Schwerpunkt auf eine frühzeitige Mobilisation, um eine neuromuskuläre Dysfunktion zu verhindern und die Patient*innen nach und nach von der maschinellen Beatmung wegzubringen, indem sie schrittweise lernen zu sitzen, zu stehen und schließlich zu laufen.

Auf Intensivstationen für erwachsene Patient*innen sollte eine frühzeitige progressive Mobilisation oberste Priorität haben und klinischer Schwerpunkt für dort tätige Physiotherapeut*innen sein (Stiller, 2013). Dies ist eine komplexe Intervention, die eine sorgfältige Beurteilung und Behandlung der betroffenen Person sowie die Zusammenarbeit und Schulung von interdisziplinären Teams erfordert (Gosselink et al., 2008).

Internetlinks

Health Service 360. (n. d.). *End PJ Paralysis*. Available from https://endpjparalysis.org

NIDUS Measurement and Harmonization Core. (n. d.). *Delirium Rating Scale – Revised-98*. Available from https://deliriumnetwork.org/wp-content/uploads/2018/05/DRS-R-98.pdf

7
Therapeutische Interventionen bei einem Delir

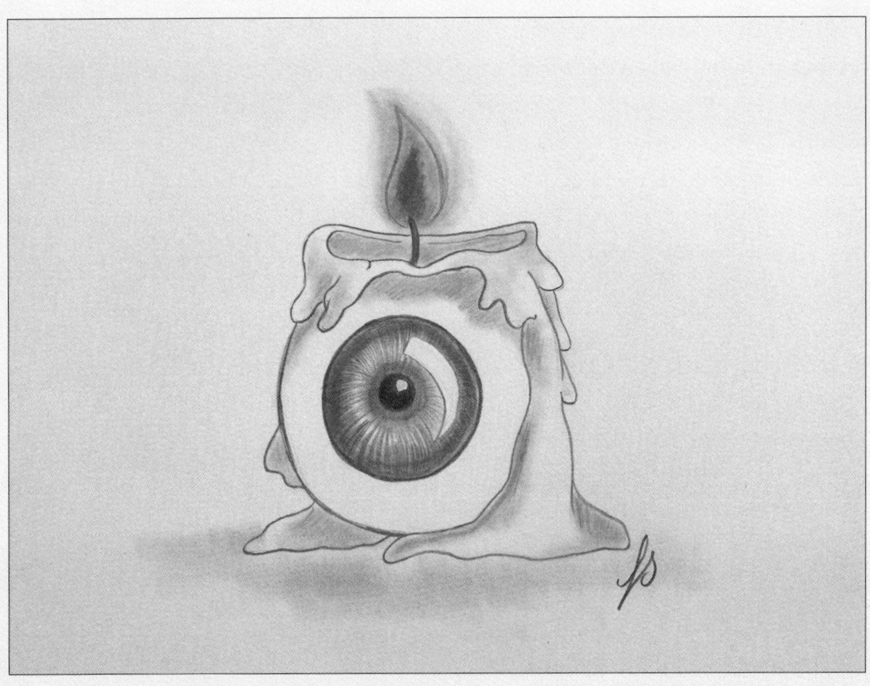

Kapitelüberblick

Auf der Grundlage evidenzbasierter klinischer Leitlinien herrschte in den letzten Jahren zunehmend Konsens darüber, ein Delir zunächst multimodal (nicht-pharmakologisch) zu behandeln und erst bei Selbst- und Fremdgefährdung oder großem Leidensdruck, wenn andere Ansätze erfolglos waren, pharmakologisch (z.B. neuroleptisch) zu intervenieren. Bisher sind die Mechanismen, wie die verschiedenen Formen des Delirs entstehen, noch nicht wirklich geklärt. In diesem Kapitel erhalten Sie einen Überblick über die möglichen therapeutischen Maßnahmen im Rahmen einer optimalen Versorgung von Patient*innen mit Delir.

Insgesamt sind Interventionen zu empfehlen, die für die Person am wenigsten restriktiv, aber hilfreich sind. Delir ist ein multifaktorielles Krankheitsbild. Seine Komplexität verweist darauf, dass es kein einheitliches „Rezept" für die pharmakologische Behandlung des Delirs gibt. Man kann nicht sagen, dass das eine Medikament hilfreich ist und alle Probleme löst. Oftmals sind multimodale, nicht-pharmakologische Maßnahmen mit verschiedenen Komponenten gefordert. Wilson et al. (2020) weisen darauf hin, dass der Begriff „nicht-pharmakologisch" in der Prävention und Behandlung von Delirien sehr unterschiedlich benutzt wird. Im Grunde handelt es sich um eine multimodale (englisch multi-domain) (DGAI & DIVI, 2020) Behandlung, welche die Kausalbehandlung (z.B. Antibiotika zur Infektbehandlung) neben der Minderung der Delirrisikofaktoren beinhaltet (Stress, Malnutrition, Obstipation, Schmerz). Die pharmakologische Delirbehandlung meint, mit einer einzigen medikamentösen Strategie, z.B. eines Antipsychotikums, ein Delir behandeln zu wollen, ähnlich der medikamentösen Behandlung einer Depression mit Antidepressiva. Für eine pharmakologische Delirbehandlung mit Antipsychotika fehlt jedoch bis zum heutigen Tag jegliche Evidenz. Unter Fachexpert*innen herrscht Konsens, dass Antipsychotika dann eingesetzt werden sollen, wenn der Leidensdruck von Patient*innen mit anderen multimodalen Maßnahmen nicht zu lindern ist (Wilson et al., 2020). Zur Wirksamkeit solcher Maßnahmen liegen mittlerweile viele Ergebnisse vor. Wichtig dabei ist immer, den Kontext, in dem interveniert wird, zu berücksichtigen, wie Rycroft-Malone et al. (2012) feststellen:

Eine Realist Synthesis eignet sich für die Überprüfung komplexer Interventionen, weil sie im Prozess der systematischen und transparenten Synthese der relevanten Literatur den Kontext und die Ergebnisse berücksichtigt. Sicherlich erfordert die Realist Synthesis flexibles Denken und die Fähigkeit, mit Komplexität umzugehen, doch hat sie das Potenzial, ein pragmatischeres Fazit zu ziehen, als dies bei alternativen Methoden eines systematischen Reviews der Fall ist.

Das „Repertoire" an nicht-pharmakologischen Maßnahmen beinhaltet ein proaktives geriatrisches Assessment, gezielte multifaktorielle Interventionen, die Schulung des Personals und Möglichkeiten zur Einbindung der Angehörigen. Oberste Priorität hat dabei das Ermitteln und Beheben der dem Delir zugrunde liegenden Ursachen und das Fördern von Gesundheit und Wohlbefinden.

Interventionen mit dem Ziel, die Anwendung hochriskanter Medikamente zu reduzieren, können eine Strategie sein, die Entwicklung eines Delirs bei älteren Patient*innen im Krankenhaus zu verhindern. In den neuesten, im März 2019 veröffentlichten evidenzbasierten Leitlinien wird die Priorisierung multimodaler, nicht-pharmakologischer Interventionen zur Prävention und Behandlung des Delirs empfohlen (Health Improvement Scotland).

7.1 Modell zur Versorgung bei Delir

Alasdair MacLullich stellt in seinem Denkmodell „Delirium 8" zentrale Aspekte der Versorgung von Patient*innen mit Delir vor (**Abb. 7-1**).

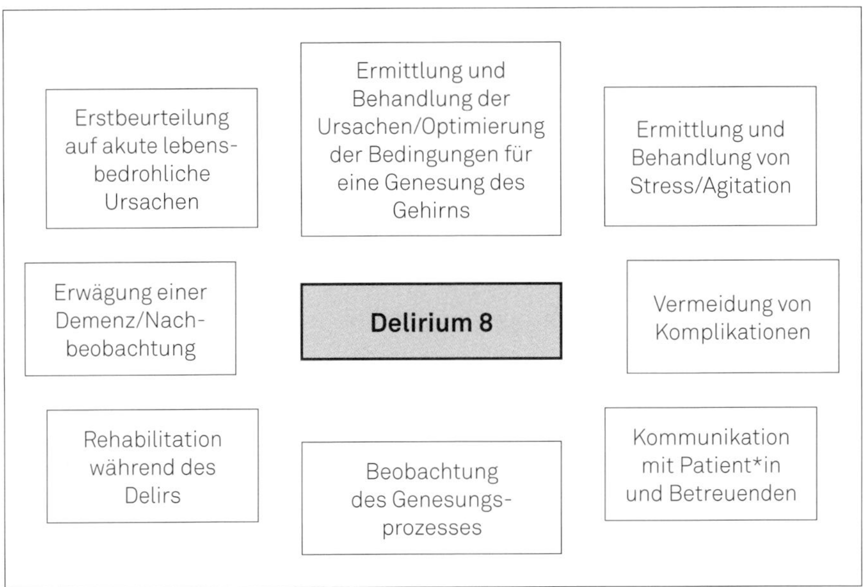

Abbildung 7-1: Delirium 8 (Quelle: Alasdair MacLullich. Abdruck mit freundlicher Genehmigung)

Alasdair MacLullich ist Professor für geriatrische Medizin an der Universität Edinburgh. Am bekanntesten ist er vielleicht für seine wegweisende Arbeit über Möglichkeiten zum Verstehen und Erkennen eines Delirs, für seinen Austausch über dessen Bedeutung mit Kolleg*innen und für seine Unterscheidung zwischen Patient*innen mit einem Delir und solchen mit einer Demenz.

7.2 Delirmanagement: Möglichkeiten, Versorgungsumgebung und Kriterien

Folgender Überblick fasst die Möglichkeiten für das Management eines Delirs zusammen:

- Stimmen Sie sich mit anderen Mitgliedern des multidisziplinären Teams über die Versorgung der Person ab; sorgen Sie für Kontinuität in der Teamarbeit.
- Berücksichtigen Sie die psychischen und sozialen Merkmale der Person und der Angehörigen.
- Sorgen Sie dafür, dass sich die Person und die Angehörigen sicher fühlen.
- Ermitteln Sie mögliche Ursachen für das Delir. Der Hauptpfeiler der Behandlung ist die Beseitigung der zugrunde liegenden Ursache, wenn möglich; bedenken Sie, dass mehrere Ursachen häufig sind.
- Ebenso wichtig wie die Beseitigung der zugrunde liegenden Ursache sind die Linderung der Symptome und die unterstützende Betreuung der Person, bis das Delir überstanden ist.
- Denken Sie an akute lebensbedrohliche Ursachen wie Sauerstoffmangel, niedriger Blutdruck, niedriger Blutzuckerspiegel und Medikamentenintoxikation.
- Optimieren Sie die Sauerstoffsättigung, falls erforderlich.
- Überprüfen Sie die Medikamente, die die Person erhält.
- Unterstützen Sie die Angehörigen und informieren Sie diese über das klinische Bild eines Delirs.
- Beachten Sie die lokalen Richtlinien zu Antibiotikatherapien, wenn Hinweise auf eine Infektion und Sepsis vorliegen.
- Achten Sie auf eine ausgewogene Ernährung, eine ausreichende Flüssigkeitszufuhr und eine frühzeitige Mobilisation, um eine Obstipation zu vermeiden.
- Sorgen Sie für die Behandlung akuter und chronischer Krankheiten.
- Achten Sie auf Symptome einer psychiatrischen Störung.
- Korrigieren Sie biochemische Verschiebungen.

- Überprüfen Sie, ob Schmerzen die Ursache für das Delir sein können; reduzieren Sie jedoch die Gabe schmerzlindernder Medikamente, wenn möglich.
- Informieren Sie sich über die Lebensgeschichte der Person, um die Kommunikation mit ihr zu verbessern. Angehörige von Demenzbetroffenen können die Checkliste „Demenzkranke im Spital" ausfüllen (Alzheimer Schweiz, 2020).
- Versuchen Sie, Komplikationen wie Immobilität, Stürze, Druckgeschwüre, Dehydratation, Mangelernährung und Isolation zu verhindern.
- Achten Sie darauf, dass sich die Person vor der Krankenhausentlassung von dem Delir erholt hat sowie auf die weitere Betreuung nach der Entlassung.

Versorgungsumgebung

Die Person sollte von einem multidisziplinären Team in einer adäquaten Umgebung, die eine gute Orientierung und Rückführung in die Realität ermöglicht, versorgt werden. **Kasten 7-1** gibt einen Überblick über Aspekte einer therapeutischen Versorgungsumgebung.

Kasten 7-1: Aspekte einer therapeutischen Versorgungsumgebung

- Achten Sie darauf, dass alle Mitglieder des Versorgungsteams die Würde der Patient*innen als Person achten.
- Sorgen Sie für eine Beleuchtung im Raum, die für die Tageszeit angemessen ist (Luetz et al., 2016).
- Sorgen Sie für einen regelmäßigen Schlaf-Wach-Rhythmus.
- Achten Sie darauf, dass nachts Ruhe herrscht, damit sich die Person entspannen kann.
- Lassen Sie bei Dunkelheit im Raum der Person ein Nachtlicht brennen oder benutzen Sie eine sensorgesteuertes Orientierungslicht.
- Sorgen Sie dafür, dass sich an verschiedenen Stellen Uhren, Kalender, Tageszeitung und Wegweiser befinden, damit sich die Person besser orientieren kann.
- Beseitigen Sie unerwartete und irritierende Geräusche durch Fernseher oder Radios, Perfusoren, Infusionspumpen, Überwachungsgeräte, Beatmungsmaschinen (Luetz et al., 2019) oder Patientenrufanlagen. Dazu gehört auch, Rufsignale auf Smartphones zu übertragen (digital republic, 2022)
- Ermutigen Sie die Angehörigen dazu, vertraute Gegenstände und Bilder von zu Hause mitzubringen und sich an der Rehabilitation zu beteiligen.

Zu beurteilende Kriterien

Es empfiehlt sich, während des Krankenhausaufenthalts und vor der Entlassung bestimmte, die Person betreffende Kriterien gründlich zu überprüfen, um zu ermitteln, ob und inwieweit ein selbstständiges Leben im häuslichen Umfeld möglich ist. Beispiele hierfür sind in **Kasten 7-2** aufgeführt.

Kasten 7-2: Zu beurteilende Kriterien

- Sicherheit der Mobilität: Überprüfen Sie, wie sicher sich die Person bewegt. Stellen Sie geeignete Gehhilfen bereit, falls erforderlich. Lassen Sie sich von den Physiotherapeut*innen beraten, wenn Sie unsicher sind, welche Gehhilfe benötigt wird.
- Sturzrisiko: Stellen Sie sicher, dass ein Sturzrisiko-Assessment durchgeführt worden ist und ein Präventionsplan erstellt wurde.
- Medikamente: Stellen Sie sicher, dass die vorgesehenen Medikamente von einer medizinischen Fachkraft genau überprüft werden.
- Schmerzen: Ziehen Sie die Anwendung eines validierten Schmerzerfassungs-Tools in Erwägung. Stellen Sie eine adäquate Schmerzkontrolle sicher.
- Ernährung und Flüssigkeitszufuhr: Achten Sie darauf, dass die Person konstant gut isst und trinkt. Achten Sie darauf, dass Art und Menge der zugeführten Nahrung und Flüssigkeit genau dokumentiert werden.
- Kontinenz: Überprüfen Sie, ob die Person Kontinenzprobleme hat und welcher Art diese sind.
- Einbindung von Angehörigen: Ermutigen Sie Angehörige und andere Betreuungspersonen, sich einzubringen und die Person regelmäßig zu besuchen.
- Komplikationen: Ermitteln Sie, welche Komplikationen auftreten könnten, und vermeiden Sie diese.

Suboptimale Versorgungspraxis

Kasten 7-3 zeigt Aspekte einer suboptimalen Versorgungspraxis auf.

Kasten 7-3: Aspekte einer suboptimalen Versorgungspraxis

- Blasendauerkatheter (Dharmarajan et al., 2017)
- Bettgitter (Hignett et al., 2013)
- Zwangsmaßnahmen zur Einschränkung der Mobilität wie die Anwendung von Fixierungen oder Sedativa zur Ruhigstellung der Person (nur in Extremfällen) (Dharmarajan et al., 2017)
- Routinemäßige Anwendung von Sedativa (Burry et al., 2021)
- Auseinandersetzungen mit der Person oder mit Angehörigen (Flaherty, 2015)
- Verlegungen der Person innerhalb der Station oder auf eine andere Station (McCusker et al., 2001)
- Obstipation (Zeeh & Zeeh, 2022)
- Anwendung von Anticholinergika und anderen ungeeigneten Medikamenten (Chew et al., 2008; Holt et al., 2010)

7.3 Schlaf-Wach-Rhythmus

Emil Kraepelin, der Begründer der modernen Psychiatrie, verwies 1883 in seinem Lehrbuch für Psychiatrie auf die Verbindung zwischen einem gestörten Schlafverhalten und einer schlechten psychischen Verfassung (Lockley & Foster, 2012). Die exakten, an einem Delir beteiligten pathophysiologischen Prozesse sind immer noch nicht ganz geklärt, doch sind bei Patient*innen mit Delir auf Intensivstationen Schlaf-Wach-Rhythmus, Schlafarchitektur und Tagesrhythmus eindeutig gestört. Zudem tragen die physiologischen Veränderungen während einer Delirepisode zur Unterbrechung des individuellen Tagesrhythmus bei. Dies kann einen Teufelskreis in Gang setzen, der zu einer Aufrechterhaltung des Delirs führt (Maldonado, 2018).

Melatonin (N-Acetyl-5-methoxytryptamin) ist ein Hormon, das aus Tryptophan und Serotonin gebildet und vorwiegend nachts von der Zirbeldrüse ausgeschüttet wird. Melatonin hat vielfältige biologische Auswirkungen. Am signifikantesten ist seine Beteiligung an der Regulation und Synchronisation des zirkadianen Rhythmus. Störungen der Melatoninsekretion innerhalb der 24 Stunden eines Tages wurden in einer Reihe von Patient*innenpopulationen mit einem hohen Delirrisiko beschrieben. Möglicherweise spielen sie deshalb eine Rolle bei der Pathogenese des Delirs. Shigeta und Kolleg*innen (2001) berichteten, dass bei Patient*innen mit Delir und ohne weitere Komplikationen ein fehlender nokturnaler Anstieg der Melatoninsekretion nachgewiesen werden konnte. Dagegen war die Melatoninkonzentration bei Patient*innen mit Delir und zusätzlichen postoperativen Komplikationen wie Pneumonien oder akuten Blutungen während der Nacht unphysiologisch erhöht und erreichte auch während des Tages keinen ausreichenden Abfall (Schmidt et al., 2022). In der letztgenannten Situation ist die Melatoningabe zur Regulation des Schlaf-Wachrhythmus nicht zielführend.

Das im Hypothalamus gebildete Orexin hat einen großen Einfluss auf das Schlaf-Wach-Verhalten. Orexin-enthaltende Neurone wirken am Stoffwechsel, an Stressreaktionen und am zirkadianen Rhythmus mit. Sie koordinieren verschiedene am Schlaf-Wach-Rhythmus beteiligte Neurotransmitter. In einer Metaanalyse konnte gezeigt werden, dass der Orexin Rezeptor Antagonist Suvorexant (https://go.drugbank.com/drugs/DB09034) die Delirinzidenz um 70 % senken kann (Xu et al., 2020).

Wichtig ist festzustellen, dass Schlaf und zirkadianer Rhythmus signifikante Auswirkungen auf die Regulation der Immunfunktionen haben (Besedovsky et al., 2012). Diese Verbindung kann ein Zugang zur Erforschung des Delirs sein. Warum wir schlafen – selbst ein faszinierendes Thema – kann erklären, warum Schlaf ein evolutionärer Vorteil ist, der ein Delir verhindern kann (Walker, 2017).

7.4 Multimodale, nicht-pharmakologische Interventionen

Multimodale, nicht-pharmakologische Interventionen umfassen ein ganzes Bündel an verschiedenen Maßnahmen.

Psychologische Unterstützung

In der Gesundheitsversorgung wird psychologische Unterstützung für Patient*innen und Angehörige immer wichtiger. Patient*innen beispielsweise wieder schrittweise in die Realität zurückzuführen, kann die Entwicklung und Progression eines Delirs verhindern. Doch kann psychologische Unterstützung ganz unterschiedlich geartet sein. Neurorehabilitative Strategien basieren primär auf Aktivitäten, die der

Person helfen, ihr psychisches Trauma und ihre Vulnerabilität zu bewältigen. Sie zielen darauf ab, nach einer kritischen Krankheit wieder Vertrauen und Zuversicht herzustellen.

Reorientierung

Strategien, die Patient*innen mit Delir helfen, sich zu orientieren und zurechtzufinden, werden vom medizinischen Personal als hilfreich betrachtet und wirken sich positiv auf das psychische Wohlbefinden der Patient*innen aus wie z. B. die Versorgungsmaßnahmen erklären und begründen. Kalender und Uhren tragen jedoch erst dann zur Orientierung bei, wenn die Person in der Lage ist, diese zu nutzen. Aufmerksamkeitsstörungen beeinträchtigen das Auffinden dieser Informationen. Orientierung in diesem Kontext heißt, mit der betroffenen Person gemeinsam den Kalender oder die Wanduhr aufzusuchen. Hilfreich sind auch Tageszeitungen und das Ansprechen von aktuellen Themen daraus.

Multimodale Interventionen

Bereits in **Kapitel 3** wurde dieses Thema ausführlich erörtert. Welche multimodalen Interventionen für die Person geeignet sind, sollte von einer geschulten und kompetenten Fachkraft beurteilt werden. Sie kann solche empfehlen, die auf die Bedürfnisse der Person zugeschnitten sind.

In der Yale Delirium Prevention Trial wurde die Wirksamkeit einer präventiven, mehrere Komponenten umfassenden Intervention bei Patient*innen über >70 auf einer allgemeinmedizinischen Station untersucht (Inouye et al., 1999). Diese Intervention war der Vorläufer des Hospital Elder Life Program (HELP).

Das Hospital Elder Life Program (HELP) ist ein multimodales Interventionsprogramm, das sich als wirksam und kosteneffektiv zur Prävention von Delirepisoden und funktionellen Beeinträchtigungen durch gezieltes Angehen der Delirrisikofaktoren erwiesen hat und heute sehr häufig durchgeführt wird. Das Programm wurde ursprünglich 1993 entwickelt und bindet Patient*innen, Betreuungspersonen, Pflegefachpersonen und Fachärzt*innen für Geriatrie sowie speziell geschulte ehrenamtliche Mitarbeitende ein, die alle zusammenarbeiten. Beispielsweise beinhalten Interventionen zur Prävention von Schlafstörungen, Schlafunterbrechungen zu minimieren bzw. zu vermeiden und nachts Geräusche zu reduzieren. Zu den Interventionen zur Vermeidung von Immobilität gehören eine frühzeitige Mobilisation, die Nutzung von Gehhilfen und körperliche Übungen zur Erweiterung des Bewegungsumfangs.

Richtungsweisende Studien zum Delir verwiesen auf den Nutzen einer frühzeitigen Mobilisation, die zu mehr funktioneller Unabhängigkeit und einer kürzeren Dauer der Beatmung und des Delirs führt (Schweickert et al., 2009). Diese Studien waren Anlass für die Entwicklung des ABCDEF-Bündels, das die Beurteilung, Vorbeugung und Behandlung von Schmerzen, die Durchführung von Versuchen zum spontanen Erwachen und zur Spontanatmung, die Wahl der Medikamente zur Analgesie und Sedierung, die Beurteilung, Vorbeugung und Behandlung des Delirs, die Frühmobilisation und aktive Bewegung sowie den Einbezug der Familie umfasst (Marra et al., 2017). Das ABCDEF-Bündel setzt den Fokus eher auf die Beurteilung, Prävention und Behandlung von Symptomen, als auf die individuellen Krankheitsprozesse.

Das TIME-Bündel wurde in Schottland entwickelt und beinhaltet die Kriterien „Triggers, Investigate, Manage, Engage" (TIME) (Bauernfreund et al., 2018). Die Methode deckt die ersten beiden Stunden nach Aufnahme der betroffenen Person ab und beinhaltet ein gutes Delirmanagement anhand von Protokollen der Scottish Delirium Association (SDA).

Senken des Geräuschpegels

Stellen Sie das Bett von Patient*innen möglichst nicht in den Ein- bzw. Ausgangsbereich der Station. In Studien wurde der Geräuschpegel auf Intensivstationen und seine Auswirkungen auf das Delir sehr häufig untersucht. Intensivstationen sind schwer kranke Patient*innen vorbehalten, die möglichst bald wieder verlegt werden sollen. Die Situation dort verändert sich sehr schnell und es herrscht oftmals Unruhe. Viele Studien zeigen, dass der durchschnittliche Geräuschpegel in Krankenhäusern generell und auf Intensivstationen insbesondere sehr hoch ist und die Patient*innen stört. Das Klingeln von Telefonen und die Gespräche von Menschen werden als belastend empfunden.

Es wird vermutet, dass dadurch bedingte Schlafstörungen eine wichtige Rolle bei der Entwicklung eines Delirs spielen (Watson et al., 2013). Auf Intensivstationen wird der Schlaf durch viele verschiedene Faktoren beeinträchtigt. Hilfreich ist es, Schlafstörungen auf Intensivstationen innerhalb des **3P-Modells** von Spielman zu betrachten (Perlis et al., n.d.). Dieses beschreibt die Insomnie als Zusammenspiel von **p**rädisponierenden, auslösenden (**p**recipitating) und aufrechterhaltenden (**p**erpetuating) Faktoren. Von diesen Faktoren sind laute Geräusche (z.B. hohe Töne), Licht und Aktivitäten im Rahmen der Patient*innenversorgung veränderbar. Die Berliner Intentivstationen der Charité sind neue Wege der Umweltgestaltung gegangen und haben lärmende Maschinen und Geräte hinter schallschluckende Wände verbannt. Zusätzlich haben sie zirkadianes Licht in Form eines LED-Himmels über den Betten der Patient*innen installiert (Luetz et al., 2016; Luetz et al., 2019). Das Basler Demenz-Delir-Programm hat in der Universitären Altersmedizin eine Spezialstation für Patient*innen mit Delir geschaffen. Beim Betreten der Abteilung fällt auf, dass es besonders ruhig ist. Dies wurde erreicht, indem die Lautstärke der Lichtrufanlage auf die leiseste Stufe gestellt wurden und Bettausstiegswarnungen des Radar-Sensor gestützten Qumea Systems (https://qumea.com) auf Smartphones ausgegeben werden (**Kap. 13**).

Die Anwendung von Ohrstöpseln trägt nachweislich zur Verringerung der Inzidenz von Delirien bei (Van Rompaey et al., 2012).

Licht und Lichttherapie

Wichtige Risikofaktoren für ein Delir sind höheres Alter, eingeschränktes Sehvermögen, kognitive Defizite, schwere Krankheit, längere Behandlung mit Antipsychotika, Schlafstörungen und ein gestörter Schlaf-Wach-Rhythmus. Heute wissen wir jedoch, dass bei der Entwicklung eines Delirs auch Licht eine wichtige Rolle spielt (Luetz et al., 2016; Luetz et al., 2019). Folgende zwei Fragen sollten Sie sich bei der Gestaltung der Versorgungsumgebung stellen:

- Gibt es im Bett- und Aufenthaltsbereich ausreichend natürliches Licht?
- Sind künstliche Beleuchtung und natürliches Licht (vom Fenster) gleichmäßig verteilt und nicht auf einzelne Bereiche konzentriert, wobei andere dunkel oder schattig bleiben?

Musik

Interventionen mit Musik haben sich als förderlich für die physische und psychische Gesundheit erwiesen. Musik kann in einer kontrollierten Art und Weise genutzt werden, um Bewegung und positive Interaktionen zu fördern und Kognition und Wohlbefinden zu verbessern. Neurotransmission, die auf der Freisetzung von Neurotransmittern basiert, ist für die emotionale Wirkung von Musik (beruhigend oder aktivierend) verantwortlich.

Persönliche Playlisten: Mit dem Projekt *„Individualisierte Musik für Menschen mit Demenz“* hat ein Team der Universität Jena die Wirkungen von individualisierten Playlisten auf Menschen mit Demenz untersucht. Dabei wurden individuelle Playlisten von den Angehörigen zusammengestellt. Die Autor*innen beschreiben ihre Resultate wie folgt: „Die Reaktionen während des Musikhörens auf die individualisierte Musik waren sehr vielfältig und individuell. Die musikhörenden Menschen begannen beispielsweise zu singen, sich rhythmisch zu bewegen oder aber sie hörten die Musik aufmerksam, in sich versunken und wirkten dabei entspannt. Notizen während der Verhaltensbeobachtungen wie „Er wirkt sofort verändert, dirigiert ein paar Takte mit, versucht sich aufzusetzen, Mimik plötzlich sehr aktiv (...). Nach der Musik sagt er auf die Frage, ob ihm die Musik gefallen habe: „Das ist die Musik des Jahrhunderts." Solche Aussagen verdeutlichen die Relevanz der persönlichen Playlisten" (Meininger et al., 2022).

7.5 Pharmakologische Interventionen

Das wichtigste Ziel einer pharmakologischen Intervention zur Behandlung des Delirs ist die Minderung der belastenden oder auch gefährlichen Verhaltensstörungen (wie Unruhe, Halluzinationen, Eigen- oder Fremdverletzung). Es herrscht zunehmend der Eindruck, dass Patient*innen mit bestimmten Symptomen von spezifischen Neurotransmitter-assoziierten Interventionen profitieren. Ob dies jedoch tatsächlich so ist, muss in pharmakologischen Studien untersucht werden. Die Art und Weise, wie solche Studien konzipiert sind und welche Interpretationen sie erlauben, regt jedoch oftmals nicht zu einer solch detaillierten Untersuchung dieser Frage an. Im Zeitalter der Präzisionsmedizin können sich die Dinge natürlich ändern.

Neuere Theorien zur Pathophysiologie des Delirs verweisen darauf, dass verschiedene, miteinander interagierende biologische Faktoren neuronale Netzwerke im Gehirn unterbrechen, was zu einer kognitiven Dysfunktion führt (Maldonado, 2018). In neueren nationalen Sicherheitsberichten wird betont, dass die Prävention des Delirs ein Indikator für die Qualität der Gesundheitsversorgung ist und bei der Versorgung älterer Menschen eine signifikante Rolle spielt.

In den jüngsten Leitlinien werden pharmakologische Interventionen zur Prävention und Behandlung des Delirs *nicht* als Erstlinientherapie empfohlen, weil unklar ist, ob sie bei schwerstkranken Patient*innen effektiv sind. Trotzdem gehören einige von ihnen zum Praxisalltag. Auch wenn wir den exakten neurophysiologischen Mechanismus des Delirs immer noch nicht genau kennen, ist für seine Entwicklung wahrscheinlich ein gestörtes Gleichgewicht in einigen Neurotransmitterbahnen verantwortlich.

Ein gestörtes Gleichgewicht kann bei der Freisetzung, der Synthese und dem Abbau von Gamma-Aminobuttersäure (GABA), Glutamat, Acetylcholin, Noradrenalin, Dopamin und Serotonin auftreten und führt zu einer neurologischen Dysfunktion. Doch wie und warum dies geschieht, ist derzeit noch völlig unklar. Einige Studien verweisen darauf, dass diese Leitungsbahnen zudem von Stoffwechselstörungen durch eine Sepsis, Entzündung oder Ischämie, wie sie bei intensivstationspflichtigen Patient*innen häufig sind, beeinflusst werden.

Kasten 7-4 zeigt einige Wirkstoffe auf, die bei einem Delir wichtige neurochemische Systeme beeinflussen.

Kasten 7-4: Wirkstoffe mit Einfluss auf neurochemische Systeme

- Antipsychotika (sowohl typische Antipsychotika wie Haloperidol als auch atypische Antipsychotika wie Olanzapin, Quetiapin, Risperidon, Aripiprazol und Ziprasidon)
- Sedativa (wie Benzodiazepine)
- Dexmedetomidin (ein selektiver Alpha-2-Rezeptoragonist)
- Cholinesterasehemmer (Rivastigmin)
- Opioide (wie Morphin)
- Melatonin und Melatonin-Rezeptor-Agonisten (z. B. Ramelteon)

Die derzeitig verfügbare „Palette“ therapeutischer Wirkstoffe zur Behandlung des Delirs beruht *im Wesentlichen nicht* auf einem Verständnis des zugrunde liegenden neurobiologischen Substrats des Delirs oder auf damit assoziierten komplexen neurochemischen Störungen. Die Wahl der Medikamente ist oftmals ein Balancieren zwischen unsicherem therapeutischem Nutzen und bekannten Nebenwirkungen.

Die Behandlung des Delirs mit pharmakologischen Wirkstoffen konzentriert sich tendenziell auf Patient*innen mit einem hyperaktiven Delir, bei denen die Gefahr der Selbstverletzung oder der Verletzung anderer besteht.

Jüngere systematische Reviews der medikamentösen Behandlung des Delirs haben eindeutig gezeigt, dass es an qualitativ guten randomisierten kontrollierten Studien fehlt (Burry et al., 2021; Wilson et al., 2020). Ein wichtiger ethischer Grundsatz, der aller klinischen Forschung, insbesondere aber randomisierten klinischen Studien zugrunde liegt, ist das Prinzip der klinischen Equipoise (deutsch: Gegengewicht), das vielleicht am besten umschrieben werden kann als wirkliche Unsicherheit innerhalb der medizinischen Expert*innengemeinschaft – nicht unbedingt aufseiten der/des einzelnen Forscher*in – über die zu bevorzugende Therapieoption.

Zudem stimmt es, dass medikamentöse Therapien das Management (in der Regel durch Sedierung) von Patient*innen mit Delir mit vorhandenen Symptomen bestimmen, wohingegen Patient*innen mit Delir ohne Symptome nicht erkannt und trotz ihres Leids schlecht versorgt werden.

Zukünftige Studien sollten sinnvolle klinische Kriterien wie das Leid des Patient*innen, spätere Erinnerungen an das Delir, eine nicht geeignete Fortsetzung der Behandlung mit Antipsychotika und Langzeitergebnisse beinhalten.

Die nachstehenden pharmakologischen Interventionen, Wirkstoffe, Wirkmechanismen und andere Kriterien sind im Kontext des Delirs von Bedeutung.

Sedierung

Mehr als die Hälfte der Pflegefachpersonen auf Intensivstationen, die maschinell beatmete Patient*innen versorgen, sind laut einer neueren Studie immer noch der Meinung, dass eine Sedierung der Patient*innen notwendig ist, um ihre beatmungsassoziierten Beschwerden zu lindern (Guttormson et al., 2019). Es gibt wohl keinen idealen sedierenden Wirkstoff, der die Kriterien Kostengünstigkeit, schneller Wirkungseintritt, kurze Wirkdauer und fehlende lokale oder systemische Nebenwirkungen erfüllt. Eine Sedierung kann folgende Vorteile haben:

- Linderung von Beschwerden, Ängsten und Stress
- einfachere Versorgung, weil die Patient*innen ruhig, kooperativ und leicht weckbar sind und Schmerzen und andere Bedürfnisse mitteilen können.

Die Anwendung von Sedativa und stärkeren Tranquilizern sollte jedoch auf ein Minimum begrenzt werden. Wie viele andere Medikamente können auch Sedativa – insbesondere solche mit anticholinergen Nebenwirkungen – ein Delir verursachen. Viele ältere Patient*innen mit einem Delir haben ein hypoaktives Delir und benötigen deshalb keine weitere Sedierung. Sedierende Hypnotika wie Benzodiazepine sind sogar an der Entwicklung eines Delirs beteiligt (Alagiakrishnan & Wiens, 2004).

Wes Ely (2021) hat in seiner Autobiografie über die bis in die 2000er Jahre übliche tiefe Sedierung mit hochdosierten Benzodiazepinen auf Intensivstationen berichtet, welche derart hirntoxisch war, dass deren Outcome eine Intensivstations-Demenz zur Folge hatte.

Die medikamentöse Sedierung kann unter folgenden Umständen als notwendig erachtet werden:

- um unerlässliche Untersuchungen oder Behandlungen durchzuführen
- um Patient*innen vor einer Selbstgefährdung oder einer Gefährdung anderer zu schützen
- um eine extrem agitierte Person zu beruhigen und zu entlasten.

Eine Sedierung sollte nur unter diesen drei angeführten Umständen erfolgen und nicht der Ruhigstellung der betroffenen Person dienen. Die Verordnung einer Behandlung mit Sedativa sollte regelmäßig überprüft werden und so bald wie möglich aufgehoben werden (Pun et al., 2019.

Das dopaminerge System und Antipsychotika

Ein 2019 veröffentlichter systematischer Review von 26 randomisierten kontrollierten Studien und Beobachtungsstudien mit 5.607 erwachsenen hospitalisierten Patient*innen mit einem Delir hat gezeigt, dass die routinemäßige Anwendung von Haloperidol oder anderen Antipsychotika der zweiten Generation zur Behandlung des Delirs nicht geeignet ist (Nikooie et al., 2019). Es scheint nun Konsens zu sein, dass der therapeutische Nutzen von Antipsychotika bei den meisten Delirepisoden begrenzt ist; um iatrogene Komplikationen zu vermeiden, sollte eine solche pharmakologische Intervention sehr vorsichtig erfolgen und nur dann, wenn alle anderen nicht-pharmakologischen Optionen erfolglos waren (van Wissen & Blanchard, 2019). Eine routinemäßige Anwendung von Antipsychotika wird also nicht empfohlen.

Die Tendenz dazu, Patient*innen besser „managebar" und weniger „stressig" zu machen, kann schlechtere klinische Outcomes nach sich ziehen. Antipsychotika können als Medikamente zur chemischen Fixierung, also Ruhigstellung der Person betrachtet werden, weshalb die Sorge berechtigt ist, dass ihre nicht sachgemäße Anwendung eher dem medizinischen Personal dient als den Patient*innen. Das National Institute for Health and Care Excellence (NICE) ist der Meinung, dass die Anwendung von Antipsychotika vor allem bei erwachsenen Personen in Langzeiteinrichtungen oder Krankenhäusern vermieden werden sollte (NICE, 2014b). Für erwachsene Personen, die sehr unruhig oder erregt sind oder sich selbst oder andere gefährden, sind Deeskalationsstrategien geeignetere Maßnahmen. Wurde aufgrund einer gravierenden Agitiertheit die Entscheidung für eine pharmakologische Intervention getroffen, dann sollte diese entsprechend den NICE-Leitlinien nur für kurze Zeit und mit Antipsychotika der ersten und zweiten Generation durchgeführt werden (NICE, 2014b).

Im Vergleich zu nicht-pharmakologischen Maßnahmen erscheint eine Behandlung mit Antipsychotika vielleicht als „schnelle Lösung". Letztendlich unterstützen die Bedingungen im Gesundheitswesen immer noch die Verordnung von Antipsychotika für Patient*innen mit einem Delir und haben zur häufigen Anwendung dieser Medikamente beigetragen. Antipsychotika sind eine große Gruppe verschiedener Medikamente, die in der Regel als Antipsychotika der ersten Generation oder als typische oder konventionelle Antipsychotika bezeichnet werden wie Phenothiazine (z. B. Nozinan®), Tioxanthene (z. B. Clopixol®), Butyrophenone (z. B. Haldol®), sowie Antipsychotika der zweiten (z. B. Quetiapin®) und dritten Generation (z. B. Abilify®). Ihre hemmende Wirkung auf Dopamin-D2-Rezeptoren gilt aufgrund der Hypothese, dass ein Überschuss an Dopamin und ein Mangel an Acetylcholin an der Pathophysiologie des Delirs beteiligt sind, als Hauptgrund für ihre Anwendung.

Entsprechend der Empfehlung des Scottish Intercollegiate Guidelines Network (SIGN) sollte nach Beginn einer medikamentösen Therapie ihre Notwendigkeit täglich überprüft werden (Health Improvement Scotland, 2019). Sie ist zu beenden, sobald es die klinische Situation erlaubt. Antipsychotika, die aufgrund eines Delirs verordnet wurden, sollten abgesetzt werden, sobald es die klinische Situation gestattet, in der Regel nach ein bis zwei Tagen. Sollte es als sicherer gelten, die Antipsychotikatherapie aufgrund eines Delirs auch nach der Entlassung der Person aus dem Krankenhaus fortzusetzen, ist eine frühzeitige Überprüfung der Medikamente und eine ambulante Nachkontrolle zu vereinbaren.

Die Anwendung antipsychotisch wirkender Medikamente kann mit neurologischen Nebenwirkungen wie extrapyramidalen Störungen, Spätdyskinesien und einem neuroleptischen malignen Syndrom assoziiert sein. Sie steht zudem auch nach statistischer Anpassung der Merkmale von Studienteilnehmer*innen mit einem höheren Risiko für Aspirationspneumonien in Krankenhäusern in Zusammenhang, was bei der Verordnung von Antipsychotika berücksichtigt werden sollte (Herzig et al., 2017).

Ein Hinweis zu Haloperidol: Haloperidol ist das am häufigsten angewendete Antipsychotikum, weil es nur geringe anticholinerge Nebenwirkungen verursacht, wenige aktive Metaboliten bildet und eine Sedierung und Hypotonie wenig wahrscheinlich macht. In der Zusammenfassung der Merkmale des Arzneimittels für Haloperidol wird empfohlen, vor und nach Beginn der Behandlung bei allen Patient*innen ein EKG zu erstellen. Haloperidol verursacht eine Verlängerung der frequenzkorrigierten QT-Zeit (QTc-Zeit), die zu einer Torsade-de-Pointes-Tachykardie und einem plötzlichen Tod führen kann. Das Risiko einer Verlängerung der QTc-Zeit ist bei parenteraler Gabe und höherer Dosierung vermutlich größer. Risiko und Nutzen einer Verordnung von Haloperidol müssen bei Patient*innen mit Risikofaktoren für ventrikuläre Arrhythmien abgewogen werden. Die gleichzeitige Verordnung von anderen, die QTc-Zeit verlängernden Medikamenten sollte vermieden werden.

Welchen Stellenwert Haloperidol beim Management eines Delirs einnimmt, ist schwer zu beurteilen (Neufeld et al., 2019). Eine Studie zeigte, dass die Anwendung von Haloperidol oder Ziprasidon im Vergleich zu Placebo bei Patient*innen auf Intensivstationen mit akuter respiratorischer Insuffizienz oder Schock und hypoaktivem oder hyperaktivem Delir keinen signifikanten Einfluss auf die Dauer des Delirs hatte (Girard et al., 2018). Schon seit längerem ist die Assoziation bekannt, dass bei Patient*innen nach Stroke unter einer Haloperidoltherapie Rehabilitationsfortschritte geringer sind. Patient*innen nach einem Stroke, welche Beinträchtigungen der Gemütslage, Verhaltensstörungen sowie neurokognitive Störungen entwickelten und mittels selektive Serotonin-Wiederaufnahmehemmer der ersten Generation Inhibitoren, ältere traditionelle antipsychotische Medikamente und Neurostimulanzien gegen Parkinson behandelt wurden, verbesserten weniger den funktionellen Status (motorischer FIM Score) als unter der Einnahme von atypischen Antipsychotika. Zu betonen ist, dass es sich um eine Assoziation handelt, die keine kausale Rückschlüsse erlaubt (Conroy et al., 2005). Wie lange Antipsychotika im Gehirn bleiben, wurde am Menschen mit Haloperidol untersucht. Die Eliminationshalbwertszeit von Haloperidol aus dem Hirngewebe betrug 6,8 Tage. Dabei gab es keinen offensichtlichen Zusammenhang zwischen der Dauer der Behandlung und der mittleren Haloperidol-Konzentration. Zwar schienen höhere Dosen von Haloperidol mit höheren Konzentrationen im Hirngewebe verbunden zu sein. Doch selbst nach einer dreitägigen Behandlung mit Haloperidol war die Konzentration im Hirngewebe vergleichbar mit derjenigen bei einer Langzeitbehandlung. Dies deutet darauf hin, dass sich Haloperidol schnell im Hirngewebe anreichert. Ähnliche Ergebnisse wurden bei Versuchstieren gefunden. Dabei reichte die einmalige Gabe von Haloperidol aus, um im Gehirn von Ratten bereits eine hohe Konzentration des Medikaments feststellen zu können (Kornhuber et al., 1999).

Atypische Antipsychotika

In jüngerer Zeit werden teilweise neuere antipsychotisch wirkende Medikamente (z. B. Risperidon, Olanzapin, Quetiapin) zur Behandlung des Delirs eingesetzt. Auch bei der Anwendung dieser sog. atypischen Antipsychotika besteht das Risiko schwerer Nebenwirkungen.

Benzodiazepine

In nur wenigen kontrollierten Studien wurde die Wirksamkeit von Benzodiazepinen als Monotherapie (also nicht in Kombination mit anderen Pharmakotherapien) zur Behandlung des Delirs untersucht. Außer bei einem Alkoholentzug und einer

Absetzung von Sedativa/Hypnotika – dort sind sie die Therapie der Wahl – gelten Benzodiazepine nicht als erste Option zur Behandlung von delirassoziierter Agitiertheit. Eine 2020 veröffentlichte Cochrane Review kam zu dem Schluss, dass es derzeit noch keine ausreichenden Belege für die Befürwortung einer routinemäßigen Anwendung von Benzodiazepinen zur Behandlung des Delirs gibt, außer bei Patient*innen auf Intensivstationen (Li et al., 2020). In dem systematischen Review und Netzwerk Meta-Analyse entwickelten sich unter Benzodiazepinen im Vergleich zu Placebo mehr Delirien als dass verhindert werden konnten (Burry et al., 2021).

Cholinerges System

Acetylcholin sorgt dafür, dass wir wach und aufmerksam sind. Cholinerge Bahnen sind netzartig miteinander verbunden und umspannen das Gebiet vom basalen Vorderhirn, Pons und Mesencephalon bis zum Striatum und Cortex. Bereits bestehende cholinerge Defizite können zu einer Vulnerabilität für kognitive Effekte einer systemischen Inflammation führen.

Anticholinerges Delir

Es gibt unterschiedliche anticholinerg wirkende Medikamente. Das klassische klinische anticholinerge Syndrom ist eine Manifestation eines kompetitiven Antagonismus von Acetylcholin an den peripheren und zentralen Muskarinrezeptoren. Anticholinerge Mechanismen sind möglicherweise am Delir beteiligt; Ursache hierfür sind Hypoxie, Hypoglykämie, Thiaminmangel, Schädel-Hirn-Trauma und Schlaganfall (Hshieh et al., 2008).

Anticholinerge Belastung

Unter anticholinerger Belastung versteht man die kumulative Wirkung verschiedener Medikamente mit anticholinergen Eigenschaften. Anticholinergika aus dem Medikamentenplan von Patient*innen zu streichen, um dadurch bedingte kognitive Defizite zu verringern oder das Delirrisiko in demografisch und medizinisch vulnerablen Populationen zu senken, ist therapeutisch sinnvoll (Andrade, 2019). Medikamente dieser Gruppe sind für ihren negativen Einfluss auf die kognitive Funktion bekannt, und sie können eine Demenz und ein Delir verursachen oder die Symptome verschlimmern (Taylor-Rowan et al., 2021).

Cholinesterasehemmer

Ein systematischer Review kam zu dem Schluss, dass die derzeitigen Erkenntnisse nicht auf eine Wirksamkeit von Acetylcholinesterase-Hemmern für die Vorbeugung oder Behandlung von Delirium bei älteren Erwachsenen deuten (Tampi et al., 2016).

Melatonin

Die bisher verfügbaren wissenschaftlichen Belege machen deutlich, dass zwischen Melatonin und dem Delir eine komplexe Beziehung besteht. Eine randomisierte, Placebo kontrollierte, doppelblinde Studie mit 145 älteren Patient*innen der inneren Medizin zeigte, dass das Delirrisiko in der Gruppe, die Melatonin in niedriger Dosis (0,5 mg) erhalten hatte, im Vergleich zu der mit Placebo behandelten Gruppe niedriger war (Al-Aama et al., 2011). Die Ergebnisse der derzeit verfügbaren Studien zur Wirkung einer prophylaktischen Anwendung von Melatonin bei älteren hospitalisierten Patient*innen oder bei Patient*innen vor, während und nach einer Operation sind kontrovers (Zhang et al., 2019).

Dexmedetomidin

Verschiedene Studien verweisen darauf, dass Dexmedetomidin ein Delir verhindern oder die Symptome verringern kann. Die Wirkung von Dexmedetomidin im Bereich der Prävention und Behandlung der delirassoziierten Agitiertheit von Patient*innen auf Intensivstationen ist gut erforscht. Der Wirkstoff verringert nachweislich die Prävalenz des Delirs nach Herzoperationen und ist diesbezüglich effektiver als Benzodiazepine; zudem verbessert er die frühzeitigen Kognitionswerte von sedierten Patient*innen mit und ohne Hirnverletzungen (Clancy et al., 2015).
Dexmedetomidin:

- übt seine antinozizeptive Wirkung primär durch Alpha-2-Rezeptoren in der absteigenden inhibitorischen nozizeptiven Bahn des Rückenmarks aus
- ist ein hochselektiver, zentral wirkender Alpha-2-Agonist mit sedierenden, analgesierenden und anxiolytischen Eigenschaften
- verringert die Wachheit
- mindert die sympathische Aktivität
- wirkt als Agonist im Locus caeruleus und hemmt die Freisetzung von Noradrenalin sowie die hämodynamischen und neuroendokrinen Stressreaktionen (einschließlich von Cortisol), was die Herzfrequenz und den Blutdruck senkt
- hat vermutlich auch eine leicht cholinerge Wirkung, die sich günstig auf den Schlaf-Wach-Rhythmus auswirkt.

Dexmedetomidin ist bei bestimmten Patient*innen mit Vorsicht zu verabreichen. In der Produktmonografie wird auf die erhöhte Gefahr von Nebenwirkungen hingewiesen, wenn das Medikament plötzlich abgesetzt wird (Ungarian et al., 2019). Zwei veröffentlichte Metaanalysen verweisen darauf, das Dexmedetomidin im Vergleich zu anderen aktiv sedierenden Substanzen die Wahrscheinlichkeit eines postoperativen Delirs bei erwachsenen Patient*innen nach einer Herzoperation verringert. Das wichtigste Fazit einer neueren Prüfung war, dass bei älteren Patient*innen nach nicht-herzchirurgischen Operationen, die Dexmedetomidin erhalten hatten, ein postoperatives Delir signifikant seltener auftrat als bei Patient*innen, die mit Placebo behandelt worden waren (Zeng et al., 2019). In dem zuvor genannten Review von Burry (2021) was Dexmedetomidin das einzige Medikament, welches die Wahrscheinlichkeit, dass sich ein Delir auf Intensiv entwickelt, um mehr als die Hälfte reduziert.

Long-QT-Syndrom

Die US-amerikanische Food and Drug Administration (FDA) gab im April 2005 und Juni 2008 Black-Box-Warnungen (Hinweise auf den Verpackungen verschreibungspflichtiger Medikamente, die vor potenziell gefährlichen Nebenwirkungen warnen; Anm. d. Übers.) bezüglich der Anwendung von Antipsychotika bei älteren Menschen heraus. Im British National Formulary, einem vom National Institute for Health and Care Excellence (NICE) veröffentlichten Nachschlagewerk für Arzneimittel, wird ein verlängertes QT-Intervall bei der Anwendung von Antipsychotika und anderen Wirkstoffen beschrieben (NICE, 2019). Das verlängerte QT-Intervall ist der stärkste Prädiktor für eine *Torsade de pointes*, eine maligne und potentiell tödlich verlaufende ventrikuläre Arrhythmie (Othong et al., 2019).

Weiterführende Literatur

Kings's Fund. (n.d.). *Is your ward dementia friendly? The EHE Environmental Assessment Tool from the King's Fund*. Available from https://www.kingsfund.org.uk/sites/default/files/EHE-dementia-assessment-tool.pdf

Maldonado, J. R. (2018). Delirium pathophysiology: an updated hypothesis of the etiology of acute brain failure. *International Journal of Geriatric Psychiatry, 33*(11), 1428–1457. Retrieved November 28, 2019 from https://www.ncbi.nlm.nih.gov/pubmed/29278283

National Institute for Health and Care Excellence. (2019). *Psychosis and related disorders: advice of Royal College of Psychiatrists on doses of antipsychotic drugs above BNF upper limit*. Retrieved December 16, 2019 from https://bnf.nice.org.uk/treatment-summary/psychoses-and-related-disorders.html

8
Outcomes nach einem Delir

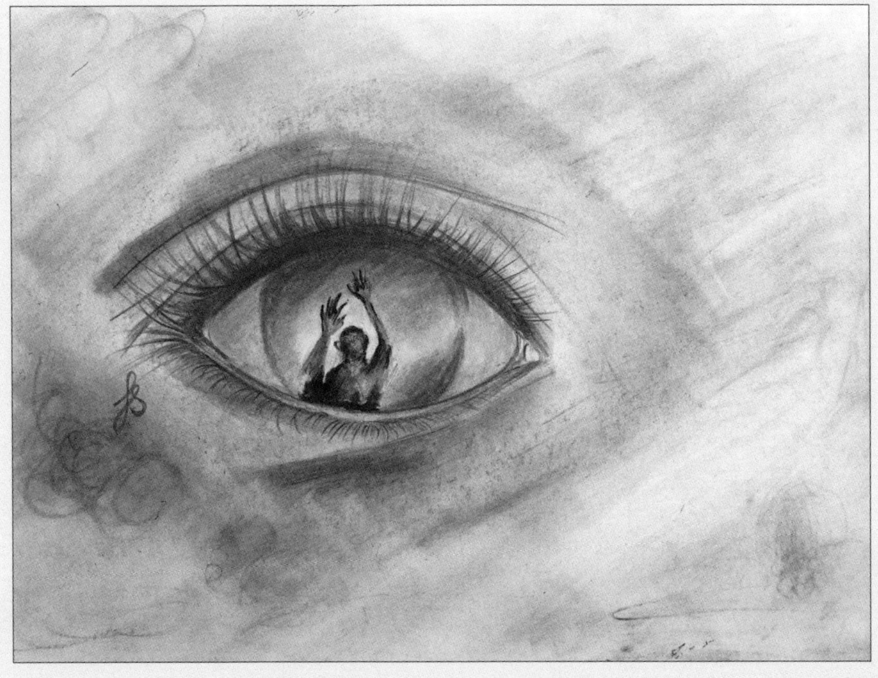

Kapitelüberblick

Die Auffassung, dass Delir an sich kein Risiko darstellt und ohne bleibende Schäden ausheilt, ist nicht mehr haltbar. Häufig werden Ärzt*innen und Pflegende danach gefragt, wie sie die Prognose einer Person, die gerade ein Delir überstanden hat, einschätzen. In diesem Kapitel betrachten wir die möglichen Gesundheitsergebnisse nach einem Delir und weitere Kriterien, die dabei zu berücksichtigen sind.

Wichtig ist zu bedenken, dass die Faktoren Prävalenz, Ursache, Behandlung und Ergebnis eines Delirs erheblich variieren können, je nachdem, an welcher Stelle ihres spezifischen Krankheitspfades sich die Person befindet. Patient*innen, die ein Delir zwar überstanden, sich nach ihrer Entlassung aus dem Krankenhaus aber noch nicht ganz davon erholt haben, sind möglicherweise besonders vulnerabel für nachfolgende unerwünschte Ereignisse (Cole et al., 2017). Es sind weitere Studien zu den Gesundheitsoutcomes dieser Population erforderlich, um die organisatorischen Strukturen für sie verbessern zu können. Dies wird Initiativen zur Verbesserung der Versorgungsqualität und Modernisierung ambulanter Dienstleistungen erleichtern.

8.1 Situation in Krankenhäusern der Akutversorgung

Krankenhäuser der Akutversorgung stehen unter erheblichem Druck, die Aufenthaltsdauer der Patient*innen zu verkürzen und Verzögerungen in Zusammenhang mit komplexen Entlassungen zu vermeiden. Doch hat sich gezeigt, dass es gerade die fachspezifischen Möglichkeiten der stationären Versorgung sind, die das Risiko negativer Patient*innen Outcomes verringern. Ein Beispiel hierfür ist das umfassende geriatrische Assessment älterer Patient*innen (Avelino-Silva et al., 2014).

8.2 Individuelle Fähigkeiten und physische Umgebung

Die Konzepte Rehabilitation, Reablement (Wiederbefähigung) und Intermediate Care (Intensivüberwachungspflege als Bindeglied zwischen Intensiv- und Normalstation) entspringen alle dem Wunsch, Menschen ein selbstständiges, selbstbestimmtes und sinnhaftes Leben zu ermöglichen und Abhängigkeit von Dienstleistungen der Gesundheits- und Sozialfürsorge zu vermeiden. Therapie ist enorm wichtig. So ist beispielsweise das primäre Ziel der Ergotherapie:

Menschen zu befähigen, sich an den Alltagsaktivitäten zu beteiligen. Ergotherapeut*innen erreichen dies durch die Arbeit mit Menschen und Gruppen, um ihre Fähigkeit zum Ausüben von Tätigkeiten, die sie ausführen wollen, müssen oder deren Ausführung von ihnen erwartet wird, zu verbessern oder durch die Veränderung der Tätigkeit oder der Umgebung, um das Engagement bei dieser Tätigkeit zu unterstützen (World Federation of Occupational Therapists, 2019)

Technologien, die Menschen mit Langzeiterkrankungen und einer dadurch bedingten Gefahr häufiger Krankenhauseinweisungen unterstützen, haben sich als wünschenswert erwiesen. Eine wirksamere Nutzung von Ressourcen der Gesundheitsversorgung nach der Durchführung von ambulanten Ergotherapieprogrammen ist wissenschaftlich gut belegt. In diesem Zusammenhang wurde über eine Verringerung der Wiederaufnahmeraten, der Inanspruchnahme therapeutischer Leistungen nach Entlassung aus dem Krankenhaus und der Risiken im häuslichen Umfeld sowie über eine Verbesserung der Lebensqualität der Person und ihrer Angehörigen berichtet (Cuevas-Lara et al., 2019).

8.3 Planung der Betreuung und Versorgung

Natürlich ist es förderlicher, die Zukunft eigenständig planen zu können, als dies einer stellvertretenden Person überlassen zu müssen. Doch müssen wir dazu geistig in der Lage sein, Entscheidungen selbst zu treffen. Vielleicht können wir die Entscheidung selbst gar nicht mehr mitteilen oder befinden uns in einem Zustand, in dem wir Entscheidungen nur vermindert oder nicht treffen können, weil sie zu komplex sind. In den letzten Wochen eines Lebens beispielsweise müssen viele komplexe Entscheidungen zur Art der Entlassung, zum Abbruch der Behandlung oder zum Ort des Sterbens gefällt werden.

Da Patient*innen mit einem Delir häufig nur eingeschränkt fähig und autonom sind, müssen viele dieser Entscheidungen von stellvertretenden Personen getroffen werden. Um Menschen mit langfristigen Erkrankungen eine unnötige Einweisung in ein Krankenhaus zu ersparen und sie zu befähigen, Entscheidungen bezüglich ihrer Gesundheit und ihres Wohlbefindens selbst zu treffen, sollten sie über einen Versorgungsplan verfügen, der die notwendigen Maßnahmen für ein optimales Wohlbefinden antizipiert, Stärken und Fähigkeiten fördert und mögliche Verschlechterungen einbezieht. Ein solcher Plan beinhaltet Hinweise zu Dienstleistungen der Gesundheitsversorgung und Sozialfürsorge sowie zu lokal verfügbaren und ehrenamtlich organisierten Hilfsangeboten. Betreuungspersonen müssen darüber informiert werden, dass ihnen ein neuer oder aktualisierter Versorgungsplan zusteht. Zudem müssen die notwendigen Vorbereitungen getroffen worden sein, bevor ein Patient bzw. eine Patientin nach Hause entlassen wird.

Die „personalisierte Planung der Versorgung und Unterstützung" in den aktuellen Richtlinien des National Health Service England beinhaltet eine Reihe von „ermöglichten Gesprächen", in denen sich die Person – oder diejenigen, die sie gut kennen wie betreuende Angehörige – aktiv an der Sondierung ihrer Zukunftsoptionen beteiligen kann (NHS England, n.d.). Absicht einer solchen Herangehensweise ist es, zu Ergebnissen und Lösungen zu kommen, die für die Person wirklich wichtig sind. Ein personalisierter Versorgungs- und Unterstützungsplan sollte nach einer ganzheitlichen Erstbeurteilung der Bedürfnisse bezüglich Gesundheit und Wohlbefinden entwickelt werden. Die Person oder ihre nächsten Vertrauten arbeiten mit den entsprechenden professionellen Teams zusammen, um eine solche Erstbeurteilung zu erstellen, die dann zur Konzeption eines vereinbarten personalisierten Versorgungs- und Unterstützungsplans führt.

In einem spezifischen Versorgungsplan für palliativ zu betreuende erwachsene Personen sollte das Verständnis, der betreffenden Person hinsichtlich Diagnose, Prognose und die getroffenen Entscheidungen zur Versorgung am Lebensende dokumentiert sein (**Kap. 10**).

8.4 Die Rolle von betreuenden Angehörigen

Betreuende Angehörige sind enorm wichtig, um Personen mit gesundheitlichen und sozialen Versorgungsbedürfnissen zu einem unabhängigen Leben im häuslichen Umfeld zu befähigen. Doch benötigen auch sie Unterstützung, denn sie müssen gesund bleiben und sich wohl fühlen, damit sie ihre Betreuungsrolle weiterhin ausüben können. Ein Beispiel für eine solche Unterstützung sind finanzielle Zuschüsse und Beihilfen für Betreuende. Zudem muss sichergestellt werden, dass sie Zugang zu präzisen und aktuellen Informationen, Tipps und Hilfsangeboten, die für sie relevant sind, erhalten.

8.5 Outcomes eines postoperativen Delirs

Die Aufklärung über Risikofaktoren und klinische Merkmale bildet die Grundlage für die Prävention und die Prinzipien bzw. Methoden der Behandlung eines postoperativen Delirs (Kyziridis, 2006). Das postoperative Delir ist ein spezielles Phänomen, das besondere Aufmerksamkeit verdient. Prospektive Studien werden benötigt, um die Beziehungen zwischen präoperativen kognitiven Störungen und Patient*innenoutcomes zu untersuchen und beste Vorgehensweisen zu ermitteln (Mahanna-Gabrielli et al., 2019).

Bei Patient*innen nach nicht-herzchirurgischen Operationen auf Intensivstationen ist das Delir mit einer Reihe von negativen Gesundheitsoutcomes assoziiert (Crocker et al., 2016). Dazu zählen:

- höhere Sterbewahrscheinlichkeit
- kognitive Defizite
- erneute Krankenhauseinweisung
- längere Krankenhausverweildauer
- höhere Wahrscheinlichkeit einer Überführung in eine Pflegeeinrichtung
- verminderte gesundheitsbezogene Lebensqualität
- eingeschränkte Fähigkeit zur Durchführung von Alltagsaktivitäten.

Delir kann eine Kaskade von Ereignissen in Gang setzen, die mit einer nicht mehr intakten Blut-Hirn-Schranke beginnt und zu Neuroinflammation, Stressreaktionen und Veränderungen der Neurotransmission führt. Vermutet werden zwei Phasen eines kognitiven Abbaus nach einem Delir (Inouye et al., 2016). Die akute Phase betrifft die Auswirkungen vorübergehender auslösender Ereignisse wie eine Narkose oder eine Operation. Sie ist relativ schnell überstanden. Die zweite Phase betrifft die späteren Folgen und verweist auf einen länger andauernden Prozess.

8.6 Outcomes einer Delirepisode

Die nachstehende Auflistung stellt Beispiele möglicher Ergebnisse einer Delirepisode dar:

- emotionale Probleme aufgrund der Delirerfahrung (**Kap. 9**)
- Stürze
- längerer Krankenhausaufenthalt

- subsyndromales Delir
- kognitive Störungen
- neuropsychiatrische Symptome
- Überführung in eine Pflegeeinrichtung
- körperliche und geistige Beeinträchtigung
- Rückkehr in das häusliche Umfeld
- Post-Intensive-Care-Syndrom
- erneute Krankenhauseinweisung
- erhöhte Sterblichkeit.

Eine allgemeine Definition dessen, was „Genesung" im Kontext des Delirs bedeutet, existiert nicht (Adamis et al., 2015). Vielleicht kann zwischen symptomatischer und allgemeiner Genesung sowie zwischen lang- und kurzfristigen Ergebnissen unterschieden werden. Die Wiedererlangung der kognitiven Fähigkeiten könnte für eine Definition von Genesung im Kontext eines Delirs entscheidend sein. Das ist ein interessanter Aspekt, weil die initialen Verhaltensänderungen markant sein können.

Obwohl die meisten Delirepisoden nur von kurzer Dauer sind, können sie sich langfristig auf die Fähigkeit der betroffenen Person auswirken, sich von einem Krankenhausaufenthalt oder einer Operation zu erholen. Dies ist wichtig, da das Management der Folgen schwierig sein kann – unabhängig davon, in welchem Versorgungsbereich sich die Person befindet.

8.7 Stürze

Schon immer bestand in Krankenhäusern die Tendenz, Patient*innen mit einem Delir nicht zu mobilisieren bzw. ihre Mobilität einzuschränken, um Stürze zu verhindern. Diese Tendenz herrscht vor allem in einer „Kultur" vor, die auf Risikovermeidung setzt. Doch wenn wir ein Delir vermeiden, können wir auch Stürze vermeiden (Babine et al., 2013). Hshieh et al. (2015) verwiesen darauf, dass die Inzidenz des Delirs infolge spezifischer Interventionen sank, was mit einer Verringerung der Sturzrate korrespondierte. Delir, Demenz und Stürze bilden eine Trias. Ältere Erwachsene mit Gangschwierigkeiten haben ein erhöhtes Risiko, kognitive Defizite zu entwickeln und kognitive Defizite sind wiederum mit einer Verschlechterung des Gangbildes verbunden. Sowohl Gangbild also auch kognitive Beeinträchtigungen sind Risikofaktoren für Stürze (Bridenbaugh & Kressig, 2015). Bricht sich eine

Person mit kognitiven Defiziten und Veränderungen des Gangbildes im Rahmen eines Sturzes den Schenkelhals, hat sie ein Risiko von 12–50 %, postoperativ ein Delir zu entwickeln (Hshieh et al., 2020). Während eines Delirs erneut zu stürzen ist mit einem 4.5-fachen Risiko verbunden (Sillner et al., 2019). Nach einem Delir ist bei dieser Patient*innengruppe das Risiko, eine Demenz zu entwickeln, um den Faktor 15.6 erhöht, selbst wenn zuvor keine Demenz bestand (Olofsson et al., 2018). Eine Meta-Analyse berechnete das Risiko, nach einem Delir eine Demenz zu entwickeln, auf sogar 45 % (Goldberg et al., 2020). Daher spielt bei der Prävention von Delir und Demenz die Sturzprävention eine große Rolle.

8.8 Längerer Krankenhausaufenthalt

Eine akute Krankheit in Verbindung mit einem Delir ist generell mit einem längeren Krankenhausaufenthalt verbunden. Hierfür gibt es verschiedene Erklärungen. Eine davon lautet, dass die Ursache für ein Delir eine schwerwiegende Krankheit sein kann, die einen längeren Krankenhausaufenthalt nach sich zieht, der wiederum ebenfalls Ursache für ein Delir sein kann.

8.9 Subsyndromales Delir

Ein subsyndromales Delir (SSD) kann jederzeit auftreten. Die Outcomes von Patient*innen nach einem SSD liegen im Mittel zwischen denen von Patient*innen ohne Delir und denen von Patient*innen mit einem voll ausgeprägten Delirsyndrom. Ein SSD zu erkennen, wird dadurch erschwert, dass viele Patient*innen leichte, unspezifische Symptome haben (z. B. leichte Unaufmerksamkeit, Schlafprobleme, Unruhe, medikamentenbedingte Somnolenz), die dann fälschlicherweise einem SSD und nicht einem voll ausgeprägten Delirsyndrom zugeordnet werden.

Ob es sich bei älteren, notfallmäßig aufgenommenen Patient*innen um ein voll ausgeprägtes Delirsyndrom oder ein SSD handelt, ist wichtig für die Ermittlung des Sterberisikos; dabei besteht vielleicht eine Beziehung zwischen „Dosis und Wirkung“, die sich auf die Mortalität des Delirs bezieht, wobei das Sterberisiko beim voll ausgeprägten Delirsyndrom am höchsten ist und beim SSD im mittleren Bereich liegt (Diwell et al., 2018).

8.10 Kognitive Störungen

Besteht die Sorge, dass in den Monaten nach der Entlassung aus dem Krankenhaus kognitive Störungen auftreten, dann raten Sie der Person bzw. den betreuenden Angehörigen, die Hausärt*innen zu konsultieren.

Lipowski (1990) verwies darauf, dass Delir das Risiko für eine Demenz erhöhen kann. Es ist wissenschaftlich belegt, dass Patient*innen, die postoperativ ein Delir entwickeln, eine Untergruppe mit einem Risiko für längerfristige oder dauerhafte neurokognitive Störungen darstellen, welche die gesundheitsbezogene Lebensqualität beeinträchtigen (Antunes et al., 2013).

In einer prospektiven Kohortenstudie wurde ein Delir beschrieben als unabhängiger Prädiktor für langfristige kognitive Störungen bei internistischen Intensivpatient*innen, die sich von einer kritischen Krankheit mit maschineller Beatmung erholen (Girard et al., 2010). In anderen Fällen ist Delir eventuell mit bereits bestehenden stärkeren neurokognitiven Defiziten, die jedoch vorher nicht erkannt wurden, assoziiert. Delir kann ein zuverlässiger Marker für Personen mit einer schlechten kognitiven Reserve und einem erhöhten Risiko für einen beschleunigten, langfristigen kognitiven Abbau sein. Eine Meta-Analyse berechnete das Risiko, nach einem Delir eine Demenz zu entwickeln, auf sogar 45% (Goldberg et al., 2020)

8.11 Neuropsychiatrische Symptome im Kontext von Intensivstationen

Störungen der geistigen Gesundheit von Patient*innen, die in Zusammenhang mit einem Aufenthalt auf einer Intensivstation (ITS) stehen, sind Ängste, Apathie, Zwangshandlungen, Impulsivität, Depression und posttraumatische Belastungsstörung (PTBS). Bei Angehörigen sind es komplexe Trauerreaktionen infolge eines schmerzlichen Verlustes. Akuter Stress ist bei Patient*innen auf Intensivstationen häufig. Ursachen hierfür sind Angst vor dem Sterben, invasive Behandlungen, Schmerzen, schlechtes Befinden, Unfähigkeit zur Kommunikation, Wahnvorstellungen und Halluzinationen (Mouncey et al., 2019).

Möglicherweise tragen vage Erinnerungen an den ITS-Aufenthalt und sich damit überlagernde Halluzinationen oder Wahnvorstellungen zum posttraumatischen Stress bei. Ein 2008 veröffentlichter, systematischer Review von PTBS bei Überlebenden eines ITS-Aufenthalts zeigte, dass die Prävalenz signifikanter PTBS-Symptome nach einem ITS-Aufenthalt hoch ist und die Symptome über längere Zeit anhalten (Davydow et al., 2008); sie machte zudem deutlich, dass sich eine PTBS nach ITS-Aufenthalt erheblich auf die Lebensqualität auswirken kann (Grover et al., 2019). Die Studien haben sich auf die Prävalenz der PTBS bei Überlebenden eines ITS-Aufenthalts drei bis zwölf Monate nach ihrer Entlassung konzentriert und eine unterschiedliche Prävalenz von 9 % bis 30 % ermittelt.

Eine Art „ITS-Tagebuch“, das Patient*innen bei ihrer Entlassung mitgegeben wird, kann zur Verarbeitung eines Delirs hilfreich sein. Dadurch, dass darin objektive Informationen festgehalten werden, wird den Patient*innen geholfen, ihre leidvollen Erfahrungen zu verstehen und wieder einen Zugang zur realen Welt zu finden.

8.12 Überführung in eine Pflegeeinrichtung

Die derzeitige Strategie innerhalb der Gesundheitsversorgung und Sozialfürsorge ist die Förderung von Selbstständigkeit, und ein zentrales Ziel eines Krankenhausaufenthalts ist die Wahrung der Unabhängigkeit. Delir hat Einfluss auf Entscheidungen zur Entlassung von Patient*innen und insbesondere auf Verzögerungen, die mit einer Überführung in ein Pflegeheim assoziiert sind. Die Überführung in ein Pflegeheim ist zwangsläufig ein einschneidendes, lebensveränderndes Ereignis für die betreffende Person und ihre Angehörigen. Entscheidungen, die im Krankenhaus getroffen werden, sind möglicherweise in einer Krise begründet, und wichtige äußere Faktoren wie die finanzielle Situation und die Verfügbarkeit ambulanter Pflegedienste beeinflussen das individuelle Ergebnis.

Viele internationale Forschungsarbeiten haben sich mit der Situation beschäftigt, wenn zu Hause lebende Menschen mit langfristigen neurokognitiven Störungen in ein Pflegeheim ziehen müssen. Im Gegensatz dazu fehlen umfassende Studien zu älteren Menschen, die direkt nach einem Krankenhausaufenthalt in ein Pflegeheim überführt werden.

Entscheidungen bezüglich einer Überführung in ein Pflegeheim sind immer schwierig, da sie tendenziell irgendwie auf den Moment ausgerichtet sind und versuchen, die miteinander konkurrierenden gesundheitlichen und sozialen Bedürfnisse der Person und ihrer betreuenden Angehörigen auszugleichen. Die in der Gesundheitsversorgung Tätigen spielen bei der Entscheidungsfindung eine zentrale

Rolle, doch ist dafür eine ruhige Atmosphäre und gute Kommunikation mit den Patient*innen und ihren Angehörigen erforderlich.

Eine Überführung in ein Pflegeheim kann notwendig sein, wenn der Versorgungsbedarf ambulant nicht erfüllt werden kann. Die Vorstellung, nicht mehr nach Hause zu können, ist etwas, das viele ältere Menschen fürchten und nicht wirklich einplanen. Die Rate der Patient*innen, die direkt vom Krankenhaus aus in ein Pflegeheim überführt werden, ist relativ hoch, auch wenn sie zwischen einzelnen Krankenhäusern deutlich schwankt. Manchmal wird die Entscheidung für ein Pflegeheim voreilig getroffen. Das kann dann passieren, wenn das Delir zu einem emotionalen „Schock" geführt hat, der dann aber überwunden wird. Wieder in das häusliche Umfeld zurückzukehren und dort zu bleiben ist deshalb ein sehr wünschenswertes Ziel für Patient*innen, Gesundheitseinrichtungen und die Gesellschaft.

8.13 Körperliche und kognitive Beeinträchtigung

Die wissenschaftlichen Erkenntnisse zu körperlichen und kognitiven Beeinträchtigungen, die von der Unabhängigkeit zur Abhängigkeit führen, sind nicht eindeutig. Der zur Beeinträchtigung führende Prozess kann als eine Reihe von Übergängen zwischen Zuständen von Beeinträchtigung und Unabhängigkeit gefasst werden (Hardy et al., 2005). Da die Bevölkerung altert, wird Beeinträchtigung ein zunehmend wichtiges Problem für die öffentliche Gesundheit.

Neuere Erkenntnisse deuten darauf hin, dass Beeinträchtigung in der Tat ein dynamischer Prozess mit zahlreichen Gesichtspunkten ist (National Academies of Sciences, 2002). Während die allgemeine Wahrscheinlichkeit, sich von einer einzelnen Episode von Beeinträchtigung zu erholen und wieder unabhängig zu werden, sehr hoch ist, besteht bei älteren Menschen, die nach einer Beeinträchtigung ihre Unabhängigkeit wiedererlangt haben, ein hohes Risiko für eine erneute Beeinträchtigung.

Hardy und Gill (2004) verwiesen in ihrer durchgeführten Studie darauf, dass sich ältere Menschen nach einer erstmaligen Beeinträchtigung wieder erholen. Sie werden viel häufiger als früher vermutet wieder vollständig unabhängig in ihren Alltagsaktivitäten. Diese Erholung und Unabhängigkeit ist aber oftmals kurzfristig. Das bedeutet, dass weitere Anstrengungen dahingehend, die Unabhängigkeit in dieser Hochrisikogruppe zu bewahren, berechtigt sind.

8.14
Rückkehr in das häusliche Umfeld

Angehörige und Betreuende müssen viel Verantwortung übernehmen, wenn eine Person mit einem Delir zurück nach Hause entlassen wird. Daher ist es notwendig, frühzeitig Verbindung zu ihnen aufzunehmen, um die Entlassung zu organisieren und sicherzustellen, dass das Betreuungspaket und die Hilfsmittel für die Situation, die bei der Entlassung antizipiert wird, geeignet sind. Ebenso wichtig ist es, mit den Angehörigen und Betreuenden zu besprechen, ob sie weitere Unterstützung benötigen, da ein Burn-out und Betreuungsstress ganz reale Phänomene sind und zu einer erneuten Krankenhauseinweisung der Person führen können.

Der Stress, den eine Krankenhauseinweisung aufgrund eines Delirs für beide, Patient*innen und Betreuende, bedeutet, sollte niemals unterschätzt werden. Ziel ist es, die Aufenthaltsdauer im Krankenhaus so kurz wie möglich zu halten und sicherzustellen, dass die medizinischen und pflegerischen Maßnahmen, die nur in einem Akutkrankenhaus durchgeführt werden können (z.B. die Diagnose und Behandlung eines akuten medizinischen Problems), dort erfolgen. Jedoch sind viele Patient*innen mit einem Delir gezwungen, sich in einer Krankenhausumgebung längeren Untersuchungen zu unterziehen. Dies ist zeitintensiv und der geistig-seelischen Verfassung der Person, die das Gefühl hat, sie werde in einer „Bestanden-/Nicht-bestanden-Manier“ untersucht, möglicherweise abträglich. Zudem trägt all diese verbrauchte Zeit zu einer Dekonditionierung der Person bei. Eine Definition von *Discharge to Assess*, einer Initiative des britischen National Health Service (n.d.b), lautet:

Wenn Menschen, die klinisch optimiert sind und kein Bett mehr in einem Akutkrankenhaus, aber eventuell immer noch Gesundheitsversorgung benötigen, kurzfristige finanzielle Unterstützung erhalten, damit sie (falls angemessen) nach Hause oder in ein anderes ambulantes Setting entlassen werden können. Die Beurteilung eines längerfristigen Betreuungs- und Unterstützungsbedarfs findet dann in dem für die Person am besten geeigneten Setting und zum richtigen Zeitpunkt statt.

Mithilfe einer Kombination aus Initiativen wie „Home First“ (NHS, n.d.a) und „Discharge to Assess“ werden Patient*innen unterstützt, nach Hause zurückzukehren, um sich von ihrem Krankenhausaufenthalt zu erholen. Aspekte dieser erfolgreichen Methode sind:

- die Person und ihre Angehörigen in den Mittelpunkt der Entscheidungen zu stellen.
- Schritte zu unternehmen, um die Perspektiven der Person, ihrer Angehörigen und der Gemeinschaft, in der sie leben, zu verstehen.

- einen einfachen Zugang zu Informationen, Beratung und Hilfsleistungen zu ermöglichen.
- Entscheidungen zum langfristigen Betreuungsbedarf der Person nach der Erholungs- und Rehabilitationsphase zu treffen.
- sich über Hilfsangebote, die im häuslichen Umfeld tatsächlich verfügbar sind, zu informieren.

Wichtig ist anzumerken, dass physiotherapeutische Maßnahmen im Rahmen der verfügbaren Ressourcen relativ kostengünstig und effektiv sind. Physiotherapeut*innen tragen nicht nur dazu bei, eine erste oder erneute Einweisung in ein Krankenhaus zu vermeiden und die Notwendigkeit einer komplexen oder stationären Versorgung zu verhindern oder zu verzögern, sondern nutzen einen ressourcenorientierten Ansatz innerhalb einer ambulanten Umgebung, um Gesundheit und Wohlbefinden langfristig zu unterstützen. Mit anderen Worten: Sie setzen auf die Stärken und Fähigkeiten der Personen. Die Anwendung von Fixierungen oder Medikamenten zur Ruhigstellung der Person schränkt die Mobilität ein und gilt als Risikofaktor für ein Delir. Andere die Mobilität einschränkende Faktoren sind verordnete Bettruhe, unklare ärztliche Anordnungen zur Mobilisierung, Zeitmangel von Pflegenden und Bedenken wegen des potenziellen Sturzrisikos.

8.15 Post-Intensive-Care-Syndrom

Eine Neuroinflammation kann durch systemisch-entzündliche Insulte wie eine Infektion oder Sepsis mit einer erhöhten Produktion von Zytokinen und reaktiven Sauerstoffspezies, die Mikroglia aktivieren und zu einer Unterbrechung der zentralen Netzwerke im Gehirn führen, verursacht werden. Die Beziehung zwischen Delir und Inflammation ist wichtig, da eine fortgesetzte Neuroinflammation zu einer langfristigen Zustandsverschlechterung nach einer Delirepisode führen kann. In diesem Zusammenhang verwies Cunningham (2011) auf Folgendes:

> Zudem zeigen Studien deutlich, dass sich diese entzündlichen Insulte in kontextuellen angstkonditionierenden Experimenten nachteilig auf die Konsolidierung neuer Erinnerungen auswirken, doch erklären sie nicht, warum relativ harmlose Infektionen wie Harnwegsinfekte bei der älteren Population solch signifikante kognitive Veränderungen verursachen, wie sie während Delirepisoden beobachtet wurden, sich aber nur begrenzt auf jüngere, gesunde Populationen auswirken (S. 946).

Eine Entzündung ist bei sehr vielen Krankheiten, wie wir sie auf Intensivstationen sehen, häufig. Auch wenig intensive, aber regelmäßige körperliche Aktivität kann das proinflammatorische Profil akuter und chronischer Krankheiten verringern, was verschiedene Methoden der Aktivierung bestätigt haben (Beavers et al., 2010). Möglicherweise sind abnorme Werte entzündungsspezifischer Biomarker mit einem Verlust an Muskelmasse und Muskelkraft und dem Beginn eines Delirs (evtl. durch schädigende Mechanismen von oxidativem Stress) assoziiert (Bellelli et al., 2017).

Eine geringe Mobilisation während eines Krankenhausaufenthalts gilt als Risiko für einen krankenhausbedingten funktionellen Abbau. Ein aktualisierter systematischer Review von physiotherapeutischen Maßnahmen auf Intensivstationen für erwachsene Patient*innen kam zu dem Ergebnis, dass eine frühzeitige und progressive Mobilisation Priorität haben und klinischer Schwerpunkt der physiotherapeutischen Tätigkeit auf Intensivstationen sein sollte (Page & Casarin, 2014).

Der Begriff Post-Intensive-Care-Syndrom umfasst verschiedene physische, kognitive oder psychische Symptome, die bei schwerstkranken Patient*innen oder ihren Angehörigen auch nach dem Aufenthalt auf einer Intensivstation weiter bestehen.

8.16 Erneute Krankenhauseinweisung

Eine erneute Krankenhauseinweisung kann ein Zeichen für mangelnde Versorgungskontinuität sein, die auf eine fehlende Abstimmung zwischen der Primär- und Sekundärversorgung hindeutet. Auf der systemischen Ebene aber ist Kontinuität sehr wichtig für die Versorgung von Patient*innen mit Delir. Gründe für eine mangelnde Versorgungskontinuität sind eine fehlende Kommunikation zwischen dem Personal im Krankenhaus und dem ambulanten Personal, eine schlechte Versorgungsplanung und das Versäumnis, eine spezifische Person zu bestimmen, die für die Versorgung verantwortlich ist (Cornwell et al., 2012).

Eine 2019 veröffentlichte Studie mit Patient*innen eines kommunalen Krankenhauses in Nordkalifornien verwies auf eine signifikante Beziehung zwischen einem im Krankenhaus auftretenden Delir und dem Risiko einer erneuten Krankenhauseinweisung innerhalb von 30 Tagen nach der Entlassung. Die Ergebnisse machen deutlich, dass Patient*innen mit einem Delir in der Zeit nach ihrem Krankenhausaufenthalt besonders vulnerabel sind (LaHue et al., 2019).

Zukünftige Strategien zur Vermeidung einer erneuten Einweisung von Patient*innen, die im Krankenhaus ein Delir hatten, sollten die Prävention eines Delirs im Krankenhaus in den Mittelpunkt stellen. Zudem sollten die Angehörigen bzw. Betreuenden darin geschult werden, wie sie die Person nach ihrer Entlassung optimal versorgen und unterstützen können. Eine erneute Krankenhauseinweisung gefährdet zudem unweigerlich die Gesundheit und das Wohlbefinden einer Person, die sich von einem Delir erholt. Strukturelle Unterbrechungen der Versorgungskontinuität sind signifikant, können aber durch ein Ethos abgemildert werden, das die Bedürfnisse der Patient*innen und nicht die operativen Prozesse von Gesundheitsdienstleistern oder die Anforderungen spezifischer Krankheiten in den Vordergrund stellt (Nikelski et al., 2019).

8.17 Erhöhte Sterblichkeit

Delir erhöht unabhängig von der zugrunde liegenden Krankheit das Mortalitätsrisiko um den Faktor 4.2 innerhalb von 90 Tagen nach dem Krankenhauseintritt. Weitere krankenhausbedingte unerwünschte Ereignisse erhöhten mit folgenden Gewichtungen das Mortalitätsrisiko: Mechanische Fixierung (3.5-fach), Verwendung eines Harnkatheters (2.4-fach), Sturz (2.8-fach), Dekubitus (2.6-fach), Schlafentzug (1.2-fach), akute Unterernährung (4.9-fach), Dehydrierung (1.4-fach), Aspirationspneumonie (4.2-fach) (Dharmarajan et al., 2017).

Delir hat sich als unabhängiger Marker für eine erhöhte Mortalität älterer Krankenhauspatient*innen innerhalb von zwölf Monaten nach ihrer Entlassung erwiesen (McCusker et al., 2002). Die Meinung, das Delir sei eine aberrante Stressreaktion, wird durch Studien untermauert, die gezeigt haben, dass Säugetiere direkt an einer längeren Exposition gegenüber Stress sterben können; postmortal wurden als Ursachen Magengeschwüre und Neurotoxizität nachgewiesen (Uno et al., 1989).

Eine Studie zeigte, dass jede dritte akut kranke, hospitalisierte, ältere Person mit einem hypoaktiven oder gemischten Delir im Krankenhaus verstarb (Avelino-Silva et al., 2014). Dieses Ergebnis verdeutlicht die Häufigkeit und schlechte Prognose in Zusammenhang mit einem hypoaktiven Delir. Besonders relevant ist dies für die klinische Praxis, da es aufzeigt, dass Ärzt*innen und Pflegende große Schwierigkeiten haben, ein hypoaktives Delir überhaupt erst zu erkennen.

Eine 2017 publizierter systematischer Review und Metaanalyse machte deutlich, dass ein verminderter Wachheitsgrad bei der Aufnahme im Krankenhaus in

Kombination mit allgemeinmedizinischen Krankheiten mit einem deutlich erhöhten Risiko, im Krankenhaus zu versterben, assoziiert ist (Todd et al., 2017). Patient*innen mit einem verminderten Wachheitsgrad sollten deshalb als solche mit einem hohen Risiko für einen Tod im Krankenhaus ermittelt werden. Ihre Versorgung sollte eine höhere Priorität haben, als dies manchmal der Fall ist.

9
Delirerfahrungen von Patient*innen und Angehörigen

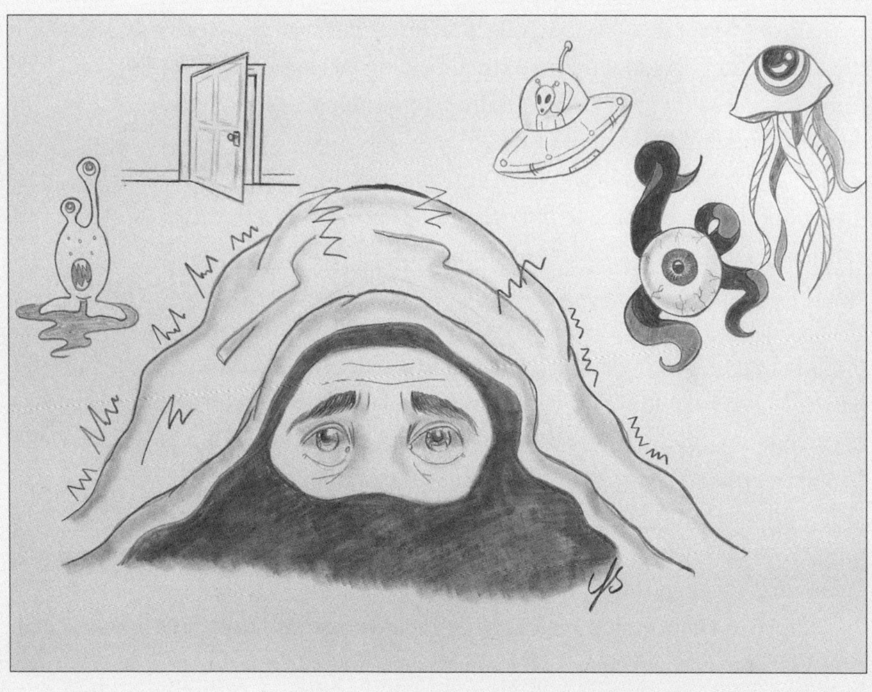

Kapitelüberblick

Wenn Sie schon einmal mit einer Person gesprochen haben, die ein Delir erlebt hat, dann war dies eine Einzelperson mit einer ganz persönlichen Delirerfahrung. Jemanden nach seinen Erfahrungen zu fragen, ist nicht nur interessant in Hinblick auf die Verbesserung der Versorgungsqualität, sondern liefert auch Informationen über das dem Delir zugrunde liegende biologische Substrat. An erster Stelle jedoch steht die Wertschätzung der Person und derjenigen, die sie betreuen. Sie haben es verdient, dass ihnen aufmerksam zugehört wird und dass ihre Geschichten ernst genommen werden. Dieses Kapitel beschäftigt sich mit den Gründen dafür und ein Erfahrungsbericht von Mark Hudson verdeutlicht die Ausführungen.

Ein Patient sagte: „Patient auf einer Intensivstation zu sein ist so, als würden Sie eine Handgranate in Ihr Leben werfen – es sprengt alles weg.“ (NHS University Hospitals Plymouth, 2019)

Menschen mit gelebter Erfahrung sind eine ausgezeichnete Informationsquelle für soziale Bewegungen, die Veränderung herbeiführen wollen (Del Castillo et al., 2017). Sie stehen im Zentrum solcher Bewegungen. Wie sie die Inanspruchnahme einer bestimmten Gesundheitsleistung erlebt haben und mit welchen Lücken innerhalb der Gesundheitsversorgung sie konfrontiert waren, ist oftmals Anstoß für die Entstehung und dauerhafte Aktivität einer sozialen Bewegung. Entscheidend für die Sicherstellung positiver Erfahrungen ist eine Gesundheitsversorgung, bei der die Person im Mittelpunkt steht.

Alle in der Gesundheitsversorgung Tätigen müssen sich dafür einsetzen, dass die Erfahrungen von Patient*innen mit einem Delir genutzt werden, um ihre Versorgung jetzt und in Zukunft zu verbessern. Allerdings kann eine Delirepisode sehr unmenschlich sein. Die Patient*innen und Angehörigen befinden sich in einem Zustand vollkommener Abhängigkeit, was sie demotiviert und handlungsunfähig macht. Auch wenn Ärzt*innen und Pflegende versuchen, jede*n Delirpatient*in/en individuell zu betrachten, wird der Diskurs von einem biomedizinischen und wissenschaftlichen Narrativ beherrscht, das ihren möglicherweise herausragenden Beitrag zur Patient*innenversorgung abwertet.

Die plötzliche und dramatische „Abwesenheit“ der Person im Delir hat einen tiefgreifenden Einfluss auf das Gefühlsleben der Angehörigen; sie ist schockierend, unerwartet und belastend.

Studien zu Delirerfahrungen haben gezeigt, dass das Fazit, das Patient*innen, Angehörige und medizinisches Personal anschließend ziehen, in etlichen Punkten übereinstimmt. Beispielsweise untersuchte die Gesundheitsorganisation Health Improvement Scotland (2013) die Erfahrungen von medizinischem Personal, Patient*innen und Angehörigen hinsichtlich des Bereitstellens und Empfangen von Versorgungsleistungen während einer Delirepisode in einem Akutkrankenhaus. Die Ergebnisse dieser Untersuchung waren sehr aufschlussreich, weil sich folgende Kriterien als sehr wichtig erwiesen haben:

- sich sicher fühlen
- die Person kennenlernen
- ruhig sein
- auf dem Laufenden gehalten werden
- Menschen helfen, die Situation zu verstehen
- das Wesen eines Delirs besser verstehen.

Andere wichtige Aspekte waren unverständliche Erfahrungen, lebhafte und dramatische Erinnerungen, neuropsychiatrische Phänomene sowie zeitliche und örtliche Desorientiertheit. Ebenfalls häufig beschrieben wurden Gefühle von Eingeengtsein, Gefangensein und Zwang. Sie können bis zu einem gewissen Grad in der Realität begründet sein.

9.1 Expert*innen aus Erfahrung

Die Gedanken, die Patient*innen während eines Delirs haben, sind nicht zu unterschätzen und müssen anschließend analysiert werden. In einem 2019 erschienenen wissenschaftlichen Beitrag berichtete ein Anästhesist Folgendes über seine Delirerfahrung (Larsen, 2019): *Es war auch überraschend, wie viel ich nachdachte. Auch wenn ich grundsätzlich davon ausging, paranoid zu sein, waren viele meiner Gedanken in der Situation rational.*

Ein anderer „Überlebender" beschrieb seine Delirerfahrung wie folgt (Garrett, 2019): *Ganz allein auf mich gestellt, ohne jemanden, der mir helfen konnte, war dies die traumatischste Zeit meines Lebens. Sie hat eine tiefe emotionale Narbe hinterlassen, die auch Jahre später noch weh tut.*

Und weiter: *Ein Delir ist eine reale und starke Erfahrung und zu sagen, dass alles nur in der Vorstellung existiert oder dass die/der Patient*in verwirrt ist, schmälert die Bedeutung, die das Delir hat. Ich war manchmal verwundert, doch „wusste" ich, dass das alles tatsächlich passiert. Ich war nicht verwirrt.*

Persönliche Erfahrungen mit der Gesundheitsversorgung zu erfassen, hat sich als wirksam erwiesen, um sicherzustellen, dass die Versorgungsleistungen auf die Bedürfnisse derjenigen, die sie in Anspruch nehmen, ausgerichtet werden. Alle Erfahrungen sind wertvoll und werden einbezogen.

Expert*innen aus Erfahrung sind entscheidender Bestandteil jeder Arbeit. Sie verstärken die Stimme derjenigen, die Versorgungsleistungen in Anspruch nehmen, und machen es möglich, diese zu verbessern. Der Unterschied zwischen der tatsächlichen Erfahrung dieser Expert*innen und dem, was sie sich an Erfahrung erhofft hätten, definiert eine wichtige Lücke, welche die „Verbesserungswissenschaft“ (Science of Improvement) schließen kann. Die Beurteilung der Versorgungsqualität aus der Perspektive des betroffenen Menschen bewegt sich merklich weg von der „Patient*innenzufriedenheit“ hin zur „Patient*innenerfahrung“, wobei der Begriff „Expert*innen aus Erfahrung“ nicht unumstritten ist (NHS Confederation, 2010).

Die Erfahrungen von Patient*innen könnten auch ergänzende und wertvolle Informationen über Sicherheitsprobleme liefern, die systematisch gesammelt und geprüft werden müssen (NIHR Signal, 2019). Die vorhandene Fachliteratur verweist darauf, dass es machbar ist, Patient*innen in die Bereitstellung oder Umgestaltung der Gesundheitsversorgung einzubinden und dass eine solche Einbindung zu wünschenswerten Ergebnissen wie selteneren Krankenhauseinweisungen, verbesserter Effizienz und Qualität der Gesundheitsleistungen und höherer Lebensqualität führen kann (Bombard et al., 2018).

9.2 Die Bedeutung von Geschichten

Hören Sie sich die Geschichte einer Person, die ein Delir durchlebt hat, wann immer Sie können an. Geschichten sind besonders überzeugend, weil sie leicht zu verstehen sind und im Gedächtnis bleiben. Sie erleichtern das Verständnis von Zusammenhängen und verleihen den übermittelten Informationen Bedeutung und emotionale Wirkkraft. Menschen beziehen sich oftmals auf erzählerisch vermittelte Informationen – unabhängig davon, wie gebildet sie sind oder welchen kulturellen Hintergrund sie haben.

Botschaften berühren Menschen dann, wenn sie emotional Widerhall finden. Solche Botschaften haben das Potenzial, Menschen zu erreichen, sie einzubinden und ihr Verhalten zu ändern. Don Berwick meinte während seiner Zeit als Leiter des Institute for Healthcare Improvement: „Die Bedeutung des Geschichtenerzählens in der Gesundheitsversorgung ist enorm und wird praktisch nicht genutzt" (Grissinger, 2014).

Geschichten von Personen, die ein Delir erlebt haben, zu analysieren, kann sogar helfen, das dem Delir zugrunde liegende neuronale Substrat zu identifizieren. Auch wenn wir zugeben müssen, dass ein Delir nicht bloß eine Sammlung von „Träumen" ist, hat die Wissenschaft des Träumens potenziell Relevanz für die modernen Neurowissenschaften und gibt wichtige Einblicke in das menschliche Bewusstsein (Mutz & Amir-Homayoun, 2017). Möglicherweise bestehen, was die beteiligten neuronalen Netzwerke anbelangt, Ähnlichkeiten zwischen den Erfahrungen eines Delirs und dem luziden Träumen, bei dem sich die träumende Person dessen bewusst ist, dass sie träumt. Ob Erfahrungen eher Träumen oder einer Psychose gleichen, ist ein spannendes Thema, das auf gute Erfahrungsberichte angewiesen ist. In **Tabelle 9-1** werden einige Modelle vorgestellt, die für die narrative Medizin relevant sind.

Tabelle 9-1: Modelle, die für die narrative Medizin relevant sind (Rahman, 2020, S. 166)

Modell	Beschreibung
Elaboration Likelihood Model (Petty & Cacioppo, 1986)	Dieses Modell beschreibt den Prozess einer möglichen Meinungsänderung aufgrund einer persuasiven Botschaft. Es geht von zwei unterschiedlichen Arten der Verarbeitung einer persuasiven Botschaft aus: einer zentralen und einer peripheren Route. Bei der zentralen Route setzt sich die Person eingehend mit den Argumenten der Botschaft auseinander. Bei der peripheren Route beschäftigt sie sich eher oberflächlich mit den positiven und negativen Inhalten der Botschaft.
Transport Modelle (Isberner et al., 2018)	Transportmodelle basieren auf der Auffassung, dass sich Personen auf Geschichten einlassen, wenn sie sich in die Situation oder den Kontext hineinversetzen können. Transportmodelle erklären, warum sich Zuhörende in einer Geschichte „verlieren".
Entertainment Overcoming Resistance Model (Fransen et al., 2015)	Dieses Modell beschreibt, dass Zuhörende, die sich auf die Geschichte einer Person einlassen, die sie als ihnen ähnlich empfinden, ihre Meinung und ihr Verhalten ändern, weil sie auf die Geschichte weniger abwehrend reagieren.
Die zwei Denksysteme von Kahneman (Kahneman, 2012)	Kahneman unterscheidet im Wesentlichen zwischen zwei Denksystemen: System 1 beinhaltet die schnelle, intuitive Art des Denkens und Entscheidungentreffens, System 2 die analytische, langsame und abwägende Art des Denkens und Entscheidungentreffens.

Derzeit liegt der Schwerpunkt auf der Bereitstellung einer patient*innenzentrierten Gesundheitsversorgung, um die Erfahrungen von Patient*innen, Angehörigen, Ärzt*innen und Pflegenden zu verbessern. Ärzt*innen und Pflegende müssen zunächst ihre eigenen Überzeugungen, Wertvorstellungen, Erwartungen und Fähigkeiten zum Aufbau von Beziehungen verstehen, bevor sie auf die Bedürfnisse von Patient*innen eingehen können.

Therapeutische Beziehungen zwischen

- betreuenden Angehörigen und klinischem Personal,
- betreuenden Angehörigen und Patient*in sowie
- den betreuenden Angehörigen selbst

können sich jederzeit verschlechtern.

In einer qualitativen Studie zu terminaler Unruhe wurde über Meinungsverschiedenheiten und Spannungen zwischen dem Klinikpersonal und betreuenden Angehörigen berichtet, die im Wesentlichen auf ein unterschiedliches Verständnis der Patient*innenbedürfnisse zurückzuführen waren (Brajtman, 2005). Die Beziehung zwischen betreuenden Angehörigen und betroffenen Personen leidet auch, wenn Erstere den Verlust eines geliebten und vertrauten Menschen vor seinem tatsächlichen physischen Tod miterleben müssen.

9.3 Belastung für betreuende Angehörige

Delir ist für familiäre und andere Betreuungspersonen sehr belastend und erhöht das Risiko negativer psychischer Gesundheitsergebnisse. Angehörige sind ein wichtiges Element bei der Versorgung von Patient*innen mit einem Delir, weshalb auch sie Unterstützung und Betreuung benötigen. Dazu kann zählen, ihnen zu versichern, dass die/der Patient*in auch ohne sie gut versorgt wird, den Aufenthalt in der Klinik für sie angenehm zu gestalten – insbesondere dann, wenn sie sich stundenlang dort aufhalten – und Unterstützung durch andere zu koordinieren. Es ist wichtig, dass Angehörige die Möglichkeit erhalten, über das Delir zu sprechen, da es nicht nur für die Patient*innen selbst, sondern auch für sie und die Pflegenden, welche sie betreuen, eine psychisch traumatische Erfahrung ist.

Qualitative Studien zeigen, dass die Persönlichkeitsveränderungen der Patient*innen und ihre Unfähigkeit, vertraute Personen zu erkennen, für Angehörige extrem beängstigend sind. Sie über die Symptome des Delirs aufzuklären, nimmt ihnen die Angst und gibt ihnen die notwendige Sicherheit, sich der betroffenen Person gegenüber adäquat zu verhalten (Carbone & Gugliucci, 2015).

Wir müssen erkennen, dass es für Angehörige emotional und psychisch extrem und auch nachhaltig belastend ist, ein Delir mitzuerleben. Diese Art von Belastung sollte in klinischen und anderen Interventionsstudien zum Delir näher untersucht werden. Wie stark betreuende Angehörige durch ein Delir belastet sind, kann anhand des Fragebogens Delirium Burden for Caregivers (DEL-B-C) ermittelt werden (Racine et al., 2019).

9.4 Ursachen für Leid bei einem Delir

Für Leid und Verzweiflung von Patient*innen mit einem Delir gibt es viele verschiedene Gründe (**Abb. 9-1**). Sie betreffen nicht nur die psychische, sondern auch die körperliche Ebene.

Resilienz ist ein unklar definiertes Konstrukt, und welche Beziehung zwischen Resilienz und Delir besteht, weiß bisher niemand so ganz genau. Angehörige leiden, weil die wechselseitige lange Beziehung und die Persönlichkeit, die sie kannten, vorübergehend nicht mehr da zu sein scheinen – unabhängig davon, wie „gesund" oder resilient die Familie insgesamt ist. In den klinischen Leitlinien des

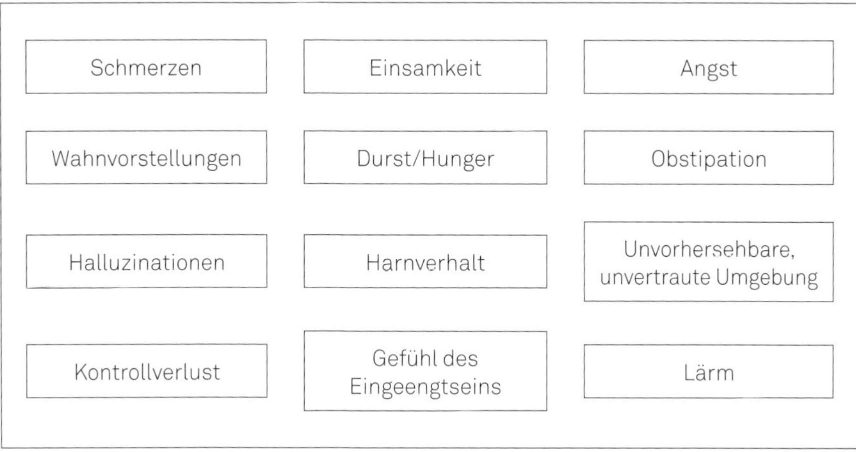

Abbildung 9-1: Ursachen für Leid und Distress bei Personen mit einem Delir (Rahman, 2020, S. 168. Abdruck mit freundlicher Genehmigung von Prof. Alasdair MacLullich.)

NICE wird die Einbindung von Angehörigen in das Management von Patient*innen mit Delir befürwortet und empfohlen, sie über das Delir zu informieren und ihnen Unterstützung zu bieten (NICE, 2018a).

Leid, Belastung und Traumatisierung sind eine gravierende Folge des Delirs, doch wird ihm oftmals nicht so viel Aufmerksamkeit gewidmet, wie dies notwendig wäre (Breitbart et al., 2002; Bruera et al., 2009; Grover & Shah, 2011; Larsen, 2019). Die Frage, inwieweit sich das Leid in den verschiedenen Versorgungsbereichen und ganz unterschiedlichen Primärdiagnosen betreffend ähnelt, bleibt bis jetzt unbeantwortet.

9.5 Negative Emotionen

Spezifische negative Emotionen sind Angst, Scham, Wut, Hoffnungslosigkeit, Unsicherheit und Schuld. Etliche Angehörige erleben das Verhalten der betroffenen Person als unnatürlich und beängstigend – vor allem dann, wenn diese während der Delirepisode aggressiv wird (Finucane et al., 2017). Übereinstimmend wird berichtet, dass die Person die Realität nur vage wahrnimmt.

Schuldgefühle treten oftmals dann auf, wenn Angehörige das Gefühl haben, nicht in der Lage gewesen zu sein, die Person gut genug zu betreuen. Ebenfalls beängstigend für sie ist es, nicht zu wissen, warum es zu einem Delir kam. Einigen wiederum sind vielleicht die Handlungen der Person während des Delirs peinlich – vor allem dann, wenn andere anwesend sind. Wut, Frustration und Enttäuschung können Gefühle von Angehörigen sein, wenn sie nicht mehr vernünftig mit der/dem Patient*in interagieren können. Zudem sind sie vielleicht traurig – im Sinne einer antizipatorischen Trauer –, weil sich die Person so verändert hat.

Erinnerungen an die Delirepisode

Berichten zufolge können sich die meisten Patient*innen an ihre Delirepisode erinnern und haben sie als leidvoll empfunden (Breitbart et al., 2002). Delir ist ein Zustand, der für die direkt Betroffenen und diejenigen, die es miterleben, beängstigend sein kann.

Laut einer Studie zum Ausmaß des Leids litten die meisten der Personen, die sich an ihre Verwirrtheit nicht erinnerten, gar nicht und die meisten der Personen, die sich daran erinnerten, geringfügig (Grover et al., 2015). Die Unterschiede im Ausmaß des Leids könnten auf klinische und psychische Faktoren wie die Schwere einer dem Delir zugrunde liegenden körperlichen Krankheit und den prämorbiden Persönlichkeitsmerkmalen der betroffenen Person zurückzuführen sein.

In mehreren wissenschaftlichen Beiträgen wurde darüber berichtet, dass die meisten betreuenden Angehörigen von Patient*innen mit Delir mäßig bis erheblich unter dem Delir der betroffenen Person litten, wobei dies von verschiedenen Variablen wie der Art des Delirs, der zugrunde liegenden Diagnose und dem sozialen Netz der Betreuenden abhängig war. Zu den „Markern" aufseiten der Patient*innen, die für das Ausmaß an Leid bei Betreuenden verantwortlich waren, zählen ein schlechter körperlicher Leistungsstatus, hyperaktives Delir, Halluzinationen, Agitiertheit, kognitiver Abbau und eine nicht kohärente Sprache (Finucane et al., 2017).

Zu den verschiedenen Phänomenen, an die sich Patient*innen nach einem Delir erinnern und unter denen sie gelitten haben, zählen „Schlaflosigkeit, gefolgt von visuellen Halluzinationen, fehlender Bereitschaft zur Kooperation bei der Behandlung, Herausziehen von Schläuchen und ein ausfälliges Verhalten" (Grover et al., 2015). Weiterhin wurde über auditive und olfaktorische Halluzinationen sowie über das Sehen von kleinen Tieren, Insekten und fremden Personen berichtet.

9.6 Delirerfahrungen auf der Intensivstation

In der Vergangenheit wurden Patient*innen, die auf einer Intensivstation ein Delir durchlebten, von Studien ausgeschlossen. Gründe dafür waren u.a. das Empfinden, mit ihnen nicht kommunizieren zu können oder mangelnde Kooperation. Auf einer Intensivstation sind Angehörige mit verschiedenen Stressoren konfrontiert. Dazu zählen Kommunikationsprobleme, Ungewissheit hinsichtlich der Prognose der betroffenen Patient*innen und fehlende Unterstützung bei dem Treffen von Entscheidungen.

Mögliche Reaktionen von Patient*innen mit Delir auf einer Intensivstation sind (Gaete Ortega et al., 2019):

- Angst vor dem Einschlafen oder davor, dass die eigene Sicherheit in Gefahr ist und/oder davor, vollkommen ausgeliefert zu sein.
- Gefühle von fehlender Verbundenheit mit anderen oder des Getrenntseins von anderen und des Zwangs, sich emotional und physisch auf diese Umgebung einlassen zu müssen.
- Schwierigkeiten damit, zwischen dem zu unterscheiden, was real ist und was nicht.

9.7 Ein persönlicher Erfahrungsbericht

Mark Hudson

Die Verbesserung der langfristigen Gesundheitsergebnisse für Überlebende einer kritischen Krankheit muss mit einer Diskussion über die Erfahrungen der Patient*innen auf einer Intensivstation beginnen. Dieser Bericht von Mark Hudson beruht auf realen Erfahrungen. Es ist mir eine Ehre, ihn hier vorstellen zu dürfen.

Mein Name ist Mark Hudson, ich bin Überlebender eines Delirs auf einer Intensivstation. Am 27. Dezember 2015 wurde ich auf der Intensivstation unseres örtlichen Krankenhauses aufgenommen, und Mitte Januar 2016 bin ich in die Welt zurückgekehrt. Während dieser Zeit hatte ich ein Delir. Danach wollte ich die Gelegenheit, dieses wenig besprochene Krankheitsbild besser zu verstehen, nicht ungenutzt verstreichen lassen.

Um Ihnen den Kontext zu verdeutlichen, erzähle ich Ihnen etwas über die Ausschnitte meines Delirs und was meiner Meinung nach dazu beigetragen hat. Wie viele Menschen mit einem Delir hatte ich das Gefühl, permanent in Gefahr zu sein. Ich wurde zur Strecke gebracht und gefoltert. Eine der Hauptmethoden dieses Folterns war, dass sie mir die Pulsadern am Handgelenk aufschlitzten und mich bluten ließen. Barbarisch, ich weiß, aber die Stellen, an denen ich im Delir geschnitten wurde, stimmten mit den Stellen überein, an denen sie die arteriellen Katheter gelegt hatten. Da mein Gehirn nicht in der Lage war zu verstehen, was los war, interpretierte ich selbst, was vorging. Ich lag im Sterben und etwas passierte mit mir; es passierte ohne mein Wissen und ohne meine Einwilligung; ich wurde gequält. Das war die einzige logische Erklärung.

Tatsache war, dass ich unter einem akuten Lungenversagen litt, wodurch die Lunge entzündet war und Flüssigkeit in die Lunge lief. Während ich beatmet wurde, war alles in Ordnung, weil der Sauerstoff auch dann, wenn dies zwangsweise erfolgte, in das Blut gelangte. Sie können jedoch nicht für immer beatmet werden, und um Sie vom Beatmungsgerät zu entwöhnen, erfolgt das sogenannte Weaning. Zum Weaning, so wie ich das verstanden habe, gehört, die Arbeit des Beatmungsgeräts langsam zu verringern. Also muss man das Atmen teilweise selbst übernehmen und sich etwas anstrengen, damit die Atemmuskulatur kräftiger wird. Doch das, was ein*e Patient*in im Delir erlebt, ist eine plötzliche Unfähigkeit, richtig atmen zu können und das Gefühl, Flüssigkeit in der Lunge zu haben. Wie interpretiert das Gehirn ein solches Gefühl ganz ohne Kontext? Du ertrinkst. Dies war die andere Hauptmethode des Folterns in meinem deliranten Zustand.

Das, was ich hier erzähle, ist eine vereinfachte Version meines Delirs. Ich hatte permanent Angst – Angst, weil ich vielleicht biologisch verstanden hatte, dass ich dem Tod nah war. Eine Angst, die noch verstärkt wurde durch all die Dinge, die die hervorragenden Ärzt*innen taten, um mein Leben zu retten. Einer meiner Ärzt*innen meinte: An allen anderen Orten wäre das, was wir tun, Folter, aber weil wir es tun, um Ihr Leben zu retten, ist es in Ordnung. Und das stimmt total und ist sicherlich nichts, was wir auf einer Intensivstation ändern können. Doch wie können wir die Auswirkungen mindern? Für mich ist die Antwort ganz einfach: Verstehen – verstehen, dass das, was Sie tun, die/den Patient*in/en betrifft, auch wenn er/sie nicht bei Bewusstsein ist. Es betrifft sie/ihn vielleicht in einer Art, die Sie erst viel später verstehen oder realisieren. Die einzige Art des effektiven Umgangs mit einem Delir ist die, die Auswirkungen zu verstehen, die es auf die Person hat – zu begreifen, dass eine Person, die sich nach einer Operation ganz in sich selbst zurückzieht, sich möglicherweise in einem lebendigen Albtraum befindet. Dass jemand vielleicht kreischt und brüllt, weil er denkt, Sie würden versuchen, ihn zu vergiften. Wenn Kontext und Kenntnis genutzt werden, um das Handeln einer Person zu verstehen, dann wird das, was merkwürdig und befremdlich zu sein scheint, klar.

In allen Bereichen der Medizin sind die Erfahrungen der Patient*innen entscheidend, denn Patient*innen sind die Empfänger von Behandlungen. Wir sind diejenigen, die Behandlungen erhalten und erlebt haben und die Situationen in einer Art verstehen, wie es die meisten Ärzt*innen niemals tun müssen. Um also mit der Verbesserung von Behandlungen, Strategien und Strukturen voranzukommen, müssen wir – das medizinische Personal und die Patient*innen – zusammenarbeiten und die Dinge für alle, die nach uns kommen, besser machen.

Weiterführende Literatur

Fransen, M.L., Smit, E.G. & Verlegh, P.W.J. (2015). Strategies and motives for resistance to persuasion: an integrative framework. *Frontiers in Psychology, 6*(1201). Retrieved December 16, 2019 from https://www.ncbi.nlm.nih.gov/pmc/articles/PMC4536373

Isberner, M.-B., Richter, T., Schreiner, C., Eisenbach, Y., Sommer, C. & Appel, M. (2018). Empowering stories: Transportation into narratives with strong protagonists increases self-related control beliefs. *Discourse Processes, 56*(8), 575–598. Retrieved December 16, 2019 from https://www.tandfonline.com/doi/full/10.1080/0163853X.2018.1526032

Kahneman, D. (2012). *Of two minds: how fast and slow thinking shape perception and choice (excerpt).* Scientific American. Retrieved December 16, 2019 from https://www.scientificamerican.com/article/kahneman-excerpt-thinking-fast-and-slow

Petty, R.E. & Cacioppo, J.T. (1986). The Elaboration Likelihood Model of persuasion. *Advances in Experimental Social Psychology, 19,* 123–205. Retrieved December 16, 2019 from https://www.sciencedirect.com/science/article/pii/S0065260108602142

Tortoisemedia. (n.d.). *Matthew d'Ancona's delirium experience.* Available from https://members.tortoisemedia.com/2019/08/13/delirium-tremendous/content.html?sig=yqBcIiR32APsEV5WcIVZi5EJk5wQchd2-FkgZU9zs6A

10
Delir in der Palliativversorgung

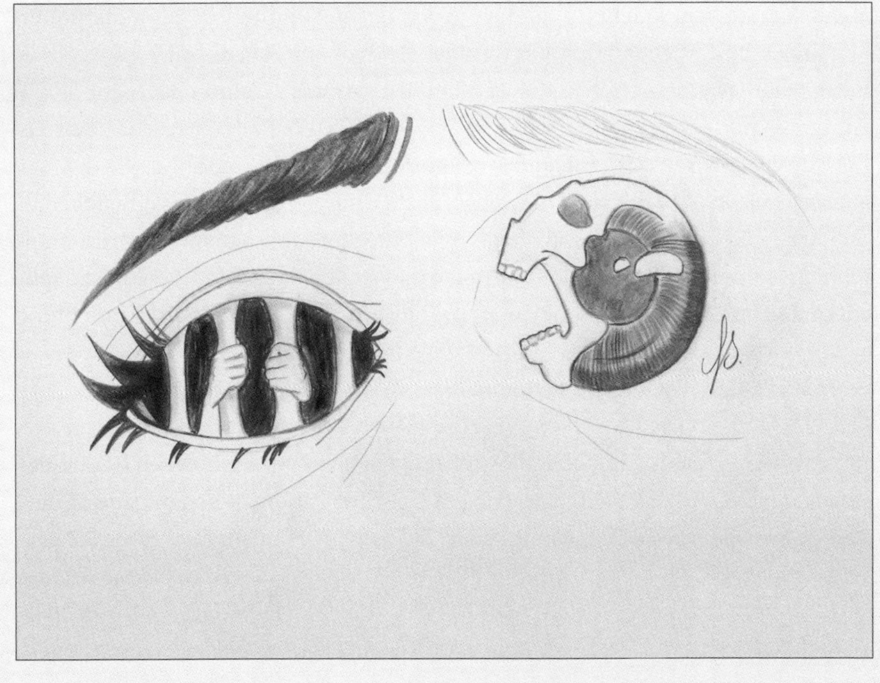

Kapitelüberblick

In der Palliativversorgung treten Delirien sehr häufig auf. Das Fachgebiet der Palliativversorgung ist sehr umfassend, weshalb in diesem Kapitel nur Themen behandelt werden, die in Zusammenhang mit Delirien relevant sind, wie Erkennen von Delirien, palliative Sedierung, Versorgung am Lebensende, Reversibilität/Irreversibilität von Delirien, Gespräche über das Sterben, Konstrukt eines „guten Todes" im Kontext eines Delirs und Förderung einer qualitativ exzellenten Forschung.

Auf internationaler Ebene ist die Palliativversorgung von großer Bedeutung und gilt als Fachgebiet, in dem sich mittlerweile viele Krankenhäuser engagieren und einen wichtigen Beitrag leisten. Typischerweise findet sie jedoch im häuslichen Umfeld oder in einem Hospiz statt. In Großbritannien werden jedes Jahr mehr als 300.000 Menschen mit terminalen und lebensverkürzenden Erkrankungen in Hospizen betreut (Hospice UK, 2019a). Eine spezielle Palliativversorgung wird leider sogar in den entwickelten Ländern nur in den letzten Lebenswochen bereitgestellt.

Viele Ärzt*innen und andere in der Öffentlichkeit stehende Personen tragen zu dem schleichenden Trend bei, den Tod zu einem „medikalisierten", nicht normalen Ereignis zu machen: „In der modernen Gesundheitsversorgung haben Ärzt*innen und Pflegende immer weniger Gelegenheit, ein normales unkompliziertes Sterben mitzuerleben, da sich bei ihrer Arbeit zunehmend Technologie mit terminaler Versorgung verschränkt" (Mannix, 2017). In der britischen Zeitung *The Guardian* wurde 2017 Folgendes festgestellt (Srivastava, 2017):

Eine neue, in Großbritannien durchgeführte Umfrage der Organisation Macmillan Cancer Support zeigt, dass mehr als ein Drittel der Krebspatient*innen im Krankenhaus sterben, obwohl nur 1 % von ihnen dies wollen. Insgesamt sterben in Großbritannien nur 20 % der Patient*innen zu Hause, alle anderen in einer Einrichtung wie einem Krankenhaus, Hospiz oder Pflegeheim.

In der Palliativversorgung verdienen Delirien wegen der Häufigkeit besondere Aufmerksamkeit. Die Daten von drei Hospizen in Nordostengland verweisen darauf, dass der Wissensstand über dieses Krankheitsbild unterschiedlich ist und das Personal nicht wirklich weiß, wie sich ein Delir bei Patient*innen im Hospiz darstellt, was wiederum zu Schwierigkeiten bei seinem Management führt (Waterfield et al., 2017).

10.1
Was bedeutet Palliativversorgung?

Auf palliativen Stationen im Krankenhaus ist ein Delir oftmals eine wichtige Ursache für Leid, das sowohl die Patient*innen als auch ihre Angehörigen betrifft. Zudem ist Delir in bestimmten Bereichen wie einer fortgeschrittenen Krebserkrankung ein etablierter prognostischer Faktor und die Prognose der betroffenen Personen häufig Anstoß für klinische Entscheidungen (Hui, 2015). Die Weltgesundheitsorganisation (WHO, 2019a) definiert Palliativversorgung als:

... einen ganzheitlichen Ansatz zur Verbesserung der Lebensqualität von Patient*innen und deren Familien, die mit Problemen konfrontiert sind, welche mit einer lebensbedrohlichen Erkrankung einhergehen: durch Vorbeugen und Lindern von Leiden, durch frühzeitiges Erkennen, Einschätzen und Behandeln von Schmerzen sowie anderen Problemen körperlicher, psychosozialer und spiritueller Art.

Auffallend ist, dass es nicht der WHO-Definition von Palliativversorgung entspricht, ein Delir zu übersehen. Diese verlangt eine schnelle Beurteilung der Situation und präventives Handeln, um eine Patient*innenzentrierte Versorgung und die Linderung belastender Symptome am Lebensende zu unterstützen.

Hospice UK ist eine britische Hilfsorganisation, die bei der Verbesserung der Qualität palliativer und terminaler Versorgungsleistungen eine zentrale Rolle spielt. Sie informiert über optimale Arbeitsmethoden, innovative Lösungen und Fortbildungsmöglichkeiten (nicht nur in Hospizen) und vermittelt den Tätigen in der Gesundheitsversorgung die notwendigen Kenntnisse und Kompetenzen zur Betreuung von Menschen in allen Versorgungsbereichen, zur Unterstützung ihrer örtlichen Gemeinschaften und zur partnerschaftlichen Zusammenarbeit mit anderen (Hospice UK, 2019b).

Ein Schwerpunkt der Palliativversorgung ist die Wahrung von Würde. Würde ist ein Gedanke, der die Gesundheitspolitik und Gesundheitsarbeit durchzieht. Sie hat viele Facetten und wird unterschiedlich definiert, was zu Schwierigkeiten bei der Beurteilung der Wirksamkeit von „würdefördernden Interventionen" führt.

10.2
Delir im Kontext der Palliativversorgung

In der Palliativversorgung tritt das Delir im Kontext lebensverändernder Krankheiten wie Demenz, Schlaganfall oder Krebs auf. Ein Delir bei fortgeschrittener Krebserkrankung gilt als multifaktorieller Prozess; eine einzelne Ursache ist nur bei jede*r/m dritten Patient*in mit neurokognitiven Veränderungen feststellbar (Centeno et al., 2004).

Die Prävalenz des Delirs bei erwachsenen Patient*innen der Palliativversorgung scheint etwa der von erwachsenen Patient*innen der Akutversorgung zu entsprechen (National Institute for Health Research, 2018). Die zentralen klinischen Merkmale des Delirs in der Palliativversorgung sind – wie bereits ausführlich in diesem Buch beschrieben – dem plötzlichen Auftreten von Aufmerksamkeitsstörungen, fluktuierende Bewusstseinslage, kognitiver Defizite, psychomotorischen Störungen und gestörtem Schlaf-Wach-Rhythmus. Die Halluzinationen zeigen sich oftmals als ziellose wiederholte Bewegungen wie dem Zupfen an der Bettwäsche und dem ständigen Ausziehen der Kleidung. Zudem stöhnen die Patient*innen und verziehen die Gesichtsmuskulatur, was als Grimassieren bezeichnet wird. Emotionale Schwankungen wie Angst und Agitation sind häufig. Ein multifokaler Myoklonus, als Ausdruck einer Opioidtoxizität, Niereninsuffizienz oder andere medikamentenbedingte Vergiftungserscheinungen können auftreten.

Sowohl in palliativen Versorgungsstrukturen von Krankenhäusern als auch Hospiz-Einrichtungen wird der Begriff „Delir“ eventuell selten verwendet; zudem werden Patient*innen der Palliativversorgung selten routinemäßig auf ein Delir gescreent (Boland et al., 2022). Über Delir-Prävalenzraten von bis zu 88 % in den letzten Lebenswochen bis Lebensstunden wurde berichtet (NIHR, 2018). Generell werden Delirien aufgrund der fluktuierenden Symptome und des fehlenden routinemäßigen kognitiven Screenings in vielen klinischen Bereichen oftmals nicht erkannt oder falsch interpretiert.

Insgesamt sollte das Spektrum der Palliativversorgung erweitert werden und Patient*innen während des Verlaufs einer malignen und nicht-malignen Erkrankung viel früher palliativ betreut werden, wodurch die Bereitstellung einer qualitativ guten terminalen Versorgung für alle gewährleistet werden könnte. Patient*innen können jederzeit während des Krankheitspfades – von der Diagnose bis zum Lebensende – palliativ versorgt werden, und dies schließt Unterstützung bei der Verarbeitung von Verlust und Tod mit ein. Oftmals werden Patient*innen mit einer schwerwiegenden Krankheit erst spät palliativ betreut. Palliativversorgung wird von Fach- und allgemeinmedizinischen Ärzt*innen in verschiedenen Versorgungsbereichen bereitgestellt: auf spezifischen Palliativstationen, auf Stationen der Akutversorgung in Zusammenarbeit mit speziellen Palliativteams und durch ambulante palliative Pflegedienste (Bush et al., 2017). Auch bei palliativ betreuten Patient*innen sind Delirien sehr heterogen (Hui, 2019).

10.3 Delirforschung in der Palliativversorgung

Im gesamten Bereich der Palliativversorgung gewinnt Delir zunehmend an Bedeutung. Deshalb wird es auch immer wichtiger, die Versorgungsangebote zu verbessern und die Verbindung zwischen Delir und Palliativversorgung näher zu erforschen.

Es ist nicht ganz klar, warum Delir so wenig erforscht ist, doch wurde auf Aspekte wie Komplexität, Stabilität und Gesamtphänomenologie als Gründe dafür verwiesen (Lawlor et al., 2014). Das Ausmaß von Komorbidität und problematischen Symptomen scheint mit zunehmendem Alter und fortschreitender Krankheit zu steigen, was zur Schwierigkeit einer umfassenden Beurteilung eines Delirs beiträgt.

Um zu verstehen, was ein ausgezeichnetes Delirmanagement bei terminal kranken Menschen beinhaltet, hat das National Institute for Health and Care Excellence (NICE) zu mehr Studien in diesem Bereich aufgerufen. Ein Grund für diesen Aufruf ist, dass die gegenwärtige Praxis zur Linderung des mit einem Delir verbundenen Leids oftmals die Anwendung von sedierenden Medikamenten beinhaltet. In einer Untersuchung nicht-pharmakologischer Möglichkeiten zum Management eines Delirs kristallisierten sich die in **Kasten 10-1** aufgeführten Schwerpunkte heraus.

Kasten 10-1: Sechs Schwerpunkte des nicht-pharmakologischen Delirmanagements (Curie, 2018)

1. Zeitliche und räumliche Orientierung der Person verbessern.
2. Die Umgebung entsprechend den Bedürfnissen der Person verändern.
3. Die Person mit der Umgebung vertraut machen.
4. Selbstständigkeit der Person ermöglichen.
5. Die Person beruhigen und ablenken.
6. Die Person durch Berührung stimulieren.

10.4 Delirdiagnose in der Palliativversorgung

Die ideale Herangehensweise an die Diagnostik von Delirien in der Palliativversorgung wäre, die Patient*innen mit einem strukturierten Eingangsassessment zu untersuchen (Wilson et al., 2020). Im Anschluss würden Delirerfassungsinstrumente wie die Delirium Observation Screening Scale (Hasemann et al., 2007) oder die Informant Assessment of Geriatric Delirium (I-AGeD) (Urfer-Dettwiler et al., 2022) angewendet werden (MacLullich, 2021). Jedoch entsteht im Kontext der Palliativversorgung, in der besonders in der Sterbephase die Belastung durch Untersuchungen und diagnostische Verfahren gegen die Notwendigkeit solcher Maßnahmen abgewogen werden muss, ein erheblicher Konflikt. Die Anwendung von Delir-Screening-Tools in der Palliativversorgung wird uneinheitlich gehandhabt (Porteous et al., 2016). Es gibt keinen Konsens darüber, ob routinemäßig gescreent werden sollte und mit welchem Tool. Jedoch ist der von Wilson et al. und MacLullich vorgeschlagene Weg ein gangbarer Kompromiss (Wilson et al., 2020; MacLullich, 2021). Porteous und Mitautor*innen (2016) untersuchten die Kurzversion der Confusion Assessment Method (Inouye et al., 1990) und stellten fest, dass das medizinische Fachpersonal Delirium-Screening für wichtig befürwortet, aber möglicherweise nicht den routinemäßigen Einsatz der kurzen CAM in der Palliativversorgung. Dies könnte auf eine begrenzt wahrgenommene Auswirkung auf die Pflege und mangelndes Vertrauen in dieses Instrument zur Erfassung einer komplexen Patient*innengruppe zurückzuführen sein.

Wird in der Palliativversorgung ein Delir nicht erkannt, ist dies zum Teil dem Fakt zuzuschreiben, dass routinemäßige Screening-Verfahren in diesem Bereich fehlen. Das Nichterkennen eines Delirs ist mit Faktoren wie einem ganz unterschiedlichen klinischen Bild, fluktuierenden Symptomen und Wissenslücken beim Personal assoziiert (Hosie et al., 2019). Zwar kann es in einigen Fällen angemessen sein, auf ein kognitives Screening zu verzichten – beispielsweise, wenn ein*e Patient*in im Sterben liegt –, doch gibt es andere Fälle, in denen ein Screening sinnvoll wäre.

Als Gründe dafür, auf Hospizstationen kein Delir-Screening durchzuführen, wurde angegeben, dass die Patient*innen nicht offensichtlich verwirrt oder dass sie wach und orientiert waren (Smith & Adcock, 2011). In der Palliativversorgung ist der hypoaktive Subtyp des Delirs vorherrschend; dabei wirken die Patient*innen ruhig und lethargisch, weshalb dieser Subtyp leicht mit anderen, bei dieser Patient*innenpopulation häufigen Problemen wie Erschöpfung oder Depression verwechselt wird (de Wolf-Linder et al., 2019).

10.5 Delirmanagement in der Palliativversorgung

Die Anzahl qualitativ guter randomisierter kontrollierter Studien zum Delir in der palliativen und terminalen Patient*innenversorgung könnte höher sein. Es wurde darauf verwiesen, dass Studien zu nicht-pharmakologischen Interventionen beim Delir häufig Patient*innen der Palliativversorgung ausschließen und nicht ausreichend beschreiben und dass über ihre Outcomes nachfolgend selten berichtet wird (Hosie et al., 2019). Daher sind Leitlinien zu nicht-pharmakologischen Interventionen als Erstmaßnahme zur Prävention und Behandlung des Delirs bei fortgeschrittener und terminaler Krankheit möglicherweise wissenschaftlich nicht ausreichend belegt (Hosie et al., 2019). Die genauen Definitionen von Begriffen wie „terminal krank", „terminale Versorgung" und „Lebensende" werden in einer anderen systematischen Übersichtsarbeit näher erörtert (Hui et al., 2013).

Delir in palliativen und terminalen Kontexten verdient aus verschiedenen Gründen eine nähere Betrachtung. Dazu zählen:

1. iatrogene Ursachen, die sofort ermittelt werden müssen. Das aktive Absetzen delirogener Medikamente ist ein wichtiger Bestandteil des Delirmanagements in der Palliativversorgung. So erhalten viele Patient*innen mit einer terminalen Krankheit im Endstadium Opioide zur Linderung von Schmerzen und/oder Atemnot. Die opioidinduzierte Neurotoxizität ist ein komplexes Syndrom neuropsychiatrischer Nebenwirkungen. Sie kann bei einer Therapie mit Opioiden auftreten und wird durch eine hohe Dosis oder schnelle Dosiserhöhung und Dehydratation verschlimmert.
2. Elektrolytstörungen (z. B. stark korrigiertes Calcium), die bei Patient*innen mit fortgeschrittener Krebserkrankung in der Regel erhebliche Probleme wie ein Delir verursachen.
3. effektive Flüssigkeits- und Nährstoffzufuhr können problematisch sein.
4. die besondere Signifikanz verschiedener Delir-Subtypen. In einer 2015 durchgeführten prospektiven Kohortenstudie zeigte sich, dass der hypoaktive und gemischte Subtyp des Delirs bei terminal kranken Patient*innen mit einer kürzeren Überlebenszeit assoziiert ist und dass diese Assoziation in deutlicher Wechselbeziehung zum Alter steht (Kim et al., 2015).

Die effektive Linderung problematischer Symptome wie Delir, Schmerzen, Erschöpfung, Schluckbeschwerden, Atemnot, Obstipation und Übelkeit kann Patient*innen zu einem „guten Tod" verhelfen. Betreuende Angehörige spielen bei der

Unterstützung eines sterbenden Menschen eine entscheidende Rolle. Doch benötigen auch sie Hilfe in zwei Formen: Unterstützung für sich selbst und Unterstützung bei der Unterstützung der sterbenden Person.

10.6 Das Sprechen über das Sterben

Angehörige möchten bei der Betreuung der betroffenen Person eine aktive Rolle spielen, doch herrscht diesbezüglich viel Unsicherheit aufgrund von Unklarheiten hinsichtlich klinischem Zustand, Krankheitsverlauf, funktionellem Status vor der Delirepisode, Wunsch nach weiteren Untersuchungen und Festsetzen von realistischen Zielen (Bush et al., 2017).

Der Bericht des Royal College of Physicians of London/Marie Curie zum *End of Life Care Audit: Dying in Hospital: National Report for England 2016*, in dem alle wesentlichen möglichen Symptome zum Zeitpunkt des Todes beschrieben werden, erbrachte den Nachweis dafür, dass 72% der Patient*innen Zeichen von Agitation und/oder Delir aufwiesen. Zudem wurde darüber diskutiert, ob dann, wenn ein Versterben innerhalb von Tagen oder Stunden wahrscheinlich ist, „diese Wahrscheinlichkeit klar anerkannt und kommuniziert wird, Entscheidungen getroffen und Handlungen entsprechend den Bedürfnissen und Wünschen der Person durchgeführt werden und diese regelmäßig überprüft und Entscheidungen entsprechend angepasst werden" (Royal College of Physicians, 2015). Studien verweisen darauf, dass Gespräche zwischen Ärzt*innen und sterbenden Patient*innen über ihre Betreuung und Versorgung am Lebensende selten stattfinden und dass sie dann, wenn sie stattfinden, qualitativ erhebliche Mängel aufweisen (Wenrich et al., 2001).

Zudem sind Wissen und Kommunikationsfähigkeit junger Ärzt*innen in Hinblick auf die rechtlichen, ethischen und praktischen Aspekte der Patient*innenversorgung am Lebensende äußerst lückenhaft. In einer 2019 durchgeführten Studie wurde empfohlen, junge Ärzt*innen weiterführend zu schulen, um sie auf den Tod von Patient*innen und die Patient*innenversorgung am Lebensende vorzubereiten und sie im Umgang mit belastenden klinischen Situationen zu unterstützen (Linane et al., 2019). Auch Pflegende spielen eine entscheidende Rolle dabei, Angehörigen den Sterbeprozess verständlich zu machen, indem sie ihnen klare und einheitliche Informationen darüber in einer leicht verständlichen Sprache vermitteln.

10.7
Irreversibles und reversibles Delir

Eine optimale personenzentrierte Palliativversorgung ist immer möglich – unabhängig davon, ob ein Delir letztlich vermieden werden kann oder ob es reversibel bzw. irreversibel ist. Allein die Entscheidung, ob ein Delir als reversibel oder irreversibel zu bewerten ist, kann ein ethisches Dilemma sein, da eventuell wertvolle Zeit für vergebliche Untersuchungen und diagnostische Maßnahmen verschwendet wird, während die Patient*innen weiterhin leiden.

Ein reversibles und ein irreversible Delir stellen sich klinisch oftmals sehr ähnlich dar; sie sind eventuell nicht zu unterscheiden, bis grundlegende klinische Untersuchungen (z. B. Labor- und Röntgendiagnostik) durchgeführt worden sind. Es ist wissenschaftlich belegt, dass in der Palliativversorgung etwa 50 % der Delirepisoden reversibel sind und hier insbesondere diejenigen, die durch Medikamente, Infektionen und Elektrolytstörungen ausgelöst wurden (Bush et al., 2017).

Ein terminales Delir tritt in den letzten Lebenstagen und -stunden auf, häufig infolge eines Multiorganversagens im Endstadium und anderer irreversibler Faktoren. Die klinischen Merkmale eines terminalen Delirs wie „Wimmern, Stöhnen und Grimassieren" können als Schmerzen interpretiert werden, was häufig leidvoll und belastend für Angehörige und Pflegende ist (Bush et al., 2014). In der Palliativversorgung wird der Begriff „terminales Delir" jedoch kontrovers diskutiert, weil ein Delir auch dort reversibel sein kann und gesundheitsfördernde Maßnahmen dann, wenn sie realistisch sind, unterstützt werden sollten.

10.8
Palliative Sedierung

Das Ziel der palliativen Sedierung ist die Linderung von Schmerz und Leid, nicht aber die Verkürzung des Lebens. Entsprechend der European Association for Palliative Care (EAPC) wird palliative Sedierung definiert als „die überwachte Anwendung von Medikamenten zur Herbeiführung eines Zustands von vermindertem oder fehlendem Bewusstsein, um die Belastung durch anderweitig nicht zu bewältigendes Leid zu lindern" (Schur et al., 2016). Die palliative Sedierung wird bei nicht zu lindernden Symptomen angewendet, unter denen viele Patient*innen mit fortgeschrittener Krebs- oder anderer Erkrankung in den letzten Lebenstagen leiden und die selbst durch beste palliative Therapien nicht kontrolliert werden können.

Trotz aggressiver palliativer Maßnahmen kann das Management der Symptome in der letzten Lebensphase schwierig sein. Systematische Reviews zur palliativen Sedierung verweisen darauf, dass diese die Überlebenszeit der Patient*innen nicht verkürzt (Twycross, 2019).

Benzodiazepine bleiben der Eckpfeiler der palliativen Sedierung. Das Benzodiazepin Midazolam wird häufig verabreicht, weil seine Wirkung bei kurzer Halbwertszeit schnell einsetzt, was eine rapide Erhöhung der Dosis ermöglicht, und weil es intravenös oder subkutan verabreicht werden kann. Midazolam ist einer der drei am häufigsten verabreichten Wirkstoffe in der Palliativmedizin; die beiden anderen sind Morphin und Haloperidol (Masman et al., 2015).

10.9 Delir und Agitation

Agitation ist ein häufiges Symptom von Delirien in der Palliativversorgung, ist aber auch bei Patient*innen ohne Delir möglich; Ursache hierfür können Symptome wie Schmerzen oder Atemnot sein (Curie, 2019). Delir und Agitation zeigen sich besonders oft am Lebensende, weshalb sie gerade in der Palliativversorgung ein gängiges Phänomen darstellen. Jedoch bestehen einige Zweifel dahingehend, wie sie in Hinblick auf die verschiedenen Aspekte der Patient*innenversorgung kontrolliert werden können.

In verschiedenen Versorgungsbereichen wird nur Haloperidol zur Kontrolle von Agitation verabreicht. Jedoch sind die damit verbundenen ethischen Probleme komplex; so wurde 2013 in einer Übersichtsarbeit die alleinige Anwendung von Haloperidol zur Behandlung einer psychosebedingten Aggression als unethisch betrachtet, wenn weitere Medikamente zum Ausgleich von Nebenwirkungen verfügbar sind (Citrome, 2013). Zur Kontrolle von Agitation scheint auch die alleinige Behandlung mit Benzodiazepinen nicht geeignet zu sein; sie kann sogar zur Entwicklung eines Delirs beitragen (Stern et al., 2010), vorausgesetzt, es handelt sich nicht um einen Alkohol- oder Benzodiazepinentzug.

Es ist notwendig, die Faktoren zu ermitteln, die zu einem agitierten Delir und zu Kommunikationsstörungen beitragen. Nachweislich ist eine hohe Opioiddosis ein entscheidender Faktor für eine gestörte Kommunikationsfähigkeit (Morita et al., 2003).

11
Delir – eine traumatische Situation für Angehörige?

Caterina Mosetter

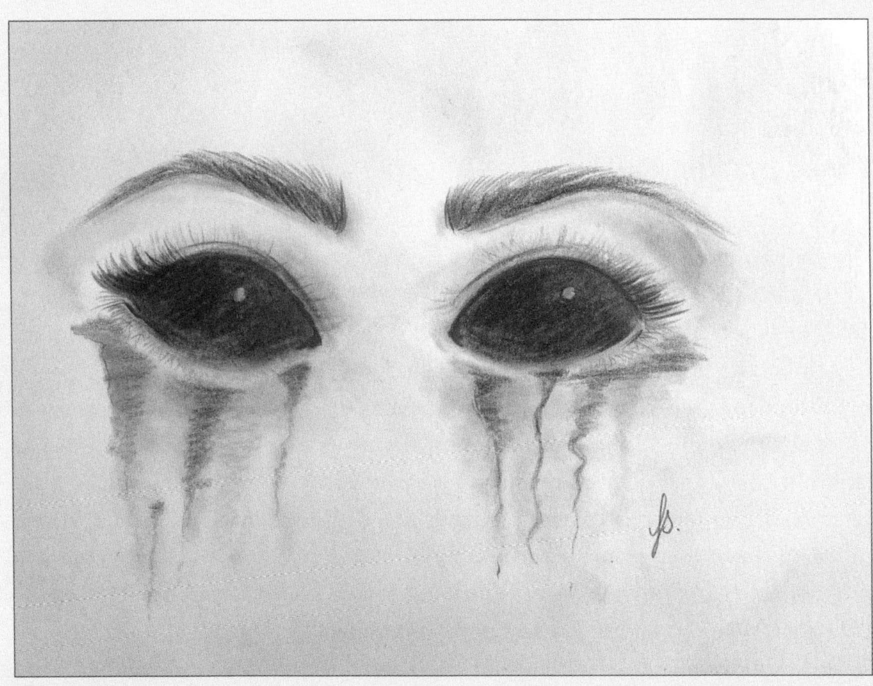

Kapitelüberblick

Die Auswirkungen eines Delirs sowie die ungewisse Prognose stellen für Betroffene und deren Angehörige eine belastende Situation dar (Finucane et al., 2017). In der Fernsehsendung „Puls" erzählen Patienten über ihr traumatisches Erleben während eines Delirs. Auch eine Angehörige erinnert sich an einen chirurgischen Eingriff, nachdem nichts mehr war wie vorher. Sie beendet ihre schockierenden Schilderungen mit den Worten: „Niemand hat das Delir angesprochen [...] man hätte [...] auch auf mich eingehen sollen. Das wurde verpasst" (Frey, 2018). Ihre Ausführungen können stellvertretend für viele vom Fachpersonal ignorierten Angehörigen von Menschen mit Delir stehen.

Aus dieser Perspektive wird deutlich, dass Angehörige gleichermaßen wie Patient*innen vom Delir betroffen sein können und somit auf professionelle Unterstützung angewiesen sind. Daher wird in diesem Kapitel folgende Fragestellung bearbeitet:

Wie erleben Angehörige bei einem nahestehenden erwachsenen Menschen ein Delir und welche pflegerischen Maßnahmen lassen sich daraus ableiten? Die Inhalte entstammen in gekürzter Form der gleichnamigen Bachelorarbeit von Caterina Mosetter an der Careum Hochschule Gesundheit, Teil der Kalaidos Fachhochschule.

11.1 Relevanz und Ziel

Trotz einer Inzidenz von 29 % bis 64 % (Inouye et al., 2014; Marcantonio, 2017) stellen Delirien und ihre Auswirkungen auf die Angehörigen häufig ein unterschätztes Problem dar (Collins et al., 2010). Dieses Kapitel hat zum Ziel, dem oft unsichtbaren, subjektiven psychischen Erleben von Angehörigen von erwachsenen Menschen mit Delir, Raum zu geben. Wenn das Pflegefachpersonal den Einfluss eines Delirs auf die Angehörigen versteht, könnte es möglich werden, sie bewusst in ihrem Erleben abzuholen und in ihrer schwierigen Situation professionell zu unterstützen. Dies könnte zu einer Linderung der gesamten Symptomatologie führen, unter welcher die Angehörigen leiden.

Über eine explorative Literaturarbeit wird nach evidenzbasiertem Wissen recherchiert, um Empfehlungen zur Optimierung der Pflegepraxis zu erarbeiten.

11.2 Theoretischer Rahmen

In den folgenden Absätzen wird der für die zugrundeliegende Thematik relevante theoretische Hintergrund erläutert sowie wichtige Begrifflichkeiten definiert.

11.2.1 Definitionen

Familie/Angehörige: Als „Familie“ und „Angehörige“ gelten direkt verwandte Personen, Ehepartner*innen oder Menschen, die in eingetragener Partnerschaft bzw. in einer Lebensgemeinschaft wohnen sowie Freunde und Nachbarn (Bundesamt für Gesundheit (BAG), 2018).

Betreuende/pflegende Angehörige: Unter „betreuenden“ oder „pflegenden“ Angehörigen werden die Personen verstanden, die mit erkrankten Familienmitgliedern in Beziehung stehen und sich der betreuenden bzw. pflegenden Aufgabe mehrheitlich aus einer emotionalen Haltung annehmen (BAG, 2018).

In diesem Kapitel werden Familienangehörige, betreuende oder pflegende Angehörige unter dem Begriff „Angehörige“ zusammengefasst.

Erleben: Erleben bezieht sich immer auf die individuelle Wahrnehmung einer Person und beschreibt ein Zustand des Innewerdens, den Menschen in der Interaktion mit sich selbst, ihrer Umwelt und Mitwelt wahrnehmen (Dorsch et al., 2017). Jede Art von Erleben wird im Gehirn kontinuierlich mit biografischen Ereignissen und Emotionen abgeglichen und immer wieder neu bewertet (Gendlin et al., 2016).

Traumatisches Erleben: Fischer und Riedesser (2003) beschreiben traumatisches Erleben als eine bedrohliche Situationserfahrung, in welcher die individuellen Bewältigungsstrategien eines Menschen überschritten werden. Nähere Ausführungen dazu bieten Fischer und Riedesser (2003, S. 62, 63). Greifen notwendige Aktionen ins Leere, werden Betroffene mit ihrer eigenen Hilflosigkeit und Handlungsunfähigkeit konfrontiert. Wann eine Situation als traumatisch erlebt wird, hängt immer vom subjektiven Erleben der betroffenen Person ab. So kann es zwischen einer objektiven Einschätzung und dem persönlichen und als traumatisch empfundenen Erleben von Betroffenen zu Diskrepanzen kommen.

Window of Tolerance: „Window of Tolerance“ ist ein englischer Fachbegriff und wird als solcher im Trauma spezifischen Setting angewendet (Ogden & Minton, 2000). Es handelt sich um einen individuellen Rahmen der Stresstoleranz, welcher als ein Maßstab dient, wieviel ein Mensch in der jeweiligen Situation tolerieren, aufnehmen und verarbeiten kann (Müller-Pfeiffer, 2012).

11.2.2 Verlaufsmodell der psychischen Traumatisierung

Wie sich traumatisches Erleben entwickeln kann, erläutern Fischer & Riedesser (2003) im heuristischen Verlaufsmodell der psychischen Traumatisierung (**Abb. 11-1**). In den nachfolgenden Ausführungen werden die drei Phasen des Verlaufsmodells beschrieben. Diese werden nicht nur in einem zeitlichen Ablauf gesehen, sondern stehen in einem dynamischen Verhältnis zueinander. Nähere Ausführungen dazu bieten Fischer und Riedesser (2003, S. 62–132).

Phase 1: Antezedente Komponente. Alles, was ein Mensch erlebt, prägt seine Lebensgeschichte. In diesem Sinne beeinflussen Vorerfahrungen und emotionale Dispositionen das Erleben sowie die Bedeutungserteilung der jeweiligen Situation.

Phase 2: Situative Komponenten. Die Phase der situativen Komponenten thematisiert die „traumatische Situation". Sie ist die Situation, die unvorhergesehen eintrifft, bedrohlich ist und nicht beeinflusst werden kann. Eine traumatische Situation wird durch objektive Situationsfaktoren und subjektive Bewältigungsmöglichkeiten geprägt. Objektive Situationsfaktoren beziehen sich auf die Perspektive einer beobachtenden, neutralen Person (z.B. eine Pflegefachperson). Es handelt sich um rationale Blickweisen auf ein Ereignis und dessen wahrscheinlichen Verlauf. Weiter können auch Fakten wie das Alter, Vorerkrankungen oder die Relation von Beziehungen dazugehören. Objektive Situationsfaktoren stehen den subjektiven Bewältigungsmöglichkeiten gegenüber. Unter Letzterem können unter anderem religiöse Haltungen, die individuelle Gefühlslandschaft, aber auch die Fähigkeit kognitiver Reflexionsfähigkeit verstanden werden. Ob und wie weit eine Erlebenssituation zu einer traumatischen Situation wird, hängt wesentlich von der Relation zwischen diesen zwei Perspektiven ab sowie den subjektiven Interpretations- und Bewertungsmustern der betroffenen Person. Werden sich Betroffene ihrer Situation gewahr, kann es zu einem emotionalen Aufschrei und schockähnlichem Erleben kommen. Diese Komponenten prägen die dritte Phase des Verlaufsmodells.

Phase 3: Bewältigungsversuche, Auswirkungen. Auf das Erleben einer traumatischen Situation folgt kurz- bis mittelfristig eine „traumatische Reaktion". Weil das Erleben der Betroffenen durch das Verhalten des Umfeldes geprägt wird, ist die traumatische Reaktion als ein sozialer und interpersoneller Vorgang zu betrachten. Diese „traumatische Reaktion" ist die physiologische und psychologische Antwort des Organismus auf die traumatische Situation und findet über Gefühle wie Hilflosigkeit, anhaltender Kontrollverlust, Distress, gesteigerte Wachsamkeit (Hyperarousal), Schuldgefühle oder depressive Verstimmungen Ausdruck. Zusätzliche

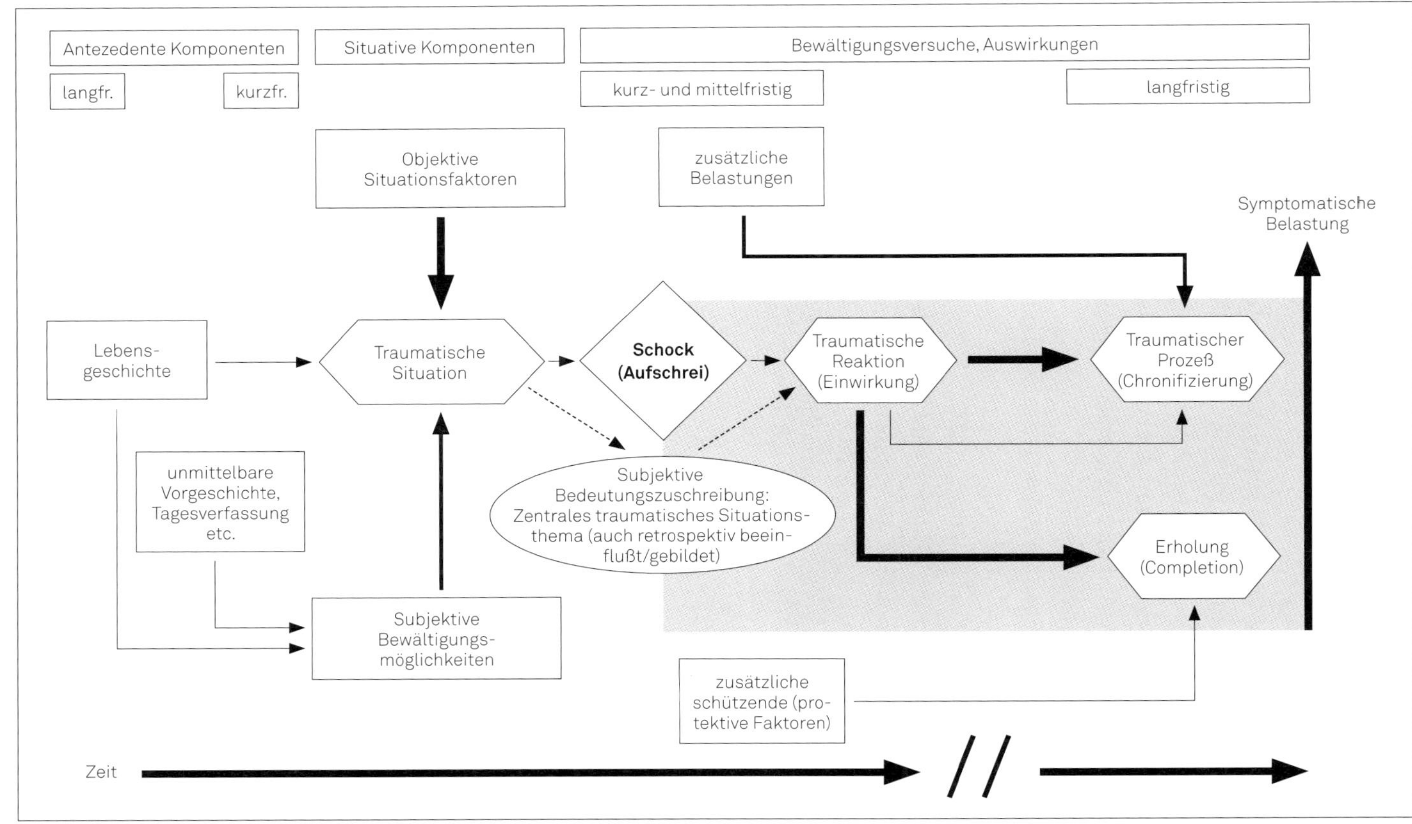

Abbildung 11-1: Verlaufsmodell der psychischen Traumatisierung (Quelle: Fischer & Riedesser, 2003, S. 131). Mit freundlicher Genehmigung.

Belastungen wie finanzielle Not, Stress am Arbeitsplatz oder private Konflikte können den Übergang in einen traumatischen Prozess (Chronifizierung) begünstigen. Dieser Prozess kann in Depressionen, Suizidalität und gegebenenfalls in einer posttraumatischen Belastungsstörung (PTBS) münden. Betroffene sind manchmal ein Leben lang bemüht, die überwältigende, physisch oder psychisch bedrohende und oft unverständliche Erfahrung in ihr Selbst- und Weltverständnis zu integrieren. Verfügen Betroffene über ausreichend schützende (protektive) Faktoren wie ein tragfähiges soziales Netzwerk oder nehmen sie Unterstützungsangebote in Anspruch, kann der Prozess langfristig in eine erfolgreiche Bewältigung, im Modell „Erholung" genannt, übergehen.

Verlaufsbeobachtungen im Rahmen der Psychotherapieforschung haben gezeigt, dass es hier vor allem Familienmitglieder und enge Angehörige sind, die diese Weiche stellen (Fischer, 2000, 2007).

Der Verlauf in Richtung Erholung wird auch von Parametern einer positiven subjektiven Bewältigungsstrategie begünstigt. Zudem können positiv konnotierte biographische Komponenten in der frühen und nahen Vorgeschichte (antezedente Komponente) den Heilungsverlauf günstig beeinflussen (Fischer & Riedesser, 2003).

11.2.3 Methoden

Für die Literaturrecherche wurde im Zeitraum von September 2019 bis November 2019 anhand der wegleitenden Schlagwörter (Medical Subject Headings (MeSH Terms)) und Stichwörter (Keywords) gezielt in den wissenschaftlichen Datenbanken Cumulative Index to Nursing and Allied Health Literature (CINAHL, EBSCO Publishing, USA), PsychInfo (American Psychological Association, USA) und MEDLINE (Pubmed.gov, National Library of Medicine, USA) nach Studien gesucht, die der Beantwortung der Fragestellung gerecht werden.

11.2.4 Expert*inneninterviews

Die teilstrukturierten Expert*inneninterviews verfolgten das Ziel, die Ergebnisse aus der Literaturrecherche und dem theoretischen Rahmen zu verdichten und zu ergänzen. Die Form des teilstrukturierten Interviews wurde gewählt, da die Fragen flexibel formuliert werden können und keine strikte Abfolge einzuhalten ist (Schnell et al., 2008).

Basierend auf den SPSS (Sammeln, Prüfen, Sortieren, Subsummieren) Prinzipien (Helfferich, 2011) wurde im Vorfeld pro Interview ein Leitfaden entwickelt.

Der theoretische Rahmen umfasst zwei Modelle: Zum einen das Delir Modell (hier nicht weiter dargestellt), zum anderen das Verlaufsmodell der psychischen Traumatisierung. Vor diesem Hintergrund wurde je eine/ein Expert*in zum jeweiligen Fachbereich interviewt.

Prof. Dr. phil. habil. Rosmarie Barwinski (RB) ist Psychotraumatologin, Psychoanalytikerin, Psychotherapeutin und Leiterin des Schweizer Instituts für Psychotraumatologie in Winterthur. Ein Schwerpunkt ihrer Arbeit liegt in der Schulung von Pflegepersonal unterschiedlicher Qualifikationsstufen hinsichtlich belastender und traumatisierender Ereignisse, z. B. nach missglückten Reanimationen oder Konfrontation mit Aggression. Die Autorin durfte RB an einer traumatherapeutischen Weiterbildung kennenlernen und sie für das Interview gewinnen. Aufgrund ihrer Zusammenarbeit mit unterschiedlichen Pflegediensten kennt RB sowohl die Belastungen der Pflegefachkräfte als auch das häufig schwierige Erleben von Angehörigen schwerkranker Patient*innen.

Dr. Wolfgang Hasemann (WH) arbeitet als Advanced Practice Nurse in der Universitären Altersmedizin Felix Platter und hat das Basler Demenz Delir Programm entwickelt. Er gehört zu den führenden Delir Experten im In- und Ausland. Neben seiner klinischen Tätigkeit gibt WH unterschiedliche Fortbildungen zum Thema Delir. Während einer solchen ist ihm die Autorin begegnet und ins Gespräch gekommen. Ein Schwerpunkt von WH's klinischer Arbeit besteht in der Unterstützung und Begleitung von Angehörigen von Patient*innen mit Delir.

Die qualitative Inhaltsanalyse der Expert*inneninterviews erfolgte anhand der ersten drei Schritte nach Mayring (2008). Wichtige Passagen der Expert*innengespräche werden in zusammengefasster Form am Ende des Resultaten Bereichs dargestellt.

11.3 Resultate

Im Folgenden werden die zehn eingeschlossenen Studien zusammengefasst vorgestellt. Alle nehmen Bezug zum ersten oder zweiten Teil der Fragestellung. Die Beurteilung der qualitativen Gütekriterien (Glaubwürdigkeit, Aussagekraft, Anwendbarkeit) orientierte sich anhand des Fragebogens von Behrens und Langer (2010). Zusätzlich wurden sie anhand der Consolidated Criteria for Reporting Qualitative Research (COREQ) eingeschätzt (Tong et al., 2007). Es handelt sich dabei um internationale Qualitätskriterien für die Publikation von qualitativer Forschung. Die COREQ Kriterien wurden von der Autorin wie folgt bewertet: <50 % ungenügend, 50–55 % genügend, 56–74 % gut, >75 % sehr gut.

Die Beurteilung der Gütekriterien der quantitativen Studien (Validität, Reliabilität, Objektivität) erfolgte nach Bortz & Döring (2016) und wurde anhand des „Raster[s] zur Studienanalyse für den gesundheitswissenschaftlichen Bereich“ von Baartmans und Conrad (2009) vorgenommen.

Bohart, Moller & Forsyth Herling (2019)

Do health care professionals worry about delirium? Relatives' experience of delirium in the intensive care unit: A qualitative interview study.

Die Autorinnen verfolgten das Ziel, das Erleben von Angehörigen schwerkranker erwachsener Patient*innen mit Delir, die auf einer Intensivstation hospitalisiert waren, zu erforschen. Die Datenerhebung fand bei einer Stichprobe von 11 Angehörigen (n = 11) über ein halbstrukturiertes Interview mit phänomenologischem Ansatz statt. Die systematische Text Kondensierung erfolgte nach Malterud (2012).

Delir ist nicht die Hauptsorge: Aufgrund von Wissensdefiziten wurden eigene Hypothesen zur Ätiologie des Delirs gebildet. Im Vordergrund stand das Überleben der Patient*innen, nicht das Delir.

Kommunikation mit dem Fachpersonal ist wichtig: Dem Delir wurde vom Fachpersonal keine Bedeutung beigemessen. Auch zeigte das Fachpersonal kein Interesse am Einbezug von Angehörigen in symptomlindernde Aktivitäten. Informative Gespräche über das Delir wurden von den Angehörigen wertgeschätzt. Schriftliche Informationen wären erstrebenswert gewesen.

Das Delir wirkt sich auf Angehörige aus: Als sehr besorgniserregend wurden befremdende Aufmerksamkeits- und Bewusstseinsveränderungen beschrieben. Zufriedenheit wurde geäußert, solange Familienangehörige als solche wiedererkannt wurden. Im Umgang mit den Symptomen wurden unterschiedliche Coping Strategien in Erwägung gezogen. Punktuell schilderten Angehörige Zukunftssorgen.

Cohen, Pace, Kaur & Bruera (2009)

Delirium in advanced cancer leading to distress in patients and family caregivers.

Die Studie verfolgte einen phänomenologischen Ansatz und wurde auf einer Palliativstation in einem amerikanischen Spital durchgeführt. Die Datenerhebung fand über offene Interviews statt. Erfragt wurde die Erfahrung von an fortgeschrittenem Krebs erkrankten Patient*innen mit Delir und deren Angehörigen (n = 37).

Die Autor*innenschaft hatte zum Ziel, ein vertieftes Verständnis zum delirassoziierten Distress zu generieren. Die Datenanalyse erfolgte hermeneutisch phänomenologisch nach Cohen (2000).

Lebhafte Erinnerungen von Distresserlebnissen: Das Delir wurde von Angehörigen als stressig, schrecklich, herzzerreißend, frustrierend und erschreckend beschrieben. Dieses Erleben resultierte teilweise in Hilflosigkeit. Verwirrtheitszustände lösten mehrheitlich Distress aus. Die Patient*innen so zu erleben, erzeugte ängstliche oder depressive Gefühle und ließ Angehörige leiden. Diejenigen, die auf Halluzinationen und Verwirrtheitszuständen vorbereitet waren, fühlten sich durch die deliranten Zustände nicht gestresst.

Ursache der Verwirrheit: Wissensdefizite erlebten Angehörigen als angsteinflößend. Es kam zu individuellen Annahmen, wie es zu den Delirsymptomen gekommen sein könnte.

Zukunftssorgen: Einige Angehörige schrieben Verwirrtheitszustände dem nahenden Tod zu und hatten Angst, nicht richtig Abschied nehmen zu können. Die Vorstellung, aufgrund der progredienten Grunderkrankung und der ungewissen Prognose den Bedürfnissen der Patient*innen nicht mehr gerecht werden zu können, führte zu Sorgen. Weiter erwähnten Angehörige Bedenken bezüglich der eigenen Gesundheit.

Greaves, Vojkovic, Nikoletti, White & Yuen (2008)

Family caregivers' perceptions and experiences of delirium in patients with advanced cancer.

Die Studie verfolgte einen qualitativen, explorativen Ansatz. In einem stationären Hospizsetting sowie im Rahmen einer palliativen Spitex-Organisation wurden halbstrukturierte Interviews mit hinterbliebenen Familienangehörigen (n=10) von Patient*innen, welche sowohl von einer fortgeschrittenen Krebserkrankung als auch Delir betroffen waren, durchgeführt. Ziel war, die Wahrnehmung und das Erleben von Familienangehörigen, welche Zeugen eines Delirs geworden sind, besser zu verstehen.

Eigenschaften von Delirien und Reaktionen von Angehörigen auf ein Delir: Angehörige erinnerten sich lebhaft, während aggressiven Phasen angeschrien, beschimpft, geschlagen oder angespuckt worden zu sein. Obwohl nie jemand zu Schaden gekommen ist, wurde Angst und Starrheit vor Schreck geäußert, physisch verletzt zu werden. Punktuell kam es zu Tränen. Persönlichkeitsveränderungen, in welchen Angehörige das Gefühl hatten, die Patient*innen nicht wiederzuerkennen oder verloren zu haben, wurden als schwierig erlebt. Aus Angst, die

Patient*innen unbeaufsichtigt zu lassen, kam es zu langen Präsenzzeiten am Bett. Diese stellten besonders bei harten, obszönen Beschimpfungen und Anschuldigungen eine Belastung dar. Diese Verhaltensweisen führten zu einem psychischen Wutausbruch, welcher in anschließenden Schuldgefühlen resultierte. Einige Angehörige schämten sich vor Drittpersonen für die Verwirrtheitszustände der Patient*innen.

Bedeutung des Delirs für Angehörige und Reflexion zum Erlebnis: Angehörige beschrieben Bedauern und zwiespältige Gefühle, wenn aufgrund von Rückzugsverhalten, Sedation oder Kommunikationseinschränkung kein Abschiednehmen stattfinden konnte. Es wurden Bedenken geäussert, dass die Bedürfnisse der Patient*innen unerkannt blieben, was als grausam und sehr frustrierend erlebt wurde. Selbst nach dem Versterben suchte jemand nach Indizien, welche das agitierte Verhalten hätten erklären können. Es folgten Schuldgefühle, nicht besser Acht auf die Patient*innen gegeben zu haben. Auch wünschten sich Angehörige mehr Informationen zum Delir.

Namba et al. (2007)

Terminal delirium: families' experience.

Die Datenerhebung erfolgte in einem Hospiz mittels einem halbstrukturierten Fragebogen. Ziele der single-center-in-depth Studie waren aufzuzeigen, was hinterbliebene Familienmitglieder (n = 20) von an terminalem Krebs erkrankten Patient*innen mit Delir erlebten, wie sie sich fühlten, wie sie das Delir wahrnahmen und was für Unterstützung sie sich vom medizinischen Fachpersonal wünschten. Basierend auf den gewonnenen Erkenntnissen sollte eine umsetzbare Pflegestrategie für den Umgang mit dem terminalen Delir erarbeitet werden. Die Datenanalyse basierte auf einem phänomenologischen Ansatz.

Emotionen: Angehörige beschrieben negative Emotionen (70 %) wie Schuld, die Patient*innen nicht gut genug zu betreuen oder Bedenken, sie allein zu lassen. Es kam zu delirbezogenen Copingschwierigkeiten, Hilflosigkeit, physischer sowie psychischer Erschöpfung. Es zeigten sich ambivalente Gefühle bezüglich eines erlösenden Todes. Ein Angehöriger wünschte sich, die Person mit Delir eigenhändig zu erwürgen und sich im Anschluss zu suizidieren.

Wahrnehmung des Delirs: Die Wahrnehmung eines Delirs resultierte in unterschiedlichen Bedeutungen und Ätiologien.

Vorgeschlagene Pflegestrategie:

- Respektieren der subjektiven Erlebenswelt der Patient*innen
- Patient*innen mit dem gleichen Respekt behandeln wie vor dem Delir

- Unerkannte, unerfüllte physiologische Bedürfnisse hinter den Delirsymptomen erkennen
- Berücksichtigung der ambivalenten Emotionen von Familienmitgliedern beim Einsatz von psychotropen Medikamenten
- Tagsüber die Betreuung den fluktuierenden Bewusstseinsveränderungen anpassen, um eine sinnvolle Kommunikation zu ermöglichen
- Vorkehrungen treffen, um den nahenden Tod zu erleichtern
- Familienmitgliedern physisch und psychisch entlasten
- Informationen geben

Toye, Matthews, Hill & Maher (2014)

Experiences, understandings and support needs of family carers of older patients with delirium: a descriptive mixed methods study in a hospital delirium unit.

Die Studie untersuchte, wie betreuende Familienangehörige das nicht am Lebensende vorkommende Delir und die damit verbundene Pflege erleben und verstehen. Weiter wurde deren Unterstützungsbedarf untersucht sowie überprüft, ob und wie dieser abgedeckt werden konnte. Für die Datenerhebung entwickelten Expert*innen einen Fragebogen, welcher mit einer fünfstufigen Likertskala beantwortet werden konnte. Zu einem späteren Zeitpunkt wurde mit Angehörigen (n=12) ein halbstrukturiertes Interview durchgeführt. Die Inhaltsanalyse basierte auf der vergleichenden Methode nach Boeije (2002).

Erfahrung der Hospitalisation: Aufgrund von Vorerfahrungen hatten Angehörige Sorgen, die Patient*innen könnten flüchten. Bezüglich der Einweisung in die Delir Unit bildeten sich Angehörige eigene Hypothesen.

Sorgen und Bedenken: Veränderungen bei Patient*innen lösten in Angehörigen Gefühle von Traurigkeit, Verärgerung, Schock oder „am Boden zerstört sein" aus. Es wurden Sorgen bezüglich Heimeinweisungen genannt sowie Bedenken, ob beim Austritt nach Hause Anpassungen in der Umgebungsgestaltung notwendig sein könnten.

Sich unterstützt wissen: Angehörige wären gerne in pflegerische Aktivitäten einbezogen worden, doch war dies von Seiten des Fachpersonales mehrheitlich nicht erwünscht. Ein kontinuierlicher Informationsfluss wurde als erstrebenswert erachtet.

Schmitt et al. (2019)

Perspectives on the Delirium Experience and Its Burden: Common Themes Among Older Patients, Their Family Caregivers, and Nurses.

Die Datenerhebung fand auf einer Akutstation in einem amerikanischen Spital statt. Die Stichproben setzen sich aus Patient*innen mit Delir, deren Familienangehörigen und Pflegefachkräften zusammen. Die Autorenschaft untersuchte mittels halbstrukturierter Interviews, welche Delir bezogenen Belastungen allen drei Gruppen gemeinsam waren. Die Datenanalyse erfolgte nach Thorne (2016).

Belastende Symptome: Aufgrund der Ungewissheit, ob sich die Symptomatik wieder normalisieren würde, wurden Zustände der Desorientierung oder Halluzinationen als schwierig und alarmierend erlebt. Die beeinträchtigte Kommunikation löste in den Angehörigen äußerste Besorgnis aus. Erinnerungsdefizite wurden als belastend beschrieben. Eine interviewte Person erlebte Persönlichkeitsveränderungen als erschreckend. Ungewohntes Verhalten wurde als angsteinflößend erlebt.

Emotionale Belastung: Angeschrien zu werden resultierte in Frustration. Weiter hatten Angehörige Angst, die zerebralen sowie verhaltensbezogenen Veränderungen könnten bestehen bleiben. Dazu kam die Befürchtung, die Patient*innen würden nie mehr so sein wie früher. Emotionaler Distress erlebten Angehörige sowohl bei ihrer Anwesenheit im Spital als auch bei ihrer Abwesenheit, bzw. wenn sie zuhause waren. Dies löste Tränen aus. Angehörige mit Kindern plagten Schuldgefühle, wenig Zeit im Spital zu verbringen. Zudem wurde Hilflosigkeit geäußert, nebst ihrer Anwesenheit im Spital für die Patient*innen nicht mehr tun zu können.

Situationsbezogene Belastung: Delirante Zustände gingen mit Kontrollverlust einher. Angehörige fühlten sich unvorbereitet, von den Patient*innen nicht wiedererkannt zu werden. Aufgrund von ungewohntem Verhalten wurden freiheitseinschränkende Maßnahmen notwendig, was Angehörigen hinsichtlich der Patient*innensicherheit Sorgen bereitete. Es wurden Bedenken bezüglich der unvorhersehbaren und abrupten Veränderungen beschrieben.

Morandi et al. (2015)

Delirium superimposed on dementia: A quantitative and qualitative evaluation of informal caregivers and health care staff experience.

Die prospektive Kohortenstudie basiert auf einem mixed method Ansatz und wurde auf einer italienischen Rehabilitationsstation durchgeführt. Die Studie erforschte die Erfahrungen, welche medizinisches Fachpersonal und betreuende Angehörige (n=33) mit stationären Menschen mit Delir bei Demenz gemacht haben. Für die Datenerhebung wurde ein standardisierter Fragebogen verwendet sowie offene Interviews durchgeführt. Es erfolgte eine qualitative Inhaltsanalyse nach Graneheim und Lundman (2004).

Aspekte des Erlebens von betreuenden Angehörigen: Angehörige beschrieben Wissensdefizite, wie mit Patient*innen in deliranten Phasen zu kommunizierten sei. Sie hatten Angst, delirante Zustände könnten ihre eigene physische Gesundheit beeinträchtigen. Die Auseinandersetzung mit der Tatsache, dass die Symptome möglicherweise weiter bestehen werden, löste Besorgnis aus. Auch wurden Sorgen beschrieben, die Patient*innen könnten leiden. Bezeugtes Leiden (Tränen, Halluzinationen, verbale Äußerungen) löste depressive Gefühle und Angst aus. In deliranten Phasen hinterfragten Angehörige ihre eigene Betreuungskompetenz. Sie berichteten über Gefühle der Hilflosigkeit, die häusliche Pflege für die Patient*innen womöglich nicht mehr gewährleisten zu können. Außerdem wurde von Besorgnis berichtet, der stationäre Aufenthalt könnte in einer Heimeinweisung enden oder gar mit dem Tod. Angehörige beschrieben Appetitlosigkeit und hinterfragten ihre Einstellung zur Euthanasie. Sich in der Situation nicht allein zu wissen und fachkundiges Personal als Unterstützung zu haben, wurde mit Gefühlen der Erleichterung umschrieben.

Lloyd & Rosenthal (2015)

Acute traumatic and depressive symptoms in family members of hospitalized individuals with delirium.

In einem amerikanischen Spital wurde untersucht, inwiefern Angehörige (n=40), die ein Delir bei stationären Patient*innen bezeugten, von akuten Stresssymptomen und Depression betroffen waren. Die Datenerhebung fand über standardisierte Fragebögen statt. Es wurde die Hypothese aufgestellt, dass Angehörige mit einem mangelnden Vorverständnis oder suboptimaler Edukation zum Delir mehr von traumatischem Stress und depressiven Symptomen betroffen sein könnten. Die statistische Datenauswertung erfolgte über die IBM SPSS Software.

Angehörige, die bei einem nahestehenden Menschen Zeug*innen eines Delirs geworden sind, erlebten zu 47.5 % traumatische Stressreaktionen. Angehörige mit einer traumatischen Stressreaktion haben in ihrer Biografie mehr vorbestehende Diagnosen zu Erkrankungen der Depression und psychischer Behandlung als Angehörige ohne diese Reaktionen. Angehörige mit oder ohne traumatische Stressreaktionen haben in ihrer Biografie gleich häufig ein Trauma erlebt (60 %). Es gibt keine signifikante Korrelation zwischen einer traumatischen Stressreaktion und dem Vorverständnis zum Delir ($p=0.58$) und einer erhaltenen Deliredukation ($p=0.8$). Weiter haben erlebte Traumata in der Biografie keinen Einfluss auf die traumatische Stressreaktion. Zwischen der traumatischen Belastung und dem

Schweregrad der Depression konnte jedoch ein starker Zusammenhang hergestellt werden ($p<0.0001$ bis $p<0.03$).

Racine et al. (2019)

Delirium Burden in Patients and Familiy Caregivers: Developing and Testing of New Instruments.

Der Artikel basiert inhaltlich auf der vorangegangenen qualitativen Arbeit von Schmitt et al. (2019). Ziel war es, aufgrund der vorhandenen Daten mit Beirat einer interdisziplinären und interprofessionellen Expert*innengruppe zwei Messinstrumente zu entwickeln, um das subjektive Erleben von hospitalisierten Menschen mit Delir und deren Angehörigen ($n=213$) zu operationalisieren und quantifizieren. Die Messinstrumente wurden inhaltlich sowie bezüglich ihrer Validität und Reliabilität entsprechend den Guidelines von DeVellis (2017) entwickelt und überprüft, um sie sowohl für Forschungszwecke wie auch im Praxisalltag einsetzen zu können. Die statistischen Analysen erfolgten über StataCorp StataIC.

Familienangehörige berichteten von einer moderaten Belastung, wenn Patient*innen ein Delir entwickelten. Die Belastung wurde nach 1 Monat leicht höher eingestuft, was gemäß der Autor*innenschaft in Zusammenhang mit posttraumatischem Stress stehen könnte. Auf der Basis der qualitativen Forschung und einem Expert Panel werden folgende Erlebnisse auf Angehörigenseite als relevant angesehen:

- Nahestehender Mensch mit Delir erkannte die Angehörigen nicht
- Nahestehender Mensch mit Delir erlebte Veränderungen im Erinnerungsvermögen sowie im Denkmuster
- Nahestehender Mensch mit Delir sah oder hörte Dinge, die nicht real vorhanden waren
- Nahestehender Mensch mit Delir wurde gereizt oder wütend
- Gefühle der Hilflosigkeit aufseiten der Angehörigen
- Sorgen von Angehörigen bezüglich einer größer werdenden Verantwortung
- Sorgen, dass der nahestehende Mensch nie mehr so sein könnte wie früher
- Nahestehende Person wies sicherheitsgefährdende Verhaltensweisen auf.

Die Autor*innenschaft konnte beweisen, dass die untersuchten Items Delir spezifisch sind. Sie haben diese sowohl bei Patient*innen mit Delir als auch ohne Delir geprüft und konnten aufzeigen, dass die Durchschnittswerte bei Patient*innen ohne Delir signifikant niedriger sind, bzw. nicht wirklich relevant sind. Angehörige stuften die Items als signifikant belastender ein, wenn die Patient*innen delirant waren, als wenn sie es nicht waren.

Meilak, Biswell, Willis, Partridge & Dhesi (2020)

A qualitative exploration of the views of patients and their relatives regarding interventions to minimize the distress related to postoperative delirium.

In einem Stadtspital untersuchte die Autor*innenschaft die Sichtweisen von Patient*innen und deren Angehörigen (n=12) hinsichtlich deren Erleben eines postoperativen Delirs. Weiter wurden partizipatorisch deren Perspektiven bezüglich Distress reduzierender Interventionen entwickelt. Die Datenerhebung fand über halbstrukturierte Interviews statt. Die Auswertung erfolgte über eine thematische Analyse nach Lewis & Ritchie (2003).

Vorwissen zum Delir: Vorhandenes Vorwissen wurde von Angehörigen sowohl positiv als auch negativ erlebt; Wissensdefizite lösten Distress, Frustration, Verwirrung und große Besorgnis aus. Für diejenigen, die informiert waren, war das Delir nicht schockierend.

Auswirkungen eines Delirs: Angehörige erlebten ausgeprägten Distress, wenn sie von den Patient*innen nicht erkannt wurden und diese zorniges, paranoides oder irrationales Verhalten zeigten. Es wurde Angst geäußert, die kognitive Beeinträchtigungen könnten fortbestehen. Andere beschrieben neutrale oder positive Gefühle. In Anbetracht des nahenden Todes stand das Delir nicht im Vordergrund. Eine Person beschrieb Ratlosigkeit, wie mit der ganzen Situation umzugehen sei. Es kam zu Gefühlen der Verzweiflung sowie zu Alkoholkonsum. Eine Person beschrieb das Gefühl, physisch und psychisch ausgelaugt zu sein und dass der eigene Körper wie ferngesteuert funktioniere.

Kommunikation: Die Kommunikation mit dem Fachpersonal wurde unterschiedlich erlebt. Erwünscht wären Informationen über Kommunikationsmöglichkeiten mit den Patient*innen gewesen sowie eine feste Ansprechperson, die über die Allgemeinsituation den Überblick hatte. Angehörige suchten eigene Wege, um mit den Patient*innen reden zu können.

Kommunikationszeitpunkt: Ein präoperatives Gespräch hätte Angehörige angeregt, über die Notwendigkeit des Eingriffes nachzudenken. Informiert zu sein, hätte Leiden verhindern können. Persönliche Gespräche wurden Broschüren gegenüber bevorzugt. Ein Nachfragen nach dem Befinden im Sinne eines Follow-up wurde mehrheitlich wertgeschätzt.

Verbesserungspotenzial: Fachleute sollten sich der Situation der Angehörigen bewusster werden. Mehr Öffentlichkeitsarbeit zum Thema Delir wurde als wichtig erachtet.

Vorgeschlagene Interventionen für Angehörige:

- *Präoperativ:* Informationen zu den Risiken, dem Erleben und der Rekonvaleszenz eines Delirs vermitteln sowie Wege aufzeigen, wie Angehörige mit den Patient*innen kommunizieren können.
- *Während der Delir Manifestation:* Wiederholung der Information mit Ergänzungen zu der Ätiologie.
- *Beim Ausklingen des Delirs:* Die Möglichkeit anbieten, über das Erlebte zu sprechen. Erklärungen zum Delir wiederholen sowie eine eventuelle Remanifestation oder funktionelle Einschränkungen thematisieren.
- *In der ambulanten Nachbetreuung:* Anbieten, das Erlebte nochmals zu beschreiben. Wiederholung von Erklärungen rund um das Delir sowie dessen Auswirkungen auf die funktionelle Erholung.

11.4 Zusammenfassung der Expert*inneninterviews

Im Folgenden (**Kap. 11.4.1, 11.4.2**) werden Aussagen aus den Experteninterviews mit Prof. Dr. phil. Habil. Rosmarie Barwinski und Dr. Wolfgang Hasemann (PhD) zusammengefasst dargestellt, die für die Fragestellung in Bezug auf die traumatische Situation von Angehörigen wichtig sind.

11.4.1 Interview mit Prof. Dr. phil. habil. Rosmarie Barwinski

Traumatisches Erleben: Die belastenden Gefühle, mit welchen Angehörige das Bezeugen eines Delirs bei einer nahestehenden erwachsenen Person beschreiben, klassifiziert RB als traumatisches Erleben. Dieses Erleben kann mit Ausweglosigkeit, Ohnmacht und Hilflosigkeit verbunden sein und Folgekomplikationen mit sich bringen. Ob und wie eine traumatische Situation bewältigt wird, habe vor dem Hintergrund des Verlaufsmodells viel mit den antezedenten Faktoren sowie den subjektiven Bewältigungsmöglichkeiten zu tun.

Stress: Aus Sicht von RB reicht ein gängiges Stressmodell (Lazarus, 1966, 1984) nicht aus, die Komplexität des traumatischen Erlebens zu erfassen. Im traumatischen Erleben komme es zu einem Gefühl der Überflutung, zu einem Zusammenbruch aller Bewältigungsstrategien. Es handle sich um ein multidimensionales Geschehen, bei welchem traumatische Stressreaktionen dazukommen können.

Traumatische Stressreaktion: RB bestätigt, dass Vorbelastungen und deren Schweregrad das gegenwärtige Erleben beeinflussen und somit eine traumatische Stressreaktion auslösen können. Vergangene Traumata müssen jedoch nicht zwingend Einfluss auf das aktuelle traumatische Stresserleben haben. RB begründet diese Aussage damit, dass sich jede neue Situation überwältigend anfühlen kann.

Gespräch statt Broschüre: Laut RB brauchen Angehörige in traumatischen Situationen ein Gegenüber, das für Sicherheit sorgt und die Vorgänge in Ruhe erklären kann. Einer etappenweisen Informationsvermittlung stimmt RB zu. Optimalerweise sollten Angehörige im Vorfeld über ein Delir aufgeklärt werden. War dies nicht möglich und es kommt zu einer unerwarteten Konfrontation mit dem Menschen im Delir, sollte die Edukation unmittelbar, also in der Situation selbst, erfolgen. Wenn offensichtlich ist, dass die Angehörigen sich nicht in ihrem „Window of Tolerance" befinden, sondern in einem deutlichen Zuviel an Über- oder Unter-Erregung (Hyper- oder Hypo-Arousal), ist nach RB von einer faktischen Informationsvermittlung abzuraten.

Wissen mindert Leiden: Dass Angehörige, die Vorwissen zum Delir hatten, wenig bis gar nicht unter der Symptomatik litten, erklärt sich RB über das Kohärenzgefühl und verweist auf Antonovsky (1979), der dieses im Modell der Salutogenese beschreibt. Das Wissen stärke das „Gefühl der Verstehbarkeit", also die Fähigkeit, Zusammenhänge des Lebens verstehen zu können. Wenn Angehörige wissen, warum sich die Patient*innen so verhalten, wären sie gewappnet, um nicht durch die Situation traumatisiert zu werden. Sie ist überzeugt, dass diese Verstehbarkeit über eine Psychoedukation vermittelt werden kann.

RB bestätigt, dass Wissen im Sinne des Verlaufsmodells zu den protektiven Faktoren und als Stärkung einer subjektiven Bewältigungsmöglichkeit gesehen werden kann.

Das Studienresultat, welches zwischen dem Vorwissen bzw. einer Edukation und dem Erleben einer traumatischen Stressreaktion keine Korrelation beschreibt, erachtet RB als nicht haltbar, da unklar ist, welche Edukation die Angehörigen erhalten haben.

Interprofessionalität: Für RB ist Interprofessionalität rund um das traumatische Erleben grundlegend. Da Pflegefachpersonen außerhalb vom psychiatrischen Setting oft wenig Kenntnisse im Umgang mit traumatischem Erleben haben und die zeitlichen Ressourcen für längere Gespräche begrenzt sind, sollten sie Hilfe beiziehen. Im Spital könnte der Einbezug der Seelsorge oder Spitalpsycholog*innen unterstützend sein. Es bietet sich an, den Angehörigen Kontakte zu vermitteln, wo sie weiter betreut werden können (Careteam, Liste mit Psychotherapeut*innen, Psycholog*innen).

Eigene Hypothesenbildung: Warum sich Angehörige eigene Hypothesen bilden, erklärt sich RB wieder anhand einer „Verstehbarkeit“. Traumatisierte Angehörige suchen in der Situation nach einer Verstehbarkeit. Etwas zu verstehen vermittle Stabilität und stärkt die Kompensationsfähigkeit. Dabei gehe es nicht nur um den Akt der Erklärung, sondern um einen inneren Ausgleich gegen die eigene Hilflosigkeit und Erklärungsnot. RB bestätigt, dass im Zusammenhang mit dem Verlaufsmodell die eigene Hypothesenbildung sowohl als subjektive Bewältigungsmöglichkeit als auch protektiver Faktor gesehen werden könne.

Schamgefühle: RB gibt zu bedenken, dass sich Angehörige bezüglich vorhandener Wissensdefizite und Schwierigkeiten in der Kommunikation mit den Patient*innen aufgrund von Schamgefühlen nicht an das Fachpersonal wendeten. Laut RB identifizieren sich Angehörige stark mit den ihnen nahestehenden Menschen. In Krisensituationen vermutlich noch mehr. Angehörige können sich, durch den traumatischen Stress bedingt, viel weniger abgrenzen von Mutter und Vater oder wichtigen nahestehenden Menschen.

Regressionsbewegungen: Für RB zeigten sich im traumatischen Erleben typischerweise Regressionsbewegungen, aufgrund derer auf frühe Bewältigungsversuche zurückgegriffen wird. Menschen verlieren gewisse Fähigkeiten und finden somit vielleicht gar keine Worte, um Hilfe einzufordern.

Aggression: Aggressives Verhalten gründet für RB oft in der Hilflosigkeit und kann als Abwehr der Hilflosigkeit verstanden werden. Fühle sich ein Mensch handlungsunfähig, möchte er etwas tun, denn Gefühle der Hilflosigkeit und Handlungsunfähigkeit werden oft bedrohlich wahrgenommen. Dies gelte sowohl für die Patient*innen im Delir wie auch für die Angehörigen. In solchen Momenten empfiehlt RB, dass Pflegefachkräfte den Angehörigen erklären, dass sich die Patient*innen in einer Psychose (also in einem Orientierungs- und Realitätsverlust) befinden und dass jemand in dieser Situation unter diesen Bedingungen sich sehr ungewohnt verhalten kann, weil er oder sie sich bedroht fühlt. Angehörige müssen verstehen, dass die Patient*innen nicht mehr in der Realität sind und die deliranten Verhaltensweisen nicht zwangsläufig an reale biografische Ereignisse gekoppelt sein müssen. Um emotionale Verletzungen und belastende Gefühle einzugrenzen, sollten Angehörige wissen, dass das Verhalten der Patient*innen nichts mit ihnen zu tun hat und die Patient*innen sie genau so lieb haben.

Bezugnehmend auf Antonovsky (1979) gehe es hier, so RB, um das „Gefühl der Handhabbarkeit“ als Kompensationsstrategie. Es gehe darum, dass die Angehörigen eine Haltung annehmen können, z. B.: „Ach so, jetzt ist er in dem und dem drin, und wenn jetzt Aggressivität kommt, dann drücke ich auf den Knopf und dann kommt die Pflege." Hilfreich sei, dass ein minimales Wissen vorhanden ist, was getan werden kann.

Nehmen Angehörige wahr, dass das Pflegefachpersonal genervt ist und den verzweifelten Patient*innen nicht helfen kann, kann dies, so RB, in noch größerer Verzweiflung resultieren und schließlich die Situation zum Eskalieren bringen. Wenn die Pflegekräfte über die Bedeutsamkeit von Kompensationsstrategien sowie über einfache Regressions- und Identifikationsprozesse Bescheid wüssten, könnten sie die Situation anders halten.

Gegenübertragung/Eigenübertragung: Das Erleben eines Delirs ist überwältigend. Deshalb ist es möglich, dass sich das traumatische Erleben der Patient*innen auf die Angehörigen überträgt und auch diese aggressiv reagieren. Es gibt auch die Eigenübertragung, bei der Eigenes, Ungeklärtes mit Aggressionspotenzial aus der eigenen Biografie in die aktuelle Situation und auf die Patient*innen übertragen wird. So können die Gefühle von Angehörigen, seien sie aufbauend oder belastend, auch auf die Patient*innen übergreifen.

Euthanasie, Mord und Suizidalität: Hilflosigkeit kann zu Gedanken über Euthanasie oder dem Wunsch führen, den Menschen mit Delir zu ermorden und sich danach selbst zu richten. Diese Gedanken können als Kompensation gesehen werden, um wieder Kontrolle zu erlangen. Aus Sicht von RM macht Hilflosigkeit aggressiv. Ob jemand in der Hilflosigkeit versinke, depressiv werde oder anfange um sich zu schlagen, wird durch die Vorgeschichte (antezedente Faktoren) mitgeprägt.

Einbezug von Angehörigen: RB findet es wichtig, Angehörige in die Betreuung der Patient*innen miteinzubeziehen. Einfache Handlungen können helfen, die Selbstwirksamkeit zu stärken und aus einem traumatischen Erleben wieder rauszukommen. Es sollen jedoch keine pflegerischen Interventionen sein wie die Körperpflege, sondern ganz banale Handlungen wie lüften, zusammen nach draußen spazieren gehen, Füße zudecken, das Kissen zurechtrücken. Es gehe um gewohnte Handlungen, bei denen Angehörige wissen, dass sie diese können. Das beruhige und stabilisiere. Die Stabilisierung sei grundlegend, da sie die die vorhandenen Ressourcen zur Bewältigung stärkt. Fehlen diese, bleiben die Angehörigen im Schock stecken und kommen nicht aus der Erstarrung heraus.

Aktionismus vonseiten der Angehörigen stellt laut RB eine Abwehr gegen die Ohnmacht dar. Hier kommt die Gegenübertragung zum Vorschein: Die Angehörigen seien genauso verzweifelt wie die Patient*innen auch. Beide möchten unbedingt etwas machen oder verändern. Angehörige auf diese Dynamik hinzuweisen und sie zu sensibilisieren, sei ein zentraler Auftrag der Pflegefachkräfte.

Wie kommunizieren: In der Kommunikation mit Menschen im Delir sollte laut RB nur das gesagt werden, was beruhigen kann. Wenn die Person im Delir z. B. ein Kind in seinem Zimmer sieht und verlangt, dass es raus soll, dann können Angehörige diesem Wunsch nachkommen und das Kind, auch wenn sie es nicht sehen, rausschicken. Es sollte all das unternommen werden, was die Situation zulässt. Äußerungen und Aktionen der Patient*innen, seien sie auch noch so seltsam, können gemäß RB einen Versuch darstellen, Handlungskontrolle zu bekommen.

Warum das Fachpersonal nicht informiert: Wieso das Fachpersonal das Delir gegenüber den Angehörigen nicht erwähnte, könnte aus der Sicht von RB damit zusammenhängen, dass auch Pflegende mit der Situation überfordert sind und das Thema deshalb vermeiden. Pflegefachkräfte müssen geschult werden, um Handwerkszeug und einen anderen Blickwinkel für solche Situationen zu bekommen.

Schuldgefühle: Schuldgefühle seien laut RB häufig als eine Art Abwehr bzw. ein Kontrollversuch zu sehen. Angehörige glaubten, sie hätten vielleicht etwas verhindern können, wenn sie dies und das gemacht hätten. Schuldgefühle stellen aus diesem Blickwinkel einen Kompensationsversuch dar. Angehörigen diese Gefühle auszureden sei kontraproduktiv, denn mit dem Verlust der Schuldgefühle würden sie ein Stück weit ihre Kompensation (den Glauben an die eigenen Fähigkeiten, die aber nicht eingesetzt wurden) und somit auch die Kontrolle verlieren. Pflegefachkräfte sollten nach Meinung von RB versuchen, den Angehörigen in Form von Handlungskompetenz einen Ersatz für die Schuldgefühle zu bieten.

11.4.2 Interview mit Dr. phil. Wolfgang Hasemann

Erleben eines Delirs und dessen Quantifizierung: WH kann das in der Studie beschriebene Erleben der Angehörigen bestätigen. Er fügt hinzu, dass die quantitative Studienlage derzeit noch unzureichend ist, um das Ausmaß der Belastungen von Angehörigen im Kontext von Delir zu quantifizieren. Seine Erfahrung zeigt, dass Angehörige die delirbedingten Veränderungen oft nicht nachvollziehen können. Teilweise, so WH, nehmen ihre Sorgen einen existentiellen Charakter an.

Angehörige als Herausforderung: WH geht davon aus, dass gewisse Pflegefachpersonen aufgrund einer unbewussten Vermeidungsstrategie nicht auf Angehörige eingehen. Pflegefachkräfte fürchten, in ein längeres oder auch herausforderndes Gespräch verwickelt zu werden und neben den Patient*innen womöglich noch die Angehörigen mitbetreuen zu müssen. Zudem hat er beobachtet, dass

Unsicherheit und Überforderung bestehen, wie mit Emotionen umgegangen werden kann. Angehörige in ihrem Erleben aufzufangen und zu stabilisieren, bringe ungeschultes Pflegefachpersonal oft an eigene Grenzen. Nicht selten fehle auch das Wissen darüber, welche sinnvollen Handlungen Angehörige ergreifen können, um mit der Situation einen Umgang zu finden. So werden lieber keine Empfehlungen ausgesprochen, als etwas Falsches zu sagen. Weiter stellt WH fest, dass Pflegefachpersonen einer ständigen Angst ausgesetzt sind, ihren Zeitplan und sowie geregelte stationäre Abläufe nicht einhalten zu können.

Pflegende und Delir: WH bestätigt, dass nicht alle Mitarbeitenden einen transparenten Umgang mit dem Delir haben. Inwieweit das Pflegepersonal das Delir gegenüber den Angehörigen beim Namen nennt, hängt laut WH vom Ausbildungsstand und der Haltung der Pflegenden ab. Häufig werde den Fragen und dem Erleben von Angehörigen aus dem Weg gegangen und argumentiert, Aufklärungsgespräche seien Sache der Ärzt*innen. Pflegefachpersonen wie die speziell ausgebildeten Ressourcenpflegepersonen, auch Thementräger*innen oder Multiplikator*innen genannt, können laut WH ein Delir mehrheitlich korrekt benennen und somit besser auf die Angehörigen eingehen.

Wissensdefizite: Aufgrund von Wissensdefiziten beginnen Angehörige oft damit, im Internet zu recherchieren. Folge ist, dass Verschwörungstheorien Vorschub geleistet wird und pflegerische und ärztliche Maßnahmen infrage gestellt werden. Manchmal komme es sogar zu Androhungen von juristischen Schritten.

Angehörige informieren: WH erkundigt sich immer bei den Angehörigen, wie die Patient*innen vor dem Delir waren. Über das Schildern der wesentlichen Charakter- und Wesenseigenschaften wird meistens offensichtlich, wie das Delir Patient*innen verändert. Laut WH ist es wichtig, diese Veränderungen mit den Angehörigen zu besprechen und ihnen sinnbildlich zu erklären, dass ein Delir Menschen zu einer Marionette werden lässt. Betroffene verlieren die Kontrolle über die Realität sowie auch über sich selbst. Sie funktionieren wie fremdgesteuert, was dazu führen kann, dass sie Dinge machen oder Aussagen treffen, die unter normalen Umständen undenkbar wären.

Angehörige unterstützen: Angehörige brauchen Unterstützung, die fremdartigen und oft unschönen Veränderungen dem Delir zuzuordnen. Dies helfe ihnen, einen besseren Umgang mit den Patient*innen und der Situation zu finden. Wenn Angehörige verstehen, dass die Veränderungen pathologisch bedingt sind, könne dies laut WH entlastend wirken. Sind Angehörige nicht über diese Tatsache informiert, laufen sie Gefahr, sich die Verhaltensweisen mit biografischen Anteilen oder verdeckten Persönlichkeiten zu erklären. Laut WH berichten Angehörige oft über solch schwierigen Gedankenkonstrukte.

Gespräch und Broschüren: Das Aushändigen einer Broschüre allein hält WH für nicht sinnvoll. Es brauche im Vorfeld ein Gespräch, in dem entschieden werden kann, ob die Abgabe einer Broschüre Sinn macht oder nicht. Sie könne hilfreich sein, wenn Angehörige, die in der Situation meist sehr aufgewühlt sind, die Inhalte zuhause in Ruhe repetieren oder weitere Familienmitglieder informieren möchten. Mit der Abgabe einer Visitenkarte, auf der die Stationstelefonnummer ersichtlich ist, hat WH gute Erfahrungen gemacht. So können die Angehörigen bei Bedarf nochmals Rücksprache nehmen.

Einbezug von Angehörigen: Häufig bestärkt das Pflegepersonal die Angehörigen, persönliche Gegenstände der Patient*innen wie Fotos, eigene Kleider oder Lieblingsmusik mitzubringen. Auch werden Angehörige ermuntert, bei dem Eingeben von Mahlzeiten oder punktuell bei der Körperpflege mitzuhelfen. Letzterem steht WH kritisch gegenüber. Oftmals sei unklar, ob sich Angehörige psychisch in der Lage fühlen, mitzuhelfen. Manchmal seien sie kaum spürbar präsent oder wirken aufgeregt. Sie äußern sich laut WH meistens durch die Situation belastet und möchten irgendetwas tun, was die Lage für alle erträglicher mache. Sofern es der aktuelle Zustand der Patient*innen erlaubt, helfen gemäß WH Spaziergänge im Spitalgarten oder ein Besuch in der Cafeteria. Eine wohlwollende Präsenz sei einem Aktionismus klar vorzuziehen. Im Bereich der Interaktion mit den Angehörigen sieht WH deutlichen Optimierungsbedarf.

Anwesenheitszeiten: Angehörige verbringen manchmal viel Zeit im Spital. Gelegentlich werden auch Anwesenheitszeiten besprochen, damit die Patient*innen nicht von zu viel Besuch überflutet werden. Geregelte Besuchszeiten ermöglichen es Angehörigen, sich eine Auszeit zu gönnen.

Wo es sinnhaft erscheint, sei laut WH ein Rooming-in möglich. Voraussetzung dafür sei, dass die Patient*innen in der Lage sind, ihre Angehörigen zu erkennen. „Wir informieren die Angehörigen, dass ihre Anwesenheit von großer Bedeutsamkeit für die Patient*innen ist. Das hat oft einen stabilisierenden und beruhigenden Effekt auf sie. Wenn die Interaktion jedoch spürbar spannungsgeladen ist, wird vom Rooming-in abgeraten."

Interprofessionalität: Grundsätzlich ist im Spital der Behandlungsfokus auf die Patient*innen ausgerichtet. Außer in der Palliativmedizin gibt es laut WH wenig strukturelle Angebote, um Angehörige zu unterstützen. Den Einbezug der Spitalseelsorge erlebt WH als für alle am Erleben beteiligten Personen entlastend.

11.5 Diskussion

Bezugnehmend auf die Fragestellung werden im folgenden Kapitel die zusammengefassten Ergebnisse der Studien mit dem Verlaufsmodell der psychischen Traumatisierung (**Kap. 11.2.2**), dem Modell des Delirs sowie den Resultaten aus den zwei Expert*inneninterviews diskutiert und mit relevanter Literatur aus der Delir Forschung verglichen. Punktuell fließt die Expertise der Autorin mit ein.

Angehörige, die bei einem nahestehenden erwachsenen Menschen ein Delir bezeugten, erlebten diese Situation mehrheitlich als belastend (Cohen et al., 2009; Morandi et al., 2015; Namba et al., 2007; Racine et al., 2019; Schmitt et al., 2019). In der Studie von Lloyd und Rosenthal (2015) wurde bei Angehörigen eine Inzidenz einer traumatischen Stressreaktion von 47.5 % ermittelt. Obwohl nur diese Autor*innenenschaft explizit von einer traumatischen Stressreaktion spricht, ordnet die Psychotraumatologin RB die in den weiteren Studien genannten Beschreibungen von belastendem Erleben als traumatisch ein.

Das traumatische Erleben eines Delirs

Angehörige erzählten von lebhaften Erinnerungen an das Erleben eines Delirs (Cohen et al., 2009; Greaves et al., 2008). Lebhafte Erinnerungen können auf ein traumatisches Erleben hinweisen (Reddemann & Wöller, 2017), denn eine Situation wird dann lebhaft erinnert, wenn sie an ein persönliches dramatisches Erlebnis gekoppelt ist (Stangl, 2020).

Aus dem Blickwinkel des Verlaufsmodells nach Fischer und Riedesser (2003) stellt die unerwartete Manifestation eines Delir die traumatische Situation dar (Phase 2), welche bedrohlich ist und nicht beeinflusst werden kann. Angehörige beschrieben das Erleben eines Delirs als eine herzzerreißende, stressige, frustrierende und schreckliche Erfahrung (Cohen, 2000). Ob und warum Angehörige das Bezeugen eines Delirs als traumatisch erleben und darauf reagieren, wird von antezedenten Komponenten (Phase 1), subjektiven Bewältigungsmöglichkeiten und objektiven Situationsfaktoren (Phase 2) gesteuert. Wie Angehörige physisch und psychisch auf die Auswirkungen des Delirs reagieren, stellt im Verlaufsmodell bereits die traumatische Reaktion (Phase 3) dar. Vor diesem Hintergrund wird nachvollziehbar, dass psychische Vorbelastungen und deren Intensität eine traumatische Stressreaktion begünstigen können (Lloyd & Rosenthal, 2015). Das Erleben eines Delirs ging laut den Angehörigen mit Schrecken, Hilflosigkeit (Cohen et al., 2009), depressiven Verstimmungen (Morandi et al., 2015) Traurigkeit und Schock (Toye et al., 2014) einher. Es kam zu physischer und psychischer Erschöpfung (Namba et al., 2007) sowie einer Empfindung, dass der eigene Körper wie fremdgesteuert funktioniere (Meilak et al., 2020). Während Phasen deliranter Zustände erlebten Angehörige Gefühle des Kontrollverlustes (Schmitt et al., 2019) sowie der Ratlosigkeit, wie mit der Situation umzugehen sei (Cohen, 2000). Diese erlebten Gefühle sind vor dem Hintergrund des Verlaufsmodells als traumatische Reaktionen zu verstehen, die einer traumatischen Situation entspringen (Fischer & Riedesser, 2003).

Untersuchungen aus der Delir Forschung klammern die Entstehungsmechanismen der psychischen Traumatisierung aus und belegen, dass das von den Angehörigen beschriebene Erleben Delir spezifisch und somit nicht von einer zugrunde liegenden Erkrankung abhängig ist (Racine et al., 2019). Die Autorin sieht darin keine Unvereinbarkeit, da es sich ihrer Ansicht nach um zwei unterschiedliche Betrachtungsweisen handelt. Die traumatischen Schilderungen der Angehörigen scheinen jedoch im Widerspruch zu der statistischen Auswertung zu stehen, denn Angehörige stuften bei einer Befragung ihre emotionale Belastung beim Bezeugen eines Delirs als moderat ein (Racine et al., 2019). Aus Sicht der Autorin gründet diese Diskrepanz möglicherweise darin, dass das verwendete Messinstrument nicht das Gesamterleben abbildet. Delir Experte WH bestätigt, dass es derzeit keine breit angelegten quantitativen Studien gibt, welche dieses Dilemma lösen könnten. Auch Breitbart und Autor*innenteam (2002) bestätigen, dass das Erleben eines Delirs für Angehörige mit einer höchsten Belastung einhergeht. Weitere Studien deuten auf eine hohe bis sehr hohe emotionale Belastung hin (Bruera et al., 2009; Morita et al., 2007).

Die Autorin ist erstaunt darüber, dass obwohl Angehörige für die Beschreibung ihres subjektiven Erlebens teilweise Worte wählten, welche der Definition von traumatischem Erleben nach Fischer und Riedesser (2003) entsprechen, dieses jedoch nicht explizit als solches benannt wurde. Die Autorin erklärt es sich damit, dass in der Pflegepraxis das Erleben rund um das Delir oft über Stress verstanden wird. Laut der Psychotraumatologin RB wird Stress dieser Situation jedoch nicht gerecht, denn er vermag die Multidimensionalität des traumatischen Erlebens nicht zu erfassen. Sie erläutert weiter, dass es aufgrund von traumatischem Erleben zu unterschiedlichen Bewältigungsversuchen bzw. unbewussten Kompensationsstrategien kommen kann. Diese sind in der vorliegenden Arbeit in der Hypothesenbildung, dem Ausdruck von Aggression, Schuldgefühlen und dem Wunsch, in pflegerische Aktivitäten involviert zu werden, zu finden.

Hypothesenbildung

Angehörige erlebten Wissenslücken als angsteinflößend (Cohen et al., 2009), frustrierend, verwirrend und besorgniserregend (Meilak et al., 2020). Aufgrund von Wissensdefiziten bildeten sich Angehörige eigene Hypothesen zu der Ätiologie des Delirs und dessen Symptomen (Bohart et al., 2019; Cohen et al., 2009; Namba et al., 2007). Angehörige hätten sich stattdessen Informationen vom Fachpersonal gewünscht (Bohart et al., 2019; Greaves et al., 2008; Toye et al., 2014).

Psychotraumatologin RB weist darauf hin, dass Angehörige in einer traumatischen Situation nach einer Verstehbarkeit suchen. Wissen hilft, Zusammenhänge zu verstehen und kann vor einem traumatischen Erleben schützen. Laut dem Verlaufsmodell (Fischer & Riedesser, 2003) kann die Hypothesenbildung sowohl als subjektive Bewältigungsmöglichkeit als auch protektiver Faktor verstanden werden. RB ergänzt, dass sie als eine Kompensationsstrategie der Angehörigen gesehen werden kann, um Stabilität zu erreichen und, um der eigenen Hilflosigkeit und Erklärungsnot entgegenzuwirken. Delir Experte WH warnt jedoch vor der Hypothesenbildung, denn sie kann konfliktreich sein und zu Misstrauen gegenüber dem medizinischen Personal führen.

Aggression

Während deliranten Phasen schilderten Angehörige aggressives (Racine et al., 2019) und grenzüberschreitendes Verhalten sowie lebhafte Erinnerungen, geschlagen und angespuckt zu werden (Greaves et al., 2008). Sie erinnerten sich, ausgeprägten Distress entwickelt zu haben (Meilak et al., 2020) und mit der Angst konfrontiert wurden, physisch verletzt zu werden (Greaves et al., 2008). Punktuell kam es zu Überlegungen hinsichtlich Euthanasie (Morandi et al., 2015; Namba et al., 2007) sowie Mord- und Suizidgedanken (Namba et al., 2007). Eine angehörige Person berichtete, dass Beschimpfungen darin endeten, dass sie selbst aggressives Verhalten gegenüber dem Menschen im Delir entwickelte (Greaves et al., 2008). Eine solche Dynamik ist laut der Psychotraumatologin RB mit der Eigen- und Gegenübertragung zu erklären. Weiter argumentiert sie, dass aus der Hilflosigkeit und Handlungsunfähigkeit Aggression resultieren kann. Im Zusammenhang mit dem Verlaufsmodell kann die Aggression als subjektive Bewältigungsmöglichkeit oder traumatische Reaktion eines Menschen gesehen werden, bzw. einer Kompensationsstrategie, um wieder das Gefühl der Kontrolle über eine bedrohliche Situation zu bekommen. In solchen Situationen kommt das Pflegepersonal schnell an seine Grenzen. Flaum und Hall (2016) weisen auf die Notwendigkeit einer interprofessionellen Zusammenarbeit hin. Auch die Psychotraumatologin bestätigt, dass Pflegekräfte nicht die Ressourcen haben, um solche Herausforderungen allein zu meistern. Delir Experte WH bedauert jedoch, dass sich im Spital nebst der Seelsorge wenig strukturelle Angebote finden lassen, die zur Unterstützung der Angehörigen mobilisiert werden können.

Angehörige wussten, dass sie sich für Hilfestellungen an das Pflegepersonal hätten wenden können, doch taten sie dies nicht (Bohart et al., 2019). Psychotraumatologin RB schreibt dieses Verhalten möglichen Schamgefühlen oder Regressionsbewegungen zu. Weiter gibt sie zu bedenken, dass sich Angehörige stark mit den ihnen nahestehenden Menschen identifizieren. Bedingt durch den traumatischen Stress sei es für sie schwierig, sich abgrenzen zu können.

Schuldgefühle

Angehörige bekundeten Schuldgefühle, die Patient*innen nicht ausreichend unterstützt zu haben (Greaves et al., 2008; Namba et al., 2007; Schmitt et al., 2019). Sie äußerten sich hilflos, neben ihrer Anwesenheit, nicht mehr für das Wohlbefinden der Patient*innen beitragen zu können. Delir Experte WH vertritt die Meinung, dass eine wohlwollende Präsenz jeder Art einem Aktionismus vorzuziehen ist. Er nimmt aber auch wahr, dass Angehörige in belastenden Situationen kaum spürbar sind. Die Autorin hinterfragt, inwiefern die Präsenz der Angehörigen sinnvoll ist, wenn sie selbst hilfsbedürftig und auf Hilfe angewiesen sind.

Psychotraumatologin RB erwähnt, dass Schuldgefühle im Rahmen des traumatischen Erlebens einen Kompensations- bzw. einen Kontrollversuch darstellen. Die Vorstellung, dass man etwas hätte tun können, sei besser auszuhalten als die Tatsache, hilflos zu sein. Frick-Baer und Baer (2012) bestätigen diese Aussage und ergänzen, dass sich Menschen oft lieber schuldig fühlen, als sich der Aufgabe zu stellen, die Verantwortung für das eigene Handeln zu übernehmen.

Die Erfahrung der Autorin zeigt auf, dass Pflegefachkräfte oft versuchen, den Angehörigen die Schuldgefühle auszureden, um sie zu entlasten. Aus dem Blickwinkel der Psychotraumatologin RB ist dies nicht empfehlenswert, denn mit dem Verlust der Schuldgefühle verlieren Angehörige auch ihre Kompensation. Sie ergänzt, dass Pflegefachkräfte die Angehörigen in ihren Handlungskompetenzen unterstützen sollten, damit Schuldgefühle abgebaut werden können.

Einbezug von Angehörigen – Interaktion

Angehörige beschrieben die Interaktion mit dem Fachpersonal von unterschiedlicher Qualität (Meilak et al., 2020). Sie wünschten sich bei der Betreuung der Patient*innen mithelfen zu können (Bohart et al., 2019; Toye et al., 2014), jedoch war dies vonseiten des Fachpersonals nicht erwünscht (Bohart et al., 2019; Toye et al., 2014). Teodorczuk und Autor*innenteam (2013) bekräftigen die Tendenz der massiven Ausgrenzung der vom Pflegepersonal als schwierig empfundenen Angehörigen – dies, obwohl verschiedene Leitlinien zum Delir Management den Einbezug von Angehörigen favorisieren (National Institute for Health and Clinical Excellence, 2010; Savaskan & Hasemann, 2017). Werden Familienmitglieder strukturiert einbezogen, resultiert dies in hohem Wohlbefinden (Smithburger et al., 2017).

Das Erleben von Angehörigen wird gemäß der Psychotraumatologin RB vom Verhalten der Pflegefachpersonen (objektive Situationsfaktoren) mitgeprägt. Deshalb ist es ihrer Meinung nach von großer Wichtigkeit, dass sie die Komplexität des traumatischen Erlebens und dessen Auswirkungen verstehen. Somit wären sie befähigt, in kritischen Zeiten den Rahmen zu halten und für Ruhe sorgen zu können. Handeln sie unreflektiert, kann dies zu einer Eskalation der Situation führen. Laut Psychotraumatologin RB fühlen sich Angehörige gleichermaßen verzweifelt wie die Patient*innen auch. Beide können kompensatorisch in einen Aktionismus geraten, um die Situation unter Kontrolle zu bringen. Delir Experte WH beobachtet in der Pflegepraxis, dass Angehörige als erweiterte Mitarbeitende angesehen und zur Entlastung der Pflege eingesetzt werden. Hier offenbart sich offensichtlich ein Problem, denn Angehörige sollten gleichermaßen wie die Patient*innen begleitet, unterstützt und betreut werden (Wright et al., 2020). Psychotraumatologin RB befürwortet den Einbezug von Angehörigen, denn die Ausführung von minimalen Handlungen könne bereits helfen, die Selbstwirksamkeit zu stärken. Ziel ist es, Angehörige, sofern sie in ihrem Window of Tolerance sind, über kleine Handlungsaktivitäten aus ihrem traumatischen Erleben zu holen. Im Vordergrund steht die Vermittlung des Gefühls der Handhabbarkeit der Situation. Sie macht jedoch deutlich, dass Angehörige in einem traumatischen Erleben zuerst reorientiert und beruhigt werden sollten. Sie rät von der Übernahme pflegerischer Aktivitäten ab und verweist auf basale Tätigkeiten, welche Angehörige ohne Anleitung durchführen können. Etwas bewältigen zu können, hat gemäß der Psychotraumatologin RB eine beruhigende und stabilisierende Wirkung. Gleichzeitig werden die eigenen Bewältigungsressourcen gestärkt. Im Zusammenhang mit dem Verlaufsmodell stellen diese Schritte protektive Faktoren dar, die dazu beitragen, dass sich Angehörige von dem traumatischen Erleben erholen können.

Einbezug von Angehörigen – Informationsfluss

Laut der Autorin kann der Einbezug von Angehörigen auch bedeuten, sie über die Situation aufzuklären. Meilak et al. (2020) haben dazu unterschiedliche Zeitfenster vorgeschlagen. Die Psychotraumatologin RB erachtet es als erstrebenswert, Angehörige im Vorfeld über eine mögliche Delir Manifestation zu informieren. Im Delir Modell erläutern Maldonado (2015) und van Montfort et al. (2019) prädisponierende sowie präzipitierende Faktoren, welche erahnen lassen, welche Menschen eine bedeutsame Risikogruppe bilden, um ein Delir zu entwickeln. Werden Angehörige unerwartet mit dem Delir konfrontiert, so empfiehlt die Psychotraumatologin RB, sofern es der psychische Zustand der Betroffenen zulässt, kurze Informationssequenzen bezüglich der medizinischen Hintergründe aber auch möglichen Handlungsfeldern.

Die Autorin nimmt wahr, dass sich Pflegefachkräfte in belastenden Situationen der Interaktion mit den Angehörigen entziehen. Delir Experte WH führt dieses Verhalten auf eine Vermeidungsstrategie zurück, deren Ursprung er in Gefühlen der Überforderung vermutet. Dabei wünschten sich Angehörige einen informativen Austausch (Bohart et al., 2019; Cohen, 2000; Meilak et al., 2020) und zogen Gespräche einer Informationsbroschüre vor (Meilak et al., 2020). Psychotraumatologin RB kann dies nachvollziehen, denn Angehörige brauchen ihrer Meinung nach in einer traumatischen Situation ein Gegenüber, dass für Sicherheit sorgt und ihnen die Sachlage in Ruhe erklärt. Broschüren sind in solchen Momenten laut RB wenig zielführend, da Angehörige kaum in ihrem Window of Tolerance sind und sich somit nicht auf das Lesen konzentrieren können. WH zieht es ebenfalls vor, zuerst mit den Angehörigen in Kontakt zu treten und bei Bedarf eine Broschüre auszuhändigen, falls sich jemand zu einem späteren Zeitpunkt in Ruhe damit auseinandersetzen möchte. Otani und Autor*innenteam (2013) bestätigen, dass Angehörige Broschüren als sehr hilfreich und informativ empfanden.

Wissensdefizite

Pflegefachkräfte haben laut den Untersuchungen von Bohart et al. (2019) das Delir gegenüber Angehörigen nicht beim Namen benannt. Delir Expert WH erklärt sich dies über Wissensdefizite. Die Autorin kann dieses Argument nachvollziehen, stellt jedoch in Frage, inwieweit Angehörige differenzieren konnten, mit welcher Berufsgruppe des Pflegedienstes sie in Kontakt standen. Delir Experte WH stimmt diesem Einwand zu und erwähnt, dass der Wissensstand innerhalb vom Pflegedienst sehr unterschiedlich ausfällt. Wissensdefizite aufseiten der Pflegenden stellen sich auf mehreren Ebenen dar. Zum einen kann das Fehlen von Delir spezifischem Wissen in den Bereichen der Detektion (Han et al., 2009) und des Managements (Morandi et al., 2013) ein Problem darstellen. Zum anderen spielen Kompetenzen in der Psychoedukation eine zentrale Rolle, so Psychotraumatologin RB. Vor dem Hintergrund des Verlaufsmodells (Fischer & Riedesser, 2003) wird hier der Einfluss des Verhaltens der Pflegefachpersonen deutlich. Pflegefachpersonen zählen zu den objektiven Situationsfaktoren, welche dazu beitragen können, ob und inwieweit Angehörige die Manifestation eines Delirs als traumatisch erleben. Wenn sie den Angehörigen beistehen, ihnen Sicherheit, Wissen und einen Umgang in und mit der Situation vermitteln können, dürfte dies einem traumatischen Erleben entgegenwirken. Leider, so der Delir Experte WH, fühlen sich viele Pflegende unter Zeitdruck und möchten sich neben der Patient*innenbetreuung nicht auch noch den Angehörigen zuwenden.

Verstehbarkeit

Delir Experte WH erwähnt, dass Pflegefachkräfte bezüglich emotionaler Reaktionen und möglichen Handlungsspektren Unsicherheiten aufweisen und auf den ärztlichen Dienst verweisen. Auch Angehörige erwähnten Coping Schwierigkeiten im Umgang mit der emotional belastenden Situation (Namba et al., 2007). Sie berichteten über unvorhersehbare und akute Wesens- und Persönlichkeitsveränderungen (Schmitt et al., 2019), welche laut den DSM-5 Kriterien zu den typischen Charaktereigenschaften eines Delirs zählen (Maier, 2015). Diese fremden und auch bedrohlichen Zustände wurden von Angehörigen als belastend (Cohen, 2000) und alarmierend eingestuft (Schmitt et al., 2019). In solchen Situationen ist es laut der Psychotraumatologin RB und dem Delir Experten WH wichtig, Angehörige in der Verstehbarkeit der Situation zu unterstützen. Gemäß Morandi et al. (2015) fühlen sich Angehörige erleichtert, wenn sie sich vom Fachpersonal unterstützt wissen.

Laut der Psychotraumatologin RB ist es essenziell, dass Angehörige verstehen, dass das pathologische Verhalten der Patient*innen, welches oft in keiner Art und Weise ihrer gewohnten Persönlichkeit oder der sozialen Erwünschtheit entspricht, Delir bedingt ist. Das Bezeugen solcher Veränderungen löste in Angehörigen Trauer und Verlustängste aus (Stenwall et al., 2008). Es wurden Bedenken geäußert, die kognitiven und verhaltensbezogenen Veränderungen könnten über längere Zeit andauern (Meilak et al., 2020; Morandi et al., 2015; Schmitt et al., 2019). Außerdem benannten Angehörige Sorgen, dass es zu einer möglichen Heimeinweisung oder gar dem Versterben der Patient*innen kommen könnte (Morandi et al., 2015). Diese Befürchtungen sind laut der Autorin auch berechtigt, denn wenn ältere Menschen ein Delir entwickeln, ist mit einem schlechteren Ausgang zu rechnen (MacLullich et al., 2009). Die Autorin sowie der Delir Experte WH erkennen im Praxisalltag großes Potenzial, wie über edukative Ansätze und wohlwollende Präsenz Leiden gelindert werden kann.

Wie Angehörige ein Delir bei einem nahestehenden Menschen erleben, hängt möglicherweise davon ab, inwieweit sie die pathologischen Veränderungen nachvollziehen können. Studien belegen, dass Angehörige, die über eine mögliche Manifestation eines Delirs Bescheid wussten, weniger bis keinen Distress erlebten (Bohart et al., 2019; Meilak et al., 2020). Interessanterweise postulieren Lloyd und Rosenthal (2015), dass es keine signifikante Korrelation zwischen vorhandenem oder vermitteltem Wissen und einer erlebten traumatischen Stressreaktion gibt. Die Psychotraumatologin RB stellt diese Aussage insofern infrage, dass unklar ist, welche Inhalte vermittelt wurden und ob auch psychoedukative Elemente dabei waren.

Abschied

Verwirrtheitszustände wurden als Vorboten des nahenden Todes verstanden (Cohen et al., 2009). Angehörige befürchteten, sich nicht von den ihnen nahestehenden Menschen verabschieden zu können, da diese teilweise stark sediert oder durch die Delir bedingten Veränderungen in einer anderen Welt waren (Greaves et al., 2008). Psychotraumatologin RB ratet Pflegefachkräften in solchen Situationen, interprofessionelle Unterstützung anzufordern, damit sichergestellt werden kann, dass Angehörige Abschied nehmen können.

11.6 Schlussfolgerungen und Handlungsempfehlungen

Die Bedeutung dieser Forschungsergebnisse für die Pflegepraxis ist von großer Relevanz. Die Auswertung der Resultate impliziert aufgrund des traumatischen Kontextes einen Paradigma Wechsel hinsichtlich des Erlebens von Angehörigen.

Der Bewältigungserfolg von traumatischen Reaktionen hängt wesentlich von interpersonellen Faktoren ab (Fischer & Riedesser, 2003). Die Interaktion mit dem Pflegefachpersonal prägt somit die Weichenstellung des Erlebens der Angehörigen in Richtung Chronifizierung oder Erholung.

Das Erleben ist immer von subjektiver Natur. Dennoch sind in den Studienresultaten klare Tendenzen belastenden Erlebens erkennbar und konnten klassifiziert werden. Somit kann eine Generalisierbarkeit der Daten und Erkenntnissen aus Sicht der Autorin in Betracht gezogen werden. Das erarbeitete Wissen verlangt nach Konsequenzen in der Berufspraxis. Bisherige Delir Leitlinien müssten bezüglich des Einbezugs von Angehörigen auf mögliche Anpassung und Ergänzungen überprüft werden.

Die Autorin schlägt folgende Maßnahmen zur Verbesserung der pflegerischen Interaktion mit Angehörigen von Menschen mit Delir vor:

- **Schulung des Pflegepersonals:** Pflegende verfügen über wenig bis gar kein Wissen über die Entstehungsmechanismen sowie die Auswirkungen traumatischen Erlebens. Deshalb braucht es dringend Schulungen, damit Pflegefachkräfte einen anderen Blickwinkel bekommen und für die Interaktion und Unterstützung von Angehörigen in traumatischen Situationen gewappnet sind.
- **Schulung der Angehörigen:** Angehörige sollten Hintergrundwissen über das Wesen des Delirs bekommen sowie eine psychoedukative Schulung, um die Coping Strategien mit der Situation zu fazilitieren.
- **Integration in die Berufsbildung:** Grundwissen zum traumatischen Erleben sollte in die Berufsbildung von Pflegenden und Ärzt*innen integriert werden.
- **Interprofessionelle Zusammenarbeit:** Um Angehörigen eine bestmögliche Unterstützung bieten zu können, sollte eine Zusammenarbeit mit interprofessionellen Diensten angestrebt werden. Eine Übersicht mit Kontaktadressen von seelsorgerischen Diensten, Pfarrer*innen, Careteams, Psychotherapeut*innen und Psycholog*innen ist empfehlenswert.
- **Erweiterung der Aufklärungspflicht:** Schweizer Patient*innen haben laut dem BAG (2019) das Recht, über ihren Gesundheitszustand und mögliche Risiken aufgeklärt zu werden. Diese Aufklärungspflicht besteht jedoch nicht gegenüber Angehörigen. Ein zukünftiges Modell könnte beinhalten, dass bei der Aufklärung und Einwilligung medizinischer Eingriffe eine für die Patient*innen wichtige angehörige Person anwesend sein muss.
- **Familienzentrierte Pflege:** Im Spital liegt der Fokus auf der Pflege und Betreuung der Patient*innen. Die Alternative wären Ansätze aus der familienzentrierten Pflege.

- **Forschungsbedarf:** Wie viele Angehörige von den Auswirkungen eines Delirs betroffen sind, ist bis heute unbekannt. Epidemiologische Studien zu den betroffenen Angehörigen wären erstrebenswert, um die Prävalenz des traumatischen Erlebens und seinen Folgen zu erfassen. Wie sich die von der Autorin vorgeschlagenen Handlungsempfehlungen in der Pflegepraxis auswirken, sollte anhand von Interventionsstudien evaluiert werden.

12 Das Basler Demenz-Delir-Programm

Wolfgang Hasemann

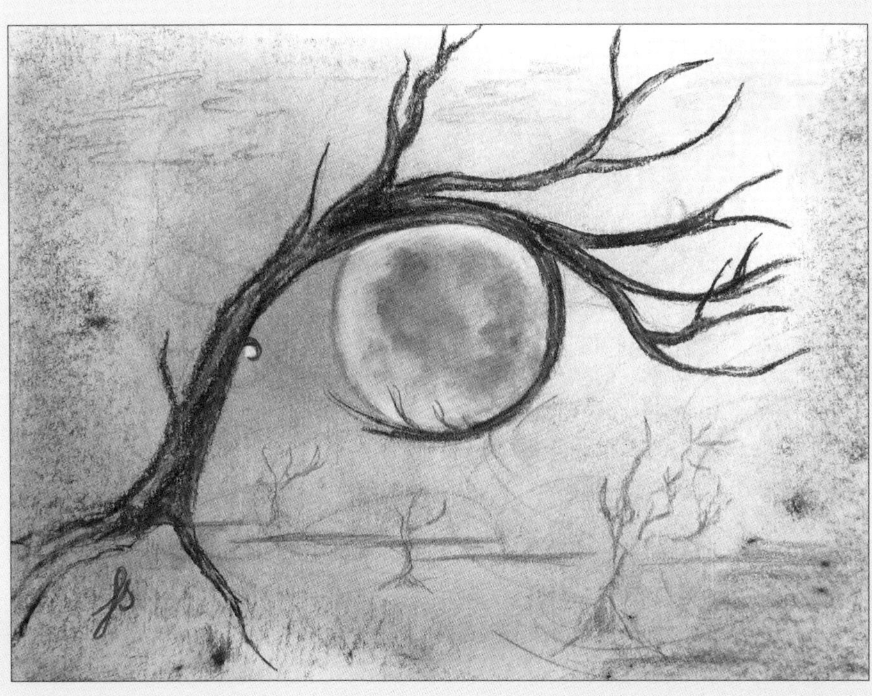

Kapitelüberblick
Dieses Kapitel basiert auf Erfahrungen, welche über 20 Jahre im Rahmen des Basler Demenz-Delir-Programms des Universitätsspital Basel und der Universitären Altersmedizin Felix Platter gesammelt wurden. In ihrem 2019 veröffentlichten Review über 25 Studien zu weltweit existierenden multimodalen Delirmanagementprogrammen kamen Eckstein et al. zum Schluss, dass nur zwei Programme alle aus internationalen Leitlinien geforderten Interventionsstrategien adressierten: Eines davon ist das Basler Demenz-Delir-Programm (Eckstein & Burkhardt, 2019).

Im Jahre 2004 erhielt die Abteilung Klinische Pflegewissenschaft des Universitätsspitals Basel den Auftrag, ein interdisziplinäres, praxisorientiertes und evidenzbasiertes Programm zum Delirmanagement zu entwickeln (Hasemann, 2006). Konzipiert wurde es, als ein pflegegeleitetes Advanced Nursing Practice Projekt (ANP) und trug den Namen „Projekt Delirium" (De Geest et al., 2005). Advanced Nursing Practice steht für eine Praxis mit einer erweiterten, wirksamen Pflege. Sie richtet sich an Einzelpersonen, Familien oder Gruppen mit spezifischen Gesundheitsproblemen. ANP-Angebote und -Interventionen beziehen neue wissenschaftliche Erkenntnisse sowie Erfahrungswissen gleichermaßen ein. Forschungsergebnisse werden aufgenommen, angewandt und Resultate dieser Anwendungen systematisch ausgewertet (Spirig et al., 2002).

12.1 Projekt Delirium: Erste Schritte und Etablierung

An der Entwicklung des interdisziplinären Projekts waren im Projekt Delirium Ärzt*innen aus den Bereichen der Chirurgie, der Geriatrie, der Anästhesie, der klinischen Pharmakologie, Neuropsychologen der Memory Clinic, Pflegefachpersonen der Chirurgie, der Geriatrie sowie Advanced Practice Nurses der Abteilung Klinische Pflegewissenschaft und des Instituts für Pflegewissenschaft Basel beteiligt. Internationale Fachpersonen wie Prof. K. Milisen, RN, PhD (Belgien), Prof. M. Schuurmans, RN, PhD (Holland), Prof. M. Foreman, RN, PhD (USA), und Prof. Dr. S. Inouye, MD (USA), standen unterstützend zur Seite (Hasemann et al., 2007). Der Beginn des Projektes wurde mit dem Auftrag der Bereichsleitung der Chirurgie des Universitätsspitals Basel, in dem Entscheidungsträger*innen aus der Pflege und der Medizin vertreten sind, eingeläutet. Die Praxisentwicklung erfolgte in Projektform. Dies sicherte die Integration aller Fachpersonen, Entscheidungsträger*innen und klinisch relevanten Berufsgruppen auf allen Ebenen. Das Beschluss-Gremium, die Steuergruppe, wurde mit Abteilungsleiter*innen besetzt, welche garantieren konnten, dass die darin gefassten Beschlüsse in den jeweilig eigenen Berufsgruppen und der Organisation um- und durchgesetzt werden. Im Entwicklungs-Gremium, der Projektgruppe, steuerten Expert*innen aus der Forschung und Praxis ihr Wissen und ihre Erfahrungen zur Entwicklung der verschiedenen Bausteine bei. Geleitet wurde diese Entwicklung von einer Advanced Practice Nurse (APN), einem masterausgebildeten Pflegefachmann mit langjähriger Erfahrung in der neurologisch-geriatrischen Pflegepraxis (Hamric & Tracy, 2018; Khiri et al., 2006). Gestartet und pilot-evaluiert am Ende der ersten zwei Jahre wurde das Projekt auf der Traumatologie, einer Station mit überwiegend notfallmäßigen Aufnahmen von Patient*innen mit Frakturen. Als Resultat konnte festgestellt werden, dass die Entwicklung von Delirien um die Hälfte gesenkt werden konnte. Auch zeigte das Projekt eine hohe Identifikation und Akzeptanz der Mitarbeitenden. Der Gesamtpflegeaufwand stieg nicht an, sondern war ähnlich wie auf den anderen Abteilungen rückläufig. Im Gegensatz zu den Stationen, welche noch nicht in das Projekt einbezogen waren, sank der nächtliche Pflegeaufwand auf der Projektstation signifikant, während er auf den anderen Stationen anstieg (Pretto et al., 2009).

Auf der Basis der erzielten Ergebnisse erhielt die Abteilung Klinische Pflegewissenschaft den Auftrag, das Delirmanagement im gesamten Universitätsspital Basel zu etablieren.

Bei der Entwicklung unseres multiprofessionellen Delirmanagements galt es, folgende Aufgaben zu lösen:

- die Etablierung eines Multiplikator*innensystems (sog. Ressourcenpflegende)
- die Entwicklung eines Präventionskatalogs
- die Auswahl von sowohl praxistauglichen als auch validen und reliablen Screening- und Assessmentinstrumenten
- die Festlegung, wie mit auffälligen Screeningergebnissen umgegangen werden soll.

Nach 20 Jahren Basler Demenz-Delir-Programm umfasste die Ressourcenpflegegruppe 100 Pflegefachpersonen, welche als diplomierte Pflegefachpersonen auf ihren Abteilungen arbeiten und das Thema Delirmanagement hüten. Sie sind erste Ansprechpartner*innen, wenn es um Fragen zum Thema Delir geht. Sie befinden sich im regelmäßigen Austausch mit den APNs des Delirmanagements.

Aus dem ursprünglichen zweiseitigen Präventionskatalog ist ein 60 Seiten umfassendes pflegerisches Delirkonzept entstanden, welches über die Webseite der

Abteilung Praxisentwicklung Forschung, Pflege und Therapien, Programm Delirmanagement am Unispital Basel angefordert werden kann (Universitätsspital Basel, 2022).

Spitalübergreifend wurden 2021 interdisziplinär und interprofessionell die Medstandards (www.medstandards.ch) auf eine einheitliche Vorgehensweise im Delirscreening, in der Delirprävention und Behandlung für das Unispital Basel und die Universitäre Altersmedizin Felix Platter festgelegt. Dutzende deutschsprachige Institutionen aus der Schweiz, Österreich und Deutschland haben Zugriff auf diese Seiten. Zur neuesten Entwicklung des Basler Demenz-Delir-Programms zählt die DelirUnit in der Universitären Altersmedizin Felix Platter (**Kap. 13**).

12.2 Das neue Projekt Demenz-Delir

Im Jahre 2006 wurde aus dem Projekt Delir im Zusammenschluss mit dem parallellaufenden Projekt Demenz das Demenz-Delir-Projekt (DemDel). Denn eine der wichtigsten Erkenntnisse aus der Evaluation in der Traumatologie war, dass die Hauptrisikogruppe für ein Delir Patient*innen mit einer vorbestehenden kognitiven Einschränkung war. In den Jahren 2009 bis 2010 starteten wir auf den internistischen Abteilungen des Unispital Basels den Rollout unseres „DemDel“ Programms. Dieser wurde durch eine quasiexperimentelle Studie begleitet und konnte folgende Resultate zeigen (wortwörtlich entnommen): Siebenundachtzig (32,5 %) von 268 Patient*innen entwickelten ein Delir, von denen 51 (58,6 %) einem gemischten, 10 (11,5 %) einem hyperaktiven und 26 (29,9 %) einem hypoaktiven Delir-Subtyp angehörten. In 81,6 % der Fälle trat ein Delir innerhalb der ersten fünf Tage nach dem Eintritt auf. Die 44 (31,9 %) Patient*innen mit Delir in der Interventionsgruppe mit systematischem Delir hatten weniger schwere Delirsepisoden und benötigten weniger Medikamente als die 43 (33,1 %) Patient*innen mit Delir in der Kontrollgruppe. Interventionen waren auf drei der vier Stationen gut eingehalten worden. Das DemDel Programm war wirksam in Bezug auf die Verbesserung der Ergebnisse im Zusammenhang mit Delir bei Patient*innen mit kognitiven Beeinträchtigungen. Die Intervention war machbar und konnte in die Routinepraxis auf vier stark frequentierten allgemeinmedizinischen Stationen implementiert werden (Hasemann et al., 2016).

12.3 Outcomes APN-geleiteter Bereiche

In diesem Kapitel werden Ergebnisse vorgestellt, die wir mit der Einrichtung eines Konsiliardienstes, mit einem Alkoholdelir-Präventionsprogramm und mit der Entwicklung eines Delirscreenings im Notfallzentrum gemacht haben.

APN geleiteter DelirKonsiliardienst in der Chirurgie

Immer wieder zeigte sich, dass die Performance des Delirmanagements zurückfiel, wenn die intensive Begleitung durch das Projektteam auf eine andere Station verlagert wurde. Daraus resultierten im Jahre 2012 die Einrichtung von drei Delir-Konsiliardiensten: Der APN geleitete Delirkonsiliardienst in der Chirurgie und in der Inneren Medizin, welche die pflegerischen und ärztlichen Konsilanforderungen abdeckte, sowie ein aus APNs und Geriater*innen gebildeter geriatrischer Konsiliardienst, welcher die ärztlichen Konsilanforderungen im gesamten Unispital Basel abdeckte. Der letztgenannte Dienst wurde mit der Auslagerung der Universitären Geriatrie in das Felix Platter Spital notwendig. Der pflegerische Delirkonsiliardienst erlaubte es Pflegefachpersonen, niederschwellig die APNs des Delirmanagements in Fragestellungen um das Management für delirgefährdete Patient*innen oder mit einem bereits entwickelten Delir zu involvieren (**Abb. 12-1**).

Der Service des APN geleiteten Konsiliardienstes bestand aus verschiedenen Komponenten des Assessments und Empfehlungen für die Betreuung von Behandlungen an Pflegepersonen, Ärzt*innen und Angehörige. Ausschnitt aus einer Präsentation auf dem 2015 in Luzern stattgefundenen Zentralschweizer Pflegesymposium ANP2015:

Die Evaluation des APN geleiteten Konsiliardienst in der Chirurgie ergab folgende Resultate (wortwörtlich entnommen): In dieser retrospektiven Untersuchung von 137 Patient*innen über 65 Jahren, die sich zwischen 2012 und 2015 im Unispital Basel einer orthopädischen Operation unterzogen haben und bei denen ein Delir auftrat, haben wir folgende Outcomes erzielt: Von den 137 in Frage kommenden Patient*innen erhielten 53 eine konsiliarische Betreuung durch das APN-Team und 84 wurden von einem chirurgischen Assistenzarzt alleine betreut. Die Gruppe, die eine „frühe" Delir-Konsultation erhielt, hatte einen geringeren Delir-Schweregrad und eine kürzere Verweildauer. Auswirkungen auf die Praxis: Der von APN geleitete Delir-Konsiliardienst hatte positive Auswirkungen auf die Outcomes der Patient*innen (Weber et al., 2020). Im Anschluss ließen wir durch das Medizincontrolling die Kostenseite evaluieren mit folgendem Ergebnis: Wir fanden

Kontext und Verlauf eines pflegerischen Delirkonsils

Pflege/Arzt ruft an	
Klärung Fragestellung	• Was braucht Ihr von mir?
Assessment	• Eigenanamnese: Was führt Sie zu uns? • Kognitives Assessment • Körperliche Untersuchung • Fremdanamnese (Familie, Hausarzt) • Laborbefunde (Infekt etc.), EKG (QTc) • Medikamentencheck • Abklärung Noxen, Schlafmedikamente • Pflegeverlauf/Überwachung • Fieberkurve: Ausscheidung, BD, Temp., Bilanz • Pflegeplanung – Ärztliche Verordnungen
Empfehlungen	• Empfehlungen an Ärzte: Diagnostik, Medikamente • Empfehlungen an Pflege: nichtpharmakologische Maßnahmen • Gespräch mit Angehörigen: Besuche, Unterstützung

Abbildung 12-1: Ein pflegerisches Delirkonsil (Quelle: Eigendarstellung)

Unterschiede in den Kostendeckungsquoten. Die Über- und Unterdeckung der Kosten bei jeder einzelnen Patient*in variierten von +12.459 bis –5.848 CHF. Allerdings war das mittlere Defizit pro Patient*in in der Gruppe der „frühen" Konsultation am niedrigsten (-1.866), in der Gruppe der „späten Konsultation" am höchsten (-4.784) und in der Kontrollgruppe (Assistenzärzt*innen) mit (–6.181) am größten.

Schlussfolgerung: Die Einführung eines zusätzlichen, von einer APN geleiteten Delir-Konsiliardienstes führte zu einer Reduzierung der mit einem Delir verbundenen Kosten. Bei einer durchschnittlichen Reduktion des finanziellen Verlustes pro DRG-Fall von Patient*innen mit Delir um 2.886 CHF (mittlerer Range: 1.397–4.315 CHF) konnten bei 250 betreuten Patient*innen ca. 714.000 CHF an Kosten pro Jahr gespart werden (Pretto et al., 2018).

APN geleitetes Alkoholdelir-Präventionsprogramm

Im Jahre 2013 wandte sich der Stationsleiter der Bettenstation der Hals-Nasen-Ohrenklinik (HNO) an den Leiter des Basler Demenz-Delir-Programms mit dem Problem, dass trotz großzügiger Ausgabe von Alkohol pro Jahr fünf bis sechs Patient*innen ein über Wochen anhaltendes Alkoholentzugsdelir entwickeln. Die Sitzwachenkosten stiegen in Dimensionen, welche den Abzug einer halben Planstelle einer diplomierten Pflegefachperson zur Folge hatten. Auffallend war, dass es sich bei dieser Patient*innengruppe um Menschen mit einer Tumorerkrankung im Mund und Rachenbereich auf der Basis eines langjährigen Nikotin- und Alkoholüberkonsums handelte. Die Sichtung der Evidenzlage mündete in ein Entzugsprophylaxe Konzept der HNO-Bettenstation. Es stellte sich heraus, dass Alkoholentzugsdeliren trotz postoperativer Alkoholgabe dann auftreten können, wenn die perioperative Alkoholkarenz so lange infolge Operationsdauer (>10 h) und Intensivaufenthalt dauerte, dass ein sogenannter Point-of-No-Return überschritten war, sodass die fortgeschrittenen Entzugssymptome in ein Entzugsdelir mündeten. Ab diesem Zeitpunkt konnte die Alkoholabgabe nicht mehr ein Entzugsdelir verhindern. Die Lösung war eine einwöchige Substitutionstherapie mit Benzodiazepinen, analog des Substitutionsansatzes von Heroin durch Methadon. Dem Körper wird in Form von Benzodiazepinen vorgetäuscht, dass er weiterhin regelmäßig Alkohol erhält und entwickelt daraufhin keine oder nur milde Entzugssymptome.

So sind wir vorgegangen: Am präoperativen Tag erfragten Pflegefachpersonen den Alkoholkonsum der/s Patient*in. Bestand ein regelmäßiger riskanter oder schädlicher Alkoholkonsum (DHS, 2008), wurde die APN hinzugezogen. Er führte die Aufklärungsgespräche mit den Patient*innen zur Aufnahme in das Substitutionsprogramm und gab entsprechende Medikamentenempfehlungen an die Ärzte mit der Bitte um Verordnung und an die Pflegenden, mit Bitte um Umsetzung ab. Das Substitutionsprogramm bestand aus einer niedrig dosierten Fixmedikation von 4×0.5 mg bis 4×1 mg Lorazepam und einer symptomgetriggerten Verabreichung von Lorazepam von bis zu weiteren 6 mg pro Tag. Als Trigger zur Verabreichung der Reservemedikation galt ein Score von 8 und mehr in der Revised Clinical Institute Withdrawal Assessment for Alcohol Scale (CIWA-Ar) (Sullivan et al., 1989), welche von den Pflegefachpersonen mehrmals täglich durchgeführt wurde. Ab diesem Zeitpunkt entwickelte kein/e HNO-Patient*in mehr ein Alkoholentzugsdelir auf der HNO-Bettenstation.

Die Umsetzung und Outcomes des Projektes wurden evaluiert mit folgenden Resultaten (wortwörtlich entnommen): Zwischen 2013 und 2014 erfüllten 87 stationäre Patient*innen die Einschlusskriterien, und bei Eintritt-Assessments durch Ärzt*innen/Pflegefachpersonen wurden 49 Alkoholkonsument*innen festgestellt, wobei sechs Eintritts-Assessments durch Pflegefachpersonen und sechs durch Ärzt*innen ausgelassen wurden. Einundzwanzig Alkoholkonsument*innen waren entzugsgefährdet und von diesen entwickelten sechs ein Alkoholentzugssyndrom.

Keiner der 87 Konsumenten entwickelte ein Alkoholentzugsdelir, was das Hauptziel der Intervention war. Dennoch entwickelten fünf ein Delir aufgrund medizinischer Probleme, die aber problemlos bewältigbar waren. Die Pflegefachpersonen führten alle präventiven Elemente des Interventionspakets bei 14 (58 %) Risikopatient*innen korrekt durch, aber insgesamt wurden nur 50 % der erforderlichen Entzugsscreenings mittels der Revised Clinical Institute Withdrawal Assessment for Alcohol Scale (CIWA-Ar) (Sullivan et al., 1989) durchgeführt. Schlussfolgerungen: Obwohl das Pflegepersonal die Symptome der Patient*innen sicher managte, war die Einhaltung der Interventionen durch das Pflegepersonal suboptimal und erforderte zukünftig eine stärkere Führung.

In einer weiteren qualitativen Studie interessierten uns die Erfahrungen von Patient*innen, ihren Angehörigen, Ärzt*innen und Pflegefachpersonen mit dem HNO-Konzept. Dies war eine Rückmeldung einer HNO-Ärzt*in: „So wichtig wie das ist, aber das ist nicht der Hauptfokus bei meinen Patient*innen, sondern der Hauptfokus ist natürlich die HNO-Erkrankung. Und wenn er [Delirexperte] nochmals kommt und sagt, eigentlich müsste man es in ein bis zwei Wochen mal ausschleichen, ich hatte das gar nicht mehr auf dem Schirm, bin ich einfach froh, dass es ein sehr guter Service, ein sehr gutes Zusammenarbeiten ist“. Eine Rückmeldung einer Pflegefachperson lautete wie folgt: „Ich finde einfach gut, dass man eine Ansprechperson hat. Und beim Delirexperten weiss ich, wenn ich ihn rufe, dann kommt er; kann mir auch über das Telefon eine Antwort geben, wenn es gerade ein akuter Notfall ist. Das gibt mir Sicherheit, weil ich weiss, ich kann ihn [meint den Delirexperten] anrufen und dann passiert auch etwas“. Eine Aussage einer Patient*in: „... was mich gefreut hat, ist, dass unaufgefordert dann der Delirexperte aktiviert worden ist. Weil ich kann mir vorstellen, dass so eine Ärztin zu wenig Ahnung hat über Alkohol und Narkose und dass man das irgendwie einem Spezialisten delegiert“.

Im Abstract zu unserer Publikation schrieben wir folgendes wortwörtlich, aus dem Englischen rückübersetzt: Studie über Erfahrungen von erwachsenen Patient*innen und Fachleuten mit dem Programm zur Vorbeugung von Alkoholentzugsdelir. Design: Als Studiendesign wurde eine einfache, deskriptive Fallstudie mit mehreren Analyseeinheiten gewählt. Teilnehmende: Sechs Patient*innen, 15 Pflegefachpersonen, ein Familienmitglied und zwei Ärzt*innen. Methoden: Halbstrukturierte Interviews und Beobachtungseinheiten. Für die Datenanalyse wurde die thematische Analyse nach Braun und Clarke (2019) verwendet. Ergebnisse: Es wurden drei Hauptthemen identifiziert: „Über Alkohol sprechen“, „Überwachung der Entzugssymptome“ und „Zusammenarbeit mit der Advanced Practice Nurse beim Delir-Management“. Schlussfolgerung: Das Programm ist in diesem Praxisbereich von großem Nutzen und wird von allen Beteiligten weitgehend akzeptiert. Die Advanced Practice Nurse spielte eine wichtige Rolle, um die Prozesse zu erleichtern (Soldi et al., 2021).

APN geleitete Entwicklung eines Delirscreenings im Notfallzentrum

Internationale Richtlinien zum Delirmanagement sprechen sich für ein Delirscreening aus, das bereits im Notfallzentrum startet (Healthcare Improvement Scotland, 2019). Im Jahre 2011 begannen wir in der damaligen Notfallstation des Unispital Basel ein notfallkonformes Delirscreening zu entwickeln (Grossmann et al., 2014). Screeningburden für Patient*in und Mitarbeitende sollte so gering wie nötig sein. Gleichzeitig sollte das Tool eine möglich hohe Erkennungsgenauigkeit (Spezifität) aufweisen und Patient*innen, die kein Delir haben, zuverlässig ausschließen (Sensitivität). Zum besseren Verständnis entwickelte Pewsner et al. (2004) folgenden Merksatz: „Negative Ergebnisse von hochsensiblen Tests können eine Diagnose ausschließen (sensitiv, negativ, out = SnNOut), und positive Ergebnisse von hochspezifischen Tests können eine Diagnose einschließen (spezifisch, positiv, in = SpPIn)“. Die Kunst bestand darin, mit minimalem Aufwand ein maximal sicheres Screeningergebnis zu erhalten. Nicht einfach, bedenkt man 46.000 Besuche pro Jahr auf der Notfallstation zur damaligen Zeit. Die Lösung war ein Zwei-Stufen-Ansatz, mit dem unauffällige Patient*innen schnell (<30 Sekunden) und zuverlässig ausgeschlossen und auffällige Patient*innen einem vertieften Assessment unterzogen werden können. Das war die Geburtsstunde der modified Confusion Assessment Method for the Emergency Department (mCAM-ED). In der Validierungsstudie erzielten wir folgende Resultate (wortwörtlich entnommen): Wir nahmen 286 konsekutive ED-Patient*innen im Alter von 65 Jahren und älter auf. Das Durchschnittsalter betrug 80,02 Jahre (Q1=72,15; Q3=86,76), 58,7 % der eingeschlossenen Patient*innen waren weiblich, 14,3 % hatten eine Demenz. Wir fanden eine Delirium-Prävalenz von 7,0 %. Bei Patient*innen mit Demenz waren die Spezifität und die positive Likelihood Ratio geringer. Im Vergleich zum Referenzstandard hat die Deliriumbeurteilung mit der mCAM-ED eine Spezifität von 0,98 und eine positive Likelihood Ratio von 39,9. In 80,0 % aller Fälle dauerte der erste Schritt der mCAM-ED, d. h. das Screening auf Unaufmerksamkeit mit dem Months Backward Test MBT, weniger als 30 Sekunden. Im Durchschnitt benötigte die vollständige mCAM-ED Bewertung 3,2 (SD 2,0), 5,6 (SD 3,2) bzw. 6,2 (SD 2,3) Minuten bei kognitiv nicht beeinträchtigten Patient*innen, Patient*innen mit Demenz und Patient*innen mit Demenz oder Delirium. Die mCAM-ED ist in der Lage, sowohl ein Delir auszuschließen als auch die Diagnose eines Delirs bei älteren Patient*innen mit und ohne Demenz zu bestätigen und belastet den Patient*innen nur minimal (Hasemann et al., 2018a). Immer wieder entstand die Frage, ob es nicht mehr Sinn machen würde, den 4-AT-Test auf dem Notfall einzusetzen. Dazu haben wir auf Jahrestagungen der EDA wie folgt Stellung genommen (Hasemann, 2021): Wie bei jeder bisher erfolgten Validierungsstudie eines Screeningtools hat sich die ursprünglich sehr gute Performance des 4-AT im Routinebetrieb um die Hälfte verschlechtert (Myrstad et al., 2019). Des Weiteren hängt es auch davon ab, wie das Delirscreening im Notfallzentrum in ein Gesamtkonzept des Spitals integriert ist. Hier hat sich die mCAM-ED bewährt, die sowohl als Vollversion in den Delirkonsiliardiensten, als auch in der Universitären Altersmedizin auf der DelirUnit zur Verlaufsdokumentation eingesetzt wird. Die verschiedenen Subskalen der mCAM-ED lassen hier eine differenziertere Beurteilung des Delirverlaufs zu, als es der 4-AT könnte (Muser et al., 2019).

12.4 epa Abklärungserfordernis VDD

Im Jahre 2016 integrierte das Unispital Basel das ergebnisorientierte Pflege Assessment AcuteCare (Version 2.2 CH) (EPA-AC) in sein Krankenhausinformationssystem (KIS). EPA-AC ist ein standardisiertes computergestütztes Verfahren zur Beurteilung des Pflegeaufwands von Patient*innen (ePA-CC GmbH, 2014). Es erstellt „Risikoprofile", wie das „Abklärungserfordernis Verwirrtheit/Delir/Demenz (VDD)", indem es „Früh(Symptome) für neurokognitive Störungen" erfasst (ePA-CC GmbH, 2014, 2015). EPA-AC zieht sieben Verhaltensmerkmale (Orientierung, Kenntnisse erwerben, Alltagskompetenzen, Aufmerksamkeit, Merkmale herausfordernden Verhaltens, selbst initiierte Aktivitäten, Schlaf-Wach-Rhythmus) und einen Risikofaktor (Sturz-/Delirrisiko erhöhende Medikamente) zur Beurteilung von VDD heran. Das VDD wird dann im KIS als Red Flag dargestellt, wenn der Algorithmus eine weitere kognitive Abklärung ermittelt hat. Eine Validierung gegenüber etablierten Kriterien (z. B. diagnostisches und statistisches Manual psychischer Störungen/DSM) des VDD ist bisher nicht erfolgt.

Ziel unserer Studie (EKNZ 2018-00616) war es zu ermitteln, wie gut das EPA-AC VDD im Vergleich zu validierten Tools Anzeichen von Delir, Demenz und anderen Verwirrtheitszuständen erkennen kann. Wir haben die Daten auf der 15. Jahrestagung der European Delirium Association als Poster vorgestellt, welches wortwörtlich wiedergegeben wird:

Hintergrund und Ziel: Die frühzeitige Erkennung von neurokognitiven Beeinträchtigungen und die Unterscheidung zwischen Demenz und Delirium bei älteren hospitalisierten Patient*innen kann die Lebensqualität während und nach dem Krankenhausaufenthalt beeinflussen (1). Das ergebnisorientierte Pflegebeurteilungsinstrument Akutpflege (ePA-AC®) ist eine standardisierte computergestützte Methode zur Bewertung des patient*innenbezogenen Pflegeaufwands (2). Es erstellt „Risikoprofile", wie z. B. die „Beurteilungsanforderung für Verwirrtheit, Delirium oder Demenz" (VDD), indem es frühe Symptome neurokognitiver Störungen erfasst (2). Ziel dieser Studie ist es, zu überprüfen, wie gut der ePA-AC® VDD im Vergleich zu validierten Skalen das Vorliegen von Demenz, Delirium und anderen Verwirrtheitszuständen erkennt. *Methoden Design*: Prospektive monozentrische Querschnittsstudie. *Studienumfeld:* Vier medizinische und zwei chirurgische Abteilungen eines Schweizer Universitätsspitals. *Studienpopulation:* Stationäre Patient*innen aller Altersgruppen. *Intervention:* Die Intervention bestand aus der Anwendung der modifizierten Confusion Assessment Method for the Emergency Department (mCAM-ED) (3) und dem Clock Drawing Test (4). Die Forschungsassistent*innen (RA) erhielten eine eintägige Schulung in der Anwendung der Instrumente. *Datenerhebung:* Zweiunddreißig RAs beurteilten neurokognitive Beeinträchtigungen mit der mCAM-ED und dem Clock Drawing Test bei hospitalisierten Patient*innen. Im Falle einer auffälligen mCAM-ED mussten Folgeuntersuchungen unter Aufsicht der APNs durchgeführt werden. Die RAs ergänzten die Datenerhebung mit Informationen aus der elektronischen Patient*innendokumentation einschließlich der Bewertungsanforderung VDD. Die VDD wurde von den Pflegefachpersonen für ihre Patient*innen auf den Stationen am Vortag ausgewertet. Von den 211 stationären Patient*innen wurden 116 am Tag der Studie aufgenommen. Das Durchschnittsalter der Patient*innen betrug 68,18 (±18,24) Jahre. Von den Patient*innen mit veränderten kognitiven Fähigkeiten wurden 38 % durch den ePA-AC® VDD korrekt identifiziert (Sensitivität). Patient*innen ohne kognitive Beeinträchtigung wurden in 78 % der Fälle korrekt identifiziert (Spezifität). ePA-AC® VDD erreichte eine Sensitivität von 50 % und eine Spezifität von 71 % für Delirium. Für desorganisiertes Denken erzielte ePA-AC® VDD eine Sensitivität von 57 % und eine Spezifität von 72 %. Bei Demenz hatte der ePA-AC® VDD eine Sensitivität von 35 % und eine Spezifität von 80 %. Schlussfolgerungen: Die Ergebnisse dieser Studie zeigen, dass der ePA-AC® VDD weder in der Lage ist, ein Delir, eine Demenz oder eine Verwirrtheit mit guter Genauigkeit einzuschließen, noch diese auszuschließen. Mit dem Software-Releases August 2019/20 wurde das Abklärungserfordernis Verwirrtheit/Delir/Demenz umbenannt in Abklärungserfordernis neurokognitive Störung.

12.5 Delirmanagement in der Langzeitpflege

Im Jahre 2014 wurde die Leitlinie Delir-Management in der geriatrischen Langzeitpflege in einem Projekt, bestehend aus Vertretern der Arbeitsgruppe Pflegeexpert*innen Nordwestschweiz (AGPE), der Akademie-Praxis-Partnerschaft (APP) des Institut für Pflegewissenschaft der Universität Basel (INS) den Pflegeheimverbänden CURAVIVA Baselland und Verband der Basler Alters- und Pflegeheime (VAP) sowie unter fachlicher Beratung von Vertreter*innen des Instituts für Hausarztmedizin (IHAM) und des Basler Demenz-Delir Programms fertiggestellt. Beim Delirmanagement in der Langzeitpflege besteht die große Herausforderung, ein Delir bei Menschen mit einer fortgeschrittenen Demenz (Delir bei Demenz) (Morandi & Bellelli, 2020) festzustellen. Und es sollte auch für Pflegende auf Assistenzniveau erkennbar sein. Die bis dato entwickelten Delirscreeningtools erwiesen sich als nicht brauchbar. Obwohl die Delirium Observation Screening Scale (DOS) in Großbritannien in Pflegeheimen validiert worden war (Teale et al., 2018), kam von den Pflegexpert*innen der Langzeitpflege die Rückmeldung, dass sie für ihre Einrichtungen ungeeignet sei. Daher war ein wichtiger Baustein des Konzeptes, eine Skala zu verwenden, welche Symptome einer Demenz und Symptome eines Delirs trennen kann. Dies wurde durch die Informant Assessment of Geriatric Delirium (I-AGeD) realisiert. Eine Skala, ursprünglich für Laien entwickelt (Rhodius-Meester et al., 2013). Die Fragen sind so formuliert, dass eine Pflegende mit einem Abschluss als Pflegehelfende SRK (www.redcross-edu.ch/de/lehrgang-pflegehelfende-srk) die Kriterien beantworten kann. Darüber hinaus können damit Angehörige gezielt auf beobachtbare Delirsymptome in Laiensprache befragt werden. Die Leitlinie adressiert häufig in Pflegeheimen aufkommende Delirtrigger und gibt konkrete Handlungsanweisungen bis hin zur Kontaktierung von Hausärzt*innen. Ein fertig vorbereitetes Schulungspaket ermöglicht es Pflegeexpert*innen, mit überschaubarem Aufwand das Konzept in der eigenen Einrichtung zu implementieren. Das Konzept inkl. Schulungspaket kann über Curaviva Baselstadt oder Curaviva Baselland bezogen werden. Jährliche Schulungen „Train the Trainer" helfen den Pflegeexpert*innen auf dem aktuellen Erkenntnisstand zu bleiben. Die I-AGed wurde im Alters- und Pflegeheim Frenkenbündten (Basel Landschaft) validiert und die deutsche Fassung der I-AGeD befindet sich in den Anhängen der Validierungsstudie (Urfer-Dettwiler et al., 2022). Folgende Ergebnisse, wortwörtlich übernommen, wurden erzielt: Sieben diplomierte Pflegefachpersonen beurteilten die Bewohner*innen mit der I-AGeD. Die Forschungsassistentin führte bei denselben Bewohner*innen zeitnah Delir-Assessments auf der Basis der DSM-5-Kriterien als

Referenzstandard durch. Der Machbarkeitstest wurde anhand einer fünfstufigen Likert-Skala von sehr leicht bis sehr schwer überprüft. Ergebnisse: 85 Pflegeheimbewohner*innen nahmen an der Studie teil. Es wurde eine Delir-Prävalenz von 5,9 % festgestellt. Die Sensitivität betrug 60 % und die Spezifität 94 % bei einem Cut-Off von ≥4 für ein Delir. Der Machbarkeitstest zeigte, dass die 10 Items des I-AGeD leicht oder sehr leicht zu beantworten waren. Fazit: Die I-AGeD zeigte eine akzeptable Performance bei der Beurteilung von Delirien bei Pflegeheimbewohner*innen. Darüber hinaus erwies sich die I-AGeD als praktikabel und konnte aufgrund ihrer Kürze leicht in die Routine der täglichen Pflege in Pflegeheimen integriert werden.

12.6 Das Basler-Demenz-Delirprogramm goes Felix Platter

Im Dezember 2019 folgte der Leiter des Basler Demenz-Delir-Programms seinem langjährigen Superviser Prof. RW Kressig in die Universitäre Altersmedizin Felix Platter für die Konzeption und Realisierung einer Spezialstation für Patient*innen mit Delir: die DelirUnit (**Kap. 13**).

Am Unispital Basel wird das Delirmanagement als Programm Delirmanagement Pflege weitergeführt und es bestehen enge Verbindungen zwischen den beiden Häusern durch die gemeinsame Nutzung des Delirkonzeptes, der Medstandards, insbesondere zum Delir, dem interprofessionellen geriatrischen Konsiliardienst und dem gemeinsamen Alterstraumazentrum. Beide Häuser pflegen eine Akademie-Praxispartnerschaft mit dem Institut für Pflegewissenschaft der Universität Basel.

13 DelirUnit – eine Spezialabteilung

Wolfgang Hasemann und Isabella Glaser

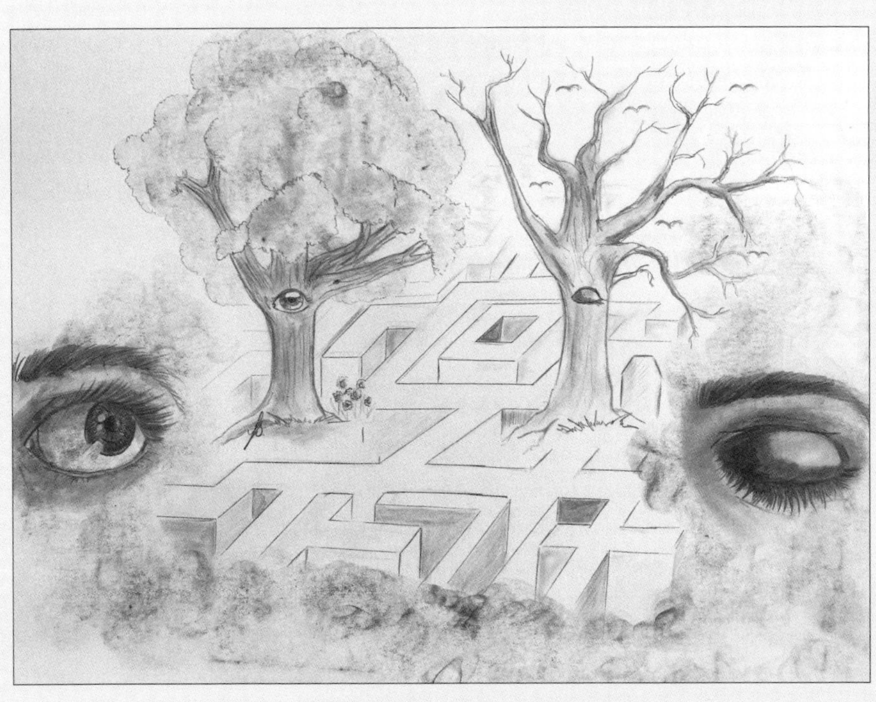

Kapitelüberblick
In diesem Kapitel wird die erste in der Schweiz und Europa errichtete akutgeriatrische Spezialabteilung für Menschen mit Delir beschrieben.

Im Herbst 2020 eröffnete in der Universitären Altersmedizin FELIX PLATTER die akutgeriatrische Spezialabteilung für Menschen mit einem Delir, kurz DelirUnit.

Die Universitäre Altersmedizin FELIX PLATTER ist die führende universitäre Altersmedizin der Schweiz. Das Haus verfügt über 308 Betten für die stationäre Betreuung von geriatrischen Patient*innen in den Bereichen akute Altersmedizin, Rehabilitation und Alterspsychiatrie. Zudem besteht ein umfangreiches ambulantes und konsiliarisches Angebot mit Therapien, Radiologie, MemoryClinic, Urologie, Gastroenterologie, Dermatologie und eine sehr enge Kooperation im Bereich der Alterstraumatologie mit dem Universitätsspital Basel (gemeinsam zertifiziertes AltersTraumaZentrum DGU®).

Die geschützt geführte Abteilung verfügt über zwölf Betten sowie einen deutlich besseren Pflegeschlüssel als die anderen Abteilungen der Geriatrie. Alle Bettplätze sind mit Bodenbetten sowie einem radargestützten Überwachungssystem zur Sturzprävention ausgestattet (Qumea®). Dr. med. Isabella Glaser (Leitende Ärztin DelirUnit) und Dr. phil. Wolfgang Hasemann (Leiter des Basler Demenz-Delir-Programms und Advance Practice Nurse (APN) DelirUnit) entwickelten mit Unterstützung der verschiedenen therapeutischen Disziplinen und nach Vorgaben der Spitalleitung ein Betriebskonzept für diese neue spezialisierte Abteilung. Beide arbeiteten bereits im geriatrischen Konsildienst des Universitätsspital Basel zusammen und konnten dort Erfahrungen in der Delirbehandlung sammeln, welche in das Betriebskonzept einflossen. Hieraus entwickelten sich die Säulen der Behandlung von Patient*innen mit Delir auf der DelirUnit in der Universitären Altersmedizin FELIX PLATTER.

Der Schwerpunkt der Abteilung liegt auf der multimodalen, also der nicht-pharmakologischen Behandlung von Menschen mit einem Delir. Medikamente wie Neuroleptika oder Sedativa werden nur nach strenger Indikationsstellung und nur zur Behandlung von Symptomen eines Delirs eingesetzt, wenn nicht-pharmakologische Maßnahmen versagt haben oder die Patient*innen stark selbst- oder fremdgefährdend sind. Die Patient*innen werden durch ein interprofessionelles Team bestehend aus Ärzt*innen, speziell geschulten Pflegefachpersonen, Therapeut*innen mit Erfahrung im Umgang mit Personen mit neurokognitiven Störungen aus den Bereichen Physiotherapie, Ergotherapie, Logopädie, physikalische Therapie und Ernährungstherapie, Seelsorge und Sozialdienst betreut. Die Patient*innen erhalten entsprechend der geriatrischen Frührehabilitation mindestens zehn Therapieeinheiten pro Woche durch Therapeut*innen, die unserer Abteilung fest zugeordnet sind und in enger Rücksprache mit der Pflege individuell auf die Bedürfnisse der Patient*innen eingehen können – dies insbesondere im Hinblick auf Zeitpunkt der Therapie sowie möglicherweise täglich wechselndem therapeutischen Schwerpunkt.

Aufgrund des besseren Pflegeschlüssels sowie der Kombination aus Bodenbetten und des radargestützten Bettausstiegsüberwachungs- und Sturzerkennungssystems Qumea® ist es uns möglich, auf Sitzwachen zu verzichten. Die Sitzwachen werden von Patient*innen und Angehörigen häufig als störend wahrgenommen. Zudem sind sie nicht qualifiziert, um auf die Bedürfnisse eines Menschen mit Delir eingehen zu können.

Da ein Delir ein Notfall ist, nehmen wir Patient*innen rund um die Uhr auf unserer DelirUnit auf. Die Zuweisungen erfolgen aus dem eigenen Haus, aus allen operativen und nichtoperativen Abteilungen des Universitätsspitals Basel, teilweise direkt von dessen Überwachungsstationen wie Intermediate Care (IMC), Stroke Unit oder den dortigen Intensivstationen. Patient*innen werden auch direkt aus dem Notfallzentrum des Universitätsspitals, aus anderen Spitälern in Basel oder der umliegenden Kantone sowie über die Hausärzt*innen von zuhause oder aus dem Pflegeheim überwiesen.

Die Patient*innen der DelirUnit sind schwer akut erkrankt und haben meist mehrere akute sowie chronische somatische Probleme (Polymorbidität). Etwa 50 % unserer Patient*innen erhalten mehrfach täglich eine intravenös verabreichte Antibiotikatherapie, weil Infekte bei geriatrischen Patient*innen häufig mit einem Delir verbunden sind (Kausaltherapie). Somit werden auf der DelirUnit geriatrische Patient*innen betreut, die zwar die Hauptdiagnose Delir teilen, deren Grunderkrankungen bzw. Delir auslösenden Faktoren jedoch aus jedem medizinischen Fachgebiet kommen. Diese große Bandbreite erfordert eine breite Qualifizierung des Teams, welche wir durch wöchentliche Fallbesprechungen und Kurzfortbildungen realisieren. Eine eintägige Einführung in das Delirmanagement und einen zweitätigen Kurs im Aggressionsmanagement sowie regelmäßige Refresher erlauben es den Mitarbeitenden, sich für den Umgang mit unseren herausfordernden Patient*innen zu qualifizieren. Es besteht zudem die Möglichkeit, von ärztlicher Seite jederzeit auf das breitgefächerte Konsiliarangebot im Hause zurückzugreifen. Mit der Alterspsychiatrie im Hause besteht eine enge Kooperation mit gemeinsamen Besprechungen (Huddles und Teamsitzungen).

Wir bekennen uns zu den bekannten evidenzbasierten Präventions- und Behandlungsmethoden eines Delirs (Savaskan & Hasemann, 2017).

Im Vordergrund steht die Etablierung einer Tagesstruktur als Basis für das Wiedererlangen eines Tag-Nacht-Rhythmus bzw. dessen Erhalt. Wir reduzieren den Aufenthalt der Patient*innen im Bett tagsüber auf ein Minimum und fördern die Mobilität. Gemeinsam mit den Therapeut*innen legen wir Tagesziele fest und bieten tagsüber Beschäftigungsmöglichkeiten an. Um Fixierung bei unruhigen, jedoch mobilen Patient*innen zu vermeiden, sind die Türen der Abteilung geschlossen und können nur von dem Klinikpersonal mit einem Badge geöffnet werden. So können sich auch desorientierte und weglaufgefährdete Patient*innen frei auf der Abteilung und der Terrasse bewegen und ihren Bewegungsdrang ausleben.

Bei Agitation oder starker Aufmerksamkeitsstörung bieten wir punktuell oder auch länger eine Reizabschirmung an. Die gesamte Gestaltung der DelirUnit ist darauf ausgerichtet, Stress zu reduzieren. Wir achten auf eine reorientierende, empathische Kommunikation und arbeiten nach dem TADA Prinzip nach Flaherty (2015) – tolerate, anticipate, don't agitate. Dies bedeutet, dass unser Team geschult ist, das herausfordernde Verhalten unserer Patient*innen zu begleiten und auf ihre individuellen Bedürfnisse einzugehen. Wir versuchen Probleme oder Unruhephasen unserer Patient*innen vorauszusehen und dementsprechend vorbeugend zu handeln. Wichtig ist uns ein unaufgeregter Umgang mit unseren Patient*innen – mit dem Ziel, dass weder wir noch unsere Patient*innen in Stresssituationen kommen.

Kommunikation und Reorientierung sind nur möglich, wenn die Hilfsmittelversorgung betagter Patient*innen optimal ist – somit achten wir auf die Verwendung von Brillen und Hörgeräten. Sollten keine eigenen Hörgeräte vorhanden sein, erhalten unsere Patient*innen Hörverstärker von uns.

Zur Etablierung einer Tagesstruktur ist es wichtig, unterbrechungsfreien Nachtschlaf zu ermöglichen. Manchmal schlafen unsere Patient*innen nicht gut im Bett. In diesen Fällen bieten wir die Möglichkeit, temporär auf einem Sitzsack oder in einem Pflegestuhl zu schlafen.

Das gesamte Team achtet auf die Normalisierung der Körperfunktionen wie Urin- und Stuhlgang. Wann immer möglich, werden Blasenkatheter und intravenöse Zugänge entfernt. Die frühzeitige Entfernung von Blasenkathetern reduziert zudem das Infektionsrisiko. Unser Pflegeteam kann die Urinausscheidung z. B. mit der Durchführung eines Ultraschalls der Blase (Bladder-Scan) eigenverantwortlich überwachen. Die Ernährungstherapie unterstützt uns dabei, die optimale Kalorien- und Proteinversorgung der Patient*innen sicherzustellen. Sowohl die Nahrungs- als auch Flüssigkeitszufuhr werden standardisiert erfasst.

Werden Patient*innen unruhig, versuchen wir zunächst, die Ursache dafür zu identifizieren. Unruhephasen liegt meist ein Bedürfnis zugrunde, z. B. der Wunsch nach einem Toilettengang, nach einem Gespräch mit Angehörigen, Schmerzen oder Angst. Wenn es uns gelingt, die Ursache zu finden, behandeln wir gezielt.

Aromatherapie ist die erste Unruhereserve, wahlweise in den Anwendungsformen Diffusor, Handmassage oder als ein mit einem Aromaöl beträufelten Tupfer. Bei herumlaufenden Patient*innen kann ein Aroma-Tupfer z.B. auch am Hemd- oder Blusenkragen befestigt werden. Erst nach Ausschöpfen dieser Möglichkeiten greifen wir auf eine medikamentöse Reduzierung des Unruhezustands zurück.

Auch die Angehörigen leiden unter Belastungen bis hin zum Trauma. Daher sprechen wir sie regelmäßig auf ihren Informations- und Unterstützungsbedarf an. Sie werden, wenn gewünscht, in die Betreuung der erkrankten Personen miteinbezogen und können uns wertvolle Unterstützung geben, z. B. im Bereich Biografiearbeit sowie in Bezug auf Vorlieben und Abneigungen unserer Patient*innen.

Die Seelsorge trägt zur Verbesserung der Kommunikation bei, indem sie nach dem Vier-Ohren-Konzept bzw. Vier-Seiten-Modell von Schulz von Thun (Schulz von Thun, 1981) zuhört und kommuniziert. Sein „Nachrichtenquadrat“ beschreibt vier Kommunikationsebenen. Die Berücksichtigung dieser Ebenen ermöglicht die Aufnahme zwischenmenschlicher Botschaften in Gesprächen. Seelsorger*innen können zwischen Patient*innen, den Angehörigen und dem Team bei Spannungen vermitteln. Die Seelsorge nimmt regelmäßig an Visiten und Fallbesprechungen teil und bringt ihre Perspektive zu schwierigen Situationen ein.

Die enge Zusammenarbeit aller angesprochenen Berufsgruppen ermöglicht es, flexibel auf die Bedürfnisse unserer Patient*innen einzugehen. Durch die ggf. tägliche Anpassung von Pflegemaßnahmen, Therapien und Untersuchungen können wir den Fluktuationen eines Delirs gerecht werden.

13.1 Besondere Ausstattung der DelirUnit

Patient*innen mit Bewegungsdrang bieten wir gezielte Mobilisation an oder ermöglichen auch die freie Bewegung auf der DelirUnit. Die geschützte Umgebung verhindert ein versehentliches Verlassen der Abteilung.

Damit unsere Patient*innen wieder ihr Zimmer finden, haben wir mit design alexa blum (https://alexablum.com) und DESIGNEMOCIÓN (www.designemocion.

com) ein evidenzbasiertes Farbkonzept entwickelt. Dabei hat jedes Zimmer eine eigene Farbe im Eingangsbereich. Zusätzlich sind die Zimmer mit großen Landschaftsbildern ausgestattet, deren Ausschnitte nochmals im Kleinen neben der Zimmertüre zu sehen sind (**Abb. 13-1** bis **13-3**).

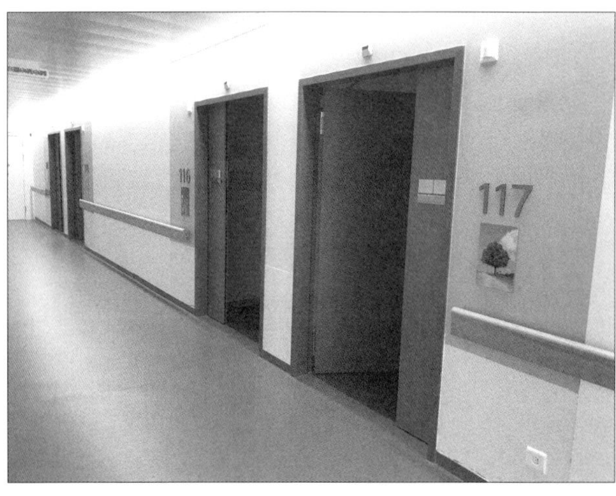

Abbildung 13-1: Jedes Zimmer hat im Eingangsbereich eine eigene Farbe (Foto: Wolfgang Hasemann)

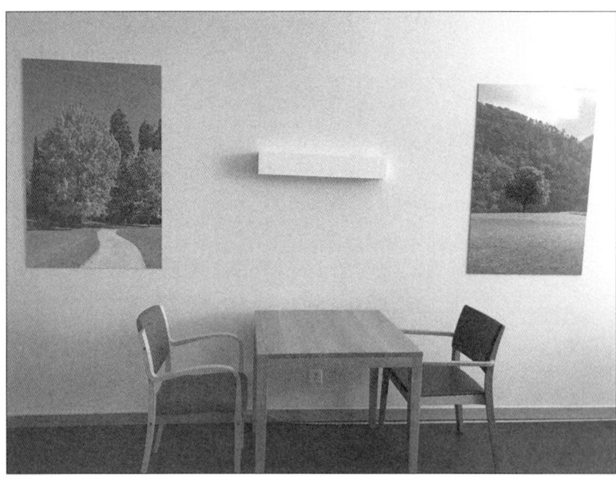

Abbildung 13-2: Landschaftsbilder in den Zimmern der Patient*innen (Foto: Wolfgang Hasemann)

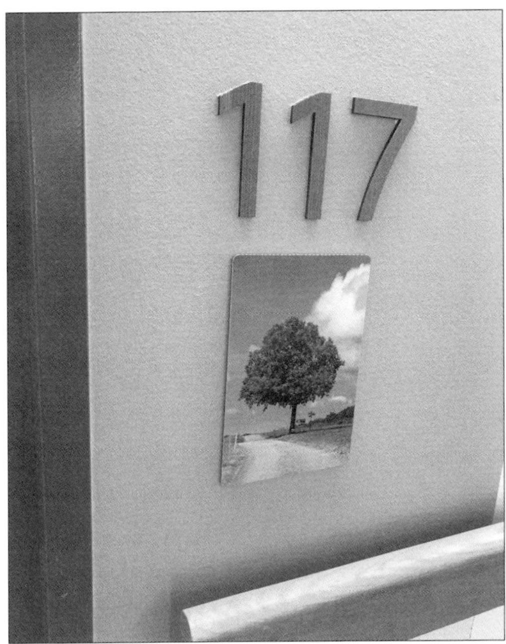

Abbildung 13-3: Ausschnitte der Bilder in den Zimmern hängen auch im Flur neben der Zimmertüre zur Erleichterung der Orientierung (Foto: Wolfgang Hasemann)

Da Patient*innen mit Delir ein stark erhöhtes Sturzrisiko aufweisen, setzen wir gezielt Bodenbetten ein, welche inkl. Matratze eine minimale Höhe von 22 cm haben, aber zur rückenschonenden Behandlungspflege im Bett auch auf 70 cm Höhe hochgefahren werden können (**Abb. 13-4**). Dies bedeutet für unser Pflegeteam eine deutliche Entlastung im Vergleich zur früher eingesetzten Bodenpflege.

Unsere Bodenbetten haben keine Bettgitter, da die Sturzhöhe ein potenzielles Verletzungsrisiko darstellt (Hsieh et al., 2020). Würde ein/e Patient*in über ein 50 cm hohes Bettgitter klettern und dabei stürzen, addiert sich die Höhe des Bettgitters zu der Höhe des Bettes als letztendliche Fallhöhe. Für geriatrische Patient*innen kann dieser Unterschied bereits bedeuten, sich statt blauer Flecken eine Hüftfraktur zuzuziehen.

Patient*innen mit Delir leiden häufig unter Gedächtnisproblemen, weswegen sie oft vergessen, die Glocke zu betätigen, um sich Unterstützung beim Verlassen des Bettes zu holen (Trzepacz & Meagher, 2008). Wir setzen deshalb Qumea® (https://qumea.com) ein: Dieses kontaktlose, dreidimensionale radargestützte Bettausstiegsüberwachungs- und Sturzerkennungssystem wurde bei uns entwickelt. Alle Pflegenden auf der Abteilung tragen ein mit Qumea® verknüpftes Smartphone, welches die Pflegenden über einen beginnenden Bettausstieg eines/einer

Patienten*in informiert. Eine Pflegefachperson kann bei einer Meldung sofort das Patient*innenzimmer aufsuchen, mit der betroffenen Person in Interaktion treten, um einen potenziellen Sturz zu verhindern.

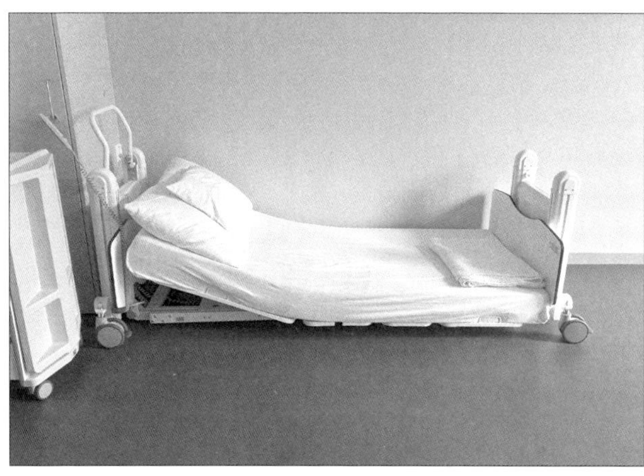

Abbildung 13-4: Bodenbetten zur Verringerung der Sturzhöhe (Foto: Wolfgang Hasemann)

Stürze stellen jedoch ein komplexes Geschehen dar. Deshalb kann die Kombination von Bodenbett und Bettausstiegswarnung allenfalls die Sturzrate und Verletzungsfolgen reduzieren, Stürze aber niemals ganz vermeiden (Deandrea et al., 2010).

13.2 Reizreduktion – Wie gelingt das?

Das Leitsymptom eines Delirs, die Aufmerksamkeitsstörung, hat zur Folge, dass Betroffene sich nicht auf eine bestimmte Reizquelle (z. B. Gesprächsperson) fokussieren können, sondern dass alle vorhandenen Reize ungefiltert gleichzeitig aufgenommen werden. Diese ständige Reizüberflutung kann Stress auslösen, welcher ein Delir fördern oder unterhalten kann (Maldonado, 2017). Solange ein/e Patient*in nicht selbst die Reize filtern kann, bedarf es einer Anpassung der Umgebung. Wichtigste Maßnahme ist die Reduktion von akustischen Lärmquellen. Als geschützte Station kommen nur berechtigte Personen auf die DelirUnit. Das reduziert den Durchgangsverkehr und schafft Ruhe.

Die Anzahl der auf dem ganzen Flur und in den Zimmern gemeldeten hochfrequenten akustischen Warntöne durch Patient*innenrufe, aber auch Bettausstiegswarnungen, konnten um zwei Drittel reduziert werden, indem Bettausstiegswarnungen auf den Smartsphones der Pflegenden signalisiert werden. Die Töne selbst wurden von Qumea® so gewählt, dass sie in einem als angenehm empfundenen Frequenzband wahrgenommen werden. Die Ruhe auf der DelirUnit wird von Mitarbeitenden aus anderen Bereichen als auffallend angenehm empfunden. So hat die Reizreduktion nicht nur positive Auswirkungen auf unsere Patient*innen. Sie könnte auch vorteilhaft für die Mitarbeitenden sein, denn es ist bekannt, dass Lärm, insbesondere hochfrequente Töne, Puls und Blutdruck ansteigen lässt als Anzeichen von Stress (Christensen et al., 2021; Lusk et al., 2004).

Gelegentlich kann es auch von Vorteil sein, wenn Patient*innen vorübergehend ein Einzelzimmer haben, weil bereits die Anwesenheit einer weiteren Person im Zimmer als störend empfunden werden kann.

13.3 Outcomes

Etwa 50 % unserer Patient*innen kehrt zurück in die häusliche Umgebung oder in das Pflegeheim, aus dem sie gekommen sind. Die andere Hälfte erhält entweder eine Rehabilitation oder eine Weiterbehandlung in der Akutgeriatrie, sobald die geschützte Umgebung nicht mehr erforderlich ist. Nur ein kleiner Teil muss länger auf einer geschützten alterspsychiatrischen Abteilung behandelt werden. Meist hatten diese Menschen schon eine vorbestehende Demenz, welche eine Langzeitbetreuung nach einem Delir erforderlich macht.

Herausgeber*innen und Autor*innen

Herausgeber*innen

Shibley Rahman. Dr. med. Neurowissenschaftler und Mediziner, Cambridge University, UK
Wolfgang Hasemann (dt. Hrsg.). RN, Dr. phil., Leiter Basler Demenz-Delirprogramm.
E-Mail: wolfgang.hasemann@felixplatter.ch

Autor*innen

Wolfgang Hasemann (dt. Hrsg.). BScN, MScN, Dr. phil., geb. 1959, lebt in Heitersheim, Deutschland. Er entwickelte ab dem Jahre 2004 das Basler Demenz-Delirprogramm, dessen Leiter er ist. Er arbeitet als Advance Practice Nurse (APN) auf der DelirUnit der Universitären Altersmedizin, welche er zusammen mit Dr. med. Isabella Glaser konzipiert hat. Er ist Autor des Kapitels 12, Co-Autor von Kapitel 13 und der deutsche Herausgeber dieses Buches.
Kontakt: wolfgang.hasemann@felixplatter.ch

Isabella Glaser, Dr. med., geb. 1978, lebt in Steinen, Deutschland. Sie ist Fachärztin für Neurologie und Allgemeine Innere Medizin mit dem Schwerpunkt Geriatrie. Seit 2020 ist sie leitende Ärztin in der Universitären Altersmedizin FELIX PLATTER in Basel und leitet dort gemeinsam mit Dr. phil. Wolfgang Hasemann die DelirUnit. Für dieses Buch ist sie Mitverfasserin des Kapitels 13 „DelirUnit – eine Spezialabteilung für Menschen mit Delir“.

Caterina Mosetter, cand. MScN, geb. 1979, lebt in Basel, Schweiz. Sie hat einen Bachelor of Science FH in Nursing erworben und studiert im Masterstudium Pflegewissenschaft an der Universität Basel. Sie arbeitet seit 2021 auf dem Basler

Demenz-Delir-Programm und befasste sich davor im Rahmen ihres Bachelorstudiums mit dem Thema „Delir – eine traumatische Situation für Angehörige", welches in diesem Buch in gekürzter Form dargestellt wird. Sie hat ausserdem die redaktionelle Bearbeitung der Buchtexte übernommen.

Illustratorin

Franziska Schönberger: BA Germanistik und Philosophie, trinationaler MA Literatur-, Kultur- und Sprachgeschichte des deutschsprachigen Raumes (Deutschland, Luxemburg, Frankeich), Redakteurin, Autorin, Illustratorin.
Kontakt: schoenberger.f@t-online.de

Literatur

Adamis, D., Devaney, A., Shanahan, E., McCarthy, G. & Meagher, D. (2015). Defining "recovery" for delirium research: A systematic review. *Age and Ageing, 44*(2), 318–321. https://doi.org/10.1093/ageing/afu152

Abbey, J., Piller, N., De Bellis, A., Esterman, A., Parker, D., Giles, L. & Lowcay, B. (2004). The Abbey pain scale: a 1-minute numerical indicator for people with end-stage dementia. *International Journal of Palliative Nursing, 10*(1), 6–13. https://doi.org/10.12968/ijpn.2004.10.1.12013

Affoo, R.H., Dasgupta, M. & Martin, R.E. (2012). Dysphagia in delirium: two cases. *Journal of the American Geriatrics Society, 60*(10), 1975–1976. https://doi.org/10.1111/j.1532-5415.2012.04172.x

Age UK. (2019a). *Later life in the United Kingdom 2019*. Available from https://www.ageuk.org.uk/globalassets/age-uk/documents/reports-and-publications/later_life_uk_factsheet.pdf

Age UK. (2019b). *More harm than good*. Available from https://www.ageuk.org.uk/globalassets/age-uk/documents/reports-and-publications/reports-and-briefings/health--wellbeing/medication/190819_more_harm_than_good.pdf

Al-Aama, T., Brymer, C., Gutmanis, I., Woolmore-Goodwin, S.M., Esbaugh, J. & Dasgupta, M. (2011). Melatonin decreases delirium in elderly patients: a randomized, placebo-controlled trial. *International Journal of Geriatric Psychiatry, 26*(7), 687–694. https://doi.org/10.1002/gps.2582

Alagiakrishnan, K. & Wiens, C.A. (2004). An approach to drug induced delirium in the elderly. *Postgraduate Medical Journal, 80*, 388–393. https://doi.org/10.1136/pgmj.2003.017236

Arbeitsgruppe Pflegeentwicklung Nordwestschweiz (AGPE). (2018). *Leitlinie Delir-Management in der geriatrischen Langzeitpflege*. Available from https://extranet.curaviva-bl.ch/Fachentwicklung/Pflege/Delirmanagement/

Avendano-Cespedes, A., Garcia-Cantos, N., Gonzalez-Teruel del Mar, M., Martinez-Garcia, M., Villarreal-Bocanegra, E., Oliver-Carbonell, J.L. & Abizanda, P. (2016). Pilot study of a preventive multicomponent nurse intervention to reduce the incidence and severity of delirium in hospitalized older adults: MID-Nurse-P. *Maturitas, 86*, 86–94.

Alzheimer's Disease International. (2014). *Nutrition and dementia: a review of available research*. Available from https://www.alz.co.uk/sites/default/files/pdfs/nutrition-and-dementia.pdf

Alzheimer Schweiz. (2020). *Demenzkranke Personen im Spital (inkl. Patienten-Datenblatt)*. Zugriff am 20. Dezember 2022 unter https://www.alzheimer-schweiz.ch/de/publikationen-produkte/produkt/demenzkranke-personen-im-spital-inkl-patienten-datenblatt

American Geriatrics Society Expert Panel on Postoperative Delirium in Older. (2015). American Geriatrics Society abstracted clinical practice guideline for postoperative delirium in older adults. *Journal of the American Geriatrics Society, 63*(1), 142–150. https://doi.org/10.1111/jgs.13281

American Psychiatric Association (APA). (2022). *Diagnostic and statistical manual of mental disorders* (5. ed.). American Psychiatric Association Publishing. https://doi.org/10.1176/appi.books.9780890425787

Anand, A., Cheng, M., Ibitoye, T., MacLullich, A.M.J. & Vardy, E. (2022). Positive scores on the 4AT delirium assessment tool at hospital admission are linked to mortality, length of stay and home time: two-centre study of 82 770 emergency admissions. *Age and Ageing, 51*(3). https://doi.org/10.1093/ageing/afac051

Andrade, C. (2019). Anticholinergic drug exposure and the risk of dementia: There is modest evidence for an association but not for causality. *Journal of Clinical Psychiatry, 80*(4). https://doi.org/10.4088/JCP.19f13000

Antonovsky, A. (1979). *Health, stress, and coping: new perspectives on mental and physical well-being.* Jossey-Bass.

Antunes, M., Norton, V., Moreira, J.F., Moreira, A. & Abelha, F. (2013). Quality of life in patients with postoperative delirium. *European Journal of Anaesthesiology, 30*(11). https://doi.org/10.1097/00003643-201306001-00033

Aoki, T., Yamaji, I., Hisamoto, T., Sato, M. & Matsuda, T. (2012). Irregular bowel movement in gastrectomized subjects: bowel habits, stool characteristics, fecal flora, and metabolites. *Gastric Cancer, 15*(4), 396–404. https://doi.org/10.1007/s10120-011-0129-y

Armstrong, S.C., Cozza, K.L. & Watanabe, K.S. (1997). The misdiagnosis of delirium. *Psychosomatics, 38*(5), 433–439. https://doi.org/10.1016/S0033-3182(97)71420-8

Australian Commission on Safety and Quality in Health Care. (2018). *Hospital-acquired complications (HACs).* Retrieved November 28, 2019 from https://www.safetyandquality.gov.au/our-work/indicators/hospital-acquired-complications

Avelino-Silva, T.J., Farfel, J.M., Curiati, J.A., Amaral, J.R., Campora, F. & Jacob-Filho, W. (2014). Comprehensive geriatric assessment predicts mortality and adverse outcomes in hospitalized older adults. *BMC Geriatrics, 14*(129). https://doi.org/10.1186/1471-2318-14-129

Babine, R., Farrington, S. & Wierman, H.R. (2013). HELP© prevent falls by preventing delirium. *Nursing, 43*(5), 18–21. https://doi.org/10.1097/01.NURSE.0000428710.81378.aa

Babine, R.L., Hyrkas, K.E., Hallen, S. & Wierman, H.R. (2018). Falls and delirium in an acute care setting: a retrospective chart review before and after an organisation-wide interprofessional education. *Journal of Clinical Nursing, 27*(7–8), e1429–e1441. https://doi.org/10.1111/jocn.14259

Balogun, S.A. & Philbrick, J.T. (2014). Delirium, a symptom of UTI in the elderly: fact or fable? A systematic review. *Canadian Geriatrics Journal, 17*(1), 22–26. https://doi.org/10.5770/cgj.17.90

Barts Health NHS Trust. (n.d.). *Think Delirium.* Available from https://www.dementiaaction.org.uk/assets/0002/1206/Think_Delirium_Cards.pdf

Basler Demenz-Delir-Programm. (2020). *Erfassungsblatt Delir.* Verfügbar unter https://demdel.hasemann.info/mCAM-ED_GermanVersion.pdf

Bauernfreund, Y., Butler, M., Ragavan, S. & Sampson, E.L. (2018). TIME to think about delirium: improving detection and management on the acute medical unit. *BMJ Open Quality, 7*(3), e000200. https://doi.org/10.1136/bmjoq-2017-000200

Baumgartner, M. & Hafner, M. (2017). Definition Delir. In E. Savaskan & W. Hasemann (Hrsg.), *Leitlinie Delir. Empfehlungen zur Prävention, Diagnostik und Therapie des Delirs im Alter* (S. 21–22). Hogrefe. Available from https://www.hogrefe.com/de/shop/leitlinie-delir-76617.html#1+1

Beavers, K.M., Brinkley, T.E. & Nicklas, B.J. (2010). Effect of exercise training on chronic inflammation. *Clinica Chimica Acta, 411*(11–12), 785–793. https://doi.org/10.1016/j.cca.2010.02.069

Behrens, J. & Langer, G. (2010). *Evidence-Based Nursing and Caring: interpretativ-hermeneutische und statistische Methoden für tägliche Pflegeentscheidungen: vertrauensbildende Entzauberung der Wissenschaft* (2. Aufl.). Huber.

Bédard, C., Boucher, V., Voyer, P., Yadav, K., Eagles, D., Nadeau, A., Carmichael, P.H., Pelletier, M., Gouin, E., Berthelot, S., Daoust, R., Lague, A., Gagne, A.J. & Emond, M. (2019). Validation of the O3DY French version (O3DY-F) for the screening of cognitive impairment in community seniors in the emergency department. *Journal of Emergency Medicine, 57*(1), 59–65.

Bell, L.V. (1849). On a form of disease resembling some advanced stages of mania and fever, but so contradistinguished from any ordinary observed or described combination of symptoms as to render it probable that it may be overlooked and hitherto unrecorded malady. *American Journal of Insanity, 6*(2), 97–127.

Bellelli, G., Moresco, R., Panina-Bordignon, P., Arosio, B., Gelfi, C., Morandi, A. & Cesari, M. (2017). Is delirium the cognitive harbinger of frailty in older adults? A review about the existing evidence. *Frontiers in Medicine, 4*(188). https://doi.org/10.3389/fmed.2017.00188

Ben Malek, H., Philippi, N., Botzung, A., Cretin, B., Berna, F., Manning, L. & Blanc, F. (2019). Memories defining the self in Alzheimer's disease. *Memory, 27*(5), 698–704. https://doi.org/10.1080/09658211.2018.1554080

Beresford, P. (2019). *Disability, distress and new thinking* [video]. Sage Publications. Available from https://sk.sagepub.com/video/skpromo/9llLu8/disability-distress-and-new-thinking

Beresford, P., Nettle, M. & Perring, R. (2010). *Towards a social model of madness and distress? Exploring what service users say*. Available from https://www.jrf.org.uk/report/towards-social-model-madness-and-distress-exploring-what-service-users-say

Berridge, K.C. (2004). Motivation concepts in behavioral neuroscience. *Physiology and Behavior, 81*(2), 179–209. https://doi.org/10.1016/j.physbeh.2004.02.004

Besedovsky, L., Lange, T. & Born, J. (2012). Sleep and immune function. *Pflügers Archiv: European Journal of Physiology, 483*(1), 121–137. https://doi.org/10.1007/s00424-011-1044-0

Bickel, H. (2007). Deutsche Version der Confusion Assessment Method (CAM) zur Diagnose eines Delirs. *Psychosomatik und Konsiliarpsychiatrie, 1*(3), 224–228. https://doi.org/10.1007/s11800-007-0041-9

Blacksher, E. (2008). Carrots and sticks to promote healthy behaviors: a policy update. *Hastings Center Report, 38*(3), 13–16. https://doi.org/10.1353/hcr.0.0002

Boeije, H. (2002). A purposeful approach to the Constant Comparative Method in the analysis of qualitative interviews. *Quality & Quantity, 36*, 391–409. https://doi.org/10.1023/A:1020909529486

Bohart, S., Merete Moller, A. & Forsyth Herling, S. (2019). Do health care professionals worry about delirium? Relatives' experience of delirium in the intensive care unit: a qualitative interview study. *Intensive and Critical Care Nursing, 53*, 84–91. https://doi.org/10.1016/j.iccn.2019.04.010

Boland, J.W., Kabir, M., Bush, S.H., Spiller, J.A., Johnson, M.J., Agar, M., Lawlor, P. (2022). Delirium management by palliative medicine specialists: a survey from the association for palliative medicine of Great Britain and Ireland. *BMJ Support Palliat Care, 12*(1), 73–80.

Bombard, Y., Baker, G.R., Orlando, E., Fancott, C., Bhatia, P., Casalino, S., Onate, K., Denis, J.L. & Pomey, M.P. (2018). Engaging patients to improve quality of care: a systematic review. *Implementation Science, 13*(1), 98. https://doi.org/10.1186/s13012-018-0784-z

Borgstrom, E. (2017). Social death. *QJM: Monthly Journal of the Association of Physicians, 110*(1), 5–7. https://doi.org/10.1093/qjmed/hcw183

Bortz, J. & Döring, N. (2016). *Forschungsmethoden und Evaluation für Human- und Sozialwissenschaftler* (5. Aufl.). Springer Medizin Verlag. Verfügbar unter https://opac.nebis.ch/cgi-bin/showAbstract.pl?u20=9783540333050

Bowers, L., Brennan, G., Winship, G. & Theodoridou, C. (2009). *Communication skills for nurses and others spending time with people who are very mentally ill*. Retrieved November 29, 2019 from https://www.kcl.ac.uk/ioppn/depts/hspr/archive/mhn/projects/Talking.pdf

Brajtman, S. (2005). Terminal restlessness: perspectives of an interdisciplinary palliative care team. *International Journal of Palliative Nursing, 11*(4), 172–178. https://doi.org/10.12968/ijpn.2005.11.4.18038

Braun, V. & Clarke, V. (2019). Reflecting on reflexive thematic analysis. *Qualitative Research in sport, exercise and health, 11*(4), 589–597.

Breitbart, W., Rosenfeld, B., Roth, A., Smith, M.J., Cohen, K. & Passik, S. (1997). The Memorial Delirium Assessment Scale. *Journal of Pain and Symptom Management, 13*(3), 128–137. https://doi.org/10.1016/S0885-3924(96)00316-8

Breitbart, W., Gibson, C. & Tremblay, A. (2002). The delirium experience: delirium recall and delirium-related distress in hospitalized patients with cancer, their spouses/caregivers, and their nurses. *Psychosomatics, 43*(3), 183–194. https://doi.org/10.1176/appi.psy.43.3.183

Brefka, S., Eschweiler, G.W., Dallmeier, D., Denkinger, M. & Leinert, C. (2022). Comparison of delirium detection tools in acute care: a rapid review. *Zeitschrift für Gerontologie und Geriatrie, 55*(2), 105–115. https://doi.org/10.1007/s00391-021-02003-5

Brich, J., Baten, V., Wußmann, J., Heupel-Reuter, M., Perlov, E., Klöppel, S. & Busch, H.J. (2019). Detecting delirium in elderly medical emergency patients: validation and subsequent modification of the German Nursing Delirium Screening Scale. *International Emergency Medicine, 13*(5), 767–776. https://doi.org/10.1007/s11739-018-1989-5

Bridenbaugh, S.A. & Kressig, R.W. (2015). Motor cognitive dual tasking: early detection of gait impairment, fall risk and cognitive decline. *Zeitschrift für Gerontologie und Geriatrie, 48*(1), 15–21. https://doi.org/10.1007/s00391-014-0845-0

British Geriatrics Society. (2019). *Are frailty units and dementia wards the anathema of pure person-centered care?* Retrieved November 29, 2019 from https://www.bgs.org.uk/blog/are-'frailty-units'-and-'dementia-wards'-the-anathema-of-pure-person-centred-care

British Association for Parenteral and Enteral Nutrition. (2003). *Malnutrition Universal Screening Tool (MUST: Universelles Werkzeug für das Screening von Fehlernährung)*. BAPEN. Verfügbar unter https://www.bapen.org.uk/screening-and-must/must/must-toolkit/the-must-itself/must-deutsch

Bruera, E., Bush, S.H., Willey, J., Paraskevopoulos, T., Li, Z., Palmer, J.L., Cohen, M.Z., Sivesind, D. & Elsayem, A. (2009). Impact of delirium and recall on the level of distress in patients with advanced cancer and their family caregivers. *Cancer, 115*(9), 2004–2012. https://doi.org/10.1002/cncr.24215

Bundesamt für Gesundheit (BAG). (2018). *Förderprogramm „Entlastungsangebote für betreuende Angehörige 2017–2020" Hintergrundinformationen zum Begriff „betreuende Angehörige"*. Zugriff am 10. April 2020 unter https://www.bag.admin.ch/dam/bag/de/dokumente/nat-gesundheitspolitik/foerderprogramme/fp_pflegende_angehoerige/hintergrundinformation_zum_begriff_pflegende_Angehoerige.pdf.download.pdf/Info_Begriff_betreuende%20Angehoerige.pdf

Bundesamt für Gesundheit (BAG). (2019). *Das Recht auf Aufklärung*. Zugriff am 09. April 2020 unter https://www.bag.admin.ch/bag/de/home/medizin-und-forschung/patientenrechte/rechte-arzt-spital/1-recht-aufklaerung.html

Burry, L.D., Cheng, W., Williamson, D.R., Adhikari, N.K., Egerod, I., Kanji, S., Martin, C.M., Hutton, B. & Rose, L. (2021). Pharmacological and non-pharmacological interventions to prevent delirium in critically ill patients: a systematic review and network meta-analysis. *Intensive Care Medicine, 47*(9), 943–960. https://doi.org/10.1007/s00134-021-06490-3

Bush, S.H., Leonard, M.M., Agar, M., Spiller, J.A., Hosie, A., Wright, D.K., Meagher, D.J., Currow, D.C., Bruera, E. & Lawlor, P.G. (2014). End-of-life delirium: issues regarding recognition, optimal management, and the role of sedation in the dying phase. *Journal of Pain and Symptom Management, 48*(2), 215–230. https://doi.org/10.1016/j.jpainsymman.2014.05.009

Bush, S.H., Tierney, S. & Lawlor, P.G. (2017). Clinical assessment and management of delirium in the palliative care setting. *Drugs, 77*(15), 1623–1643. https://doi.org/10.1007/s40265-017-0804-3

Carbone, M.K. & Gugliucci, M.R. (2015). Delirium and the family caregiver: the need for evidence-based education interventions. *Gerontologist, 55*(3), 345–352. https://doi.org/10.1093/geront/gnu035

Carucci, R. (2019). *Leading change in a company that's historically bad at it.* Harvard Business Review. https://www.hbr.org/2019/08/leading-change-in-a-company-thats-historically-bad-at-it

Cavallari, M., Dai, W., Guttmann, C.R.G., Meier, D.S., Ngo, L.H., Hshieh, T.T., Fong, T.G., Schmitt, E., Press, D.Z., Travison, T.G., Marcantonio, E.R., Jones, R.N., Inouye, S.K. & Alsop, D.C. (2017). Longitudinal diffusion changes following postoperative delirium in older people without dementia. *Neurology, 89*(10), 1020-1027.

Centeno, C., Sanz, A. & Bruera, E. (2004). Delirium in advanced cancer patients. *Palliative Medicine, 18*(3), 184–194. https://doi.org/10.1191/0269216304pm879oa

Chang, B.P. (2019). Can hospitalization be hazardous to your health? A nosocomial based stress model for hospitalization. *General Hospital Psychiatry, 60*, 83–89. https://doi.org/10.1016/j.genhosppsych.2019.07.014

Chew, M.L., Mulsant, B.H., Pollock, B.G., Lehman, M.E., Greenspan, A., Mahmoud, R.A., Kirshner, M.A., Sorisio, D.A., Bies, R.R. & Gharabawi, G. (2008). Anticholinergic activity of 107 medications commonly used by older adults. *Journal of the American Geriatrics Society, 56*(7), 1333–1341. https://doi.org/10.1111/j.1532-5415.2008.01737.x

Christensen, J.H., Saunders, G.H., Porsbo, M. & Pontoppidan, N.H. (2021). The everyday acoustic environment and its association with human heart rate: evidence from real-world data logging with hearing aids and wearables. *Royal Society Open Science, 8*(2), 201–345. https://doi.org/10.1098/rsos.201345

Clancy, O., Edginton, T., Casarin, A. & Vizcaychipi, M.P. (2015). The psychological and neurocognitive consequences of critical illness: a pragmatic review of current evidence. *Journal of the Intensive Care Society, 16*(3), 226–233. https://doi.org/10.1177/1751143715569637

Clegg, A. & Young, J.B. (2011). Which medications to avoid in people at risk of delirium: a systematic review. *Age and Ageing, 40*(1), 23–29. https://doi.org/10.1093/ageing/afq140

Clegg, A., Siddiqi, N., Heaven, A., Young, J. & Holt, R. (2014). Interventions for preventing delirium in older people in institutional long-term care. *Cochrane Database of Systematic Reviews, 31*(1), CD009537. https://doi.org/10.1002/14651858.CD009537.pub2

Cohen, M.Z. (2000). *Hermeneutic phenomenological research:* a *practical guide for nurse researchers.* Sage Publications. https://doi.org/10.4135/9781452232768

Cohen, M.Z., Pace, E.A., Kaur, G. & Bruera, E. (2009). Delirium in advanced cancer leading to distress in patients and family caregivers. *Journal of Palliative Care, 25*(3), 164–171. https://doi.org/10.1177/082585970902500303

Cole, M.G., Ciampi, A., Belzile, E. & Zhong, L. (2009). Persistent delirium in older hospital patients: A systematic review of frequency and prognosis. *Age and Ageing, 38*(1), 19–26. https://doi.org/10.1093/ageing/afn253

Cole, M.G., McCusker, J., Bailey, R., Bonnycastle, M., Fung, S., Ciampi, A. & Belzile, E. (2017). Partial and no recovery from delirium after hospital discharge predict increased adverse effects. *Age and Ageing, 46*(1), 90–95. Retrieved November 29, 2019 from https://academic.oup.com/ageing/article/46/1/90/2605678

Collier, A., De Bellis, A., Hosie, A., Dadich, A., Symonds, T., Prendergast, J., Rodrigues, J. & Bevan, A. (2019). Fundamental care for people with cognitive impairment in a hospital setting: A study combining positive organizational scholarship and video-reflexive ethnography. *Journal of Clinical Nursing 29*(11–12), 1957–1967. https://doi.org/10.1111/jocn.15056

Collins, N., Blanchard, M.R., Tookman, A. & Sampson, E.L. (2010). Detection of delirium in the acute hospital. *Age and Ageing, 39*(1), 131–135. https://doi.org/10.1093/ageing/afp201

Conroy, B., Zorowitz, R., Horn, S.D., Ryser, D.K., Teraoka, J. & Smout, R.J. (2005). An exploration of central nervous system medication use and outcomes in stroke rehabilitation. *Archives of Physical Medicine and Rehabilitation, 86*(12), 73–81. https://doi.org/10.1016/j.apmr.2005.08.129

Cornwell, J., Levenson, R., Sonola, L. & Poteliakhoff, E. (2012). *Continuity of care for older hospital patients: a call for action.* Retrieved November 29, 2019 from https://www.kingsfund.org.uk/sites/default/files/field/field_publication_file/continuity-of-care-for-older-hospital-patients-mar-2012.pdf

Cortes, O.L., Delgado, S. & Esparza, M. (2019). Systematic review and meta-analysis of experimental studies: in-hospital mobilization for patients admitted for medical treatment. *Journal of Advanced Nursing, 75*(9), 1823–1837. https://doi.org/10.1111/jan.13958

Craig, P., Dieppe, P., Macintyre, S., Michie, S., Nazareth, I., Petticrew, M. & Medical Research Council, G. (2008). Developing and evaluating complex interventions: the new Medical Research Council guidance. *BMJ, 337*, a1655. https://doi.org/10.1136/bmj.a1655

Crocker, E., Beggs, T., Hassan, A., Denault, A., Lamarche, Y., Bagshaw, S., Elmi-Sarabi, M., Hiebert, B., Macdonald, K., Giles-Smith, L., Tangri, N. & Arora, R.C. (2016). Long-term effects of postoperative delirium in patients undergoing cardiac operation: A systematic review. *Annals of Thoracic Surgery, 102*(4), 1391–1399. https://doi.org/10.1016/j.athoracsur.2016.04.071

Citrome, L. (2013). Review: limited evidence on effects of haloperidol alone for rapid tranquillisation in psychosis-induced aggression. *BMJ Mental Health, 16*(47). https://doi.org/10.1136/eb-2012-101193

Cuevas-Lara, C., Izquierdo, M., Gutierrez-Valencia, M., Marin-Epelde, I., Zambom-Ferraresi, F., Contreras-Escámez, B. & Martínez-Velilla, N. (2019). Effectiveness of occupational therapy interventions in acute geriatric wards: a systematic review. *Maturitas, 127*, 43–50. https://doi.org/10.1016/j.maturitas.2019.06.005

Cunningham, C. (2011). Systemic inflammation and delirium: important co-factors in the progression of dementia. *Biochemical Society Transactions, 39*(4), 945–953. https://doi.org/10.1042/BST0390945

Curie, M. (2018). *Improving support for people with delirium and their carers*. Retrieved December 2, 2019 from https://www.mariecurie.org.uk/blog/support-for-people-with-delirium/183059

Curie, M. (2019). *Delirium*. Retrieved December 2, 2019 from https://www.mariecurie.org.uk/professionals/palliative-care-knowledge-zone/symptom-control/delirium

DGAI & DIVI. (2020). *S3-Leitlinie. Analgesie, Sedierung und Delirmanagement in der Intensivmedizin (DAS-Leitlinie 2020)*. AWMF-Registernummer: 001/012. Verfügbar unter https://register.awmf.org/de/leitlinien/detail/001-012

Davis, D., Searle, S.D. & Tsui, A. (2019). The Scottish Intercollegiate Guidelines Network: risk reduction and management of delirium. *Age and Ageing, 48*(4), 485–488. https://doi.org/10.1093/ageing/afz036

Davis, D.H., Muniz-Terrera, G., Keage, H., Rahkonen, T., Oinas, M., Matthews, F.E., Cunningham, C., Polvikoski, T., Sulkava, R., MacLullich, A.M. & Brayne, C. (2012). Delirium is a strong risk factor for dementia in the oldest-old: a population-based cohort study. *Brain, 135*(9), 2809–2816. https://doi.org/10.1093/brain/aws190

Davis, D.H., Muniz-Terrera, G., Keage, H.A., Stephan, B.C., Fleming, J., Ince, P.G., Matthews, F.E., Cunningham, C., Ely, E.W. & MacLullich, A.M. (2017). Association of delirium with cognitive decline in late life: a neuropathologic study of 3 population-based cohort studies. *Journal of the American Medical Association (JAMA) Psychiatry, 74*(3), 244–251. https://doi.org/10.1001/jamapsychiatry.2016.3423

Davydow, D.S. (2009). Symptoms of depression and anxiety after delirium. *Psychsomatics, 50*(4), 309–316. https://doi.org/10.1176/appi.psy.50.4.309

Davydow, D.S., Gifford, J.M., Desai, S.V., Needham, D.M. & Bienvenu, O.J. (2008). Posttraumatic stress disorder in general intensive care unit survivors: a systematic review. *General Hospital Psychiatry, 30*(5), 412–434. https://doi.org/10.1016/j.genhosppsych.2008.05.006

De Geest, S., Hasemann, W. & Kesselring, A. (2005). *Delirium-Management am Universitätsspital Basel – ein Beispiel angewandter Pflegewissenschaft. Managed Care*. Verfügbar unter http://www.tellmed.ch/include_php/previewdoc.php?file_id=1737

De Wolf-Linder, S., Dawkins, M., Wicks, F., Pask, S., Eagar, K., Evans, C.J., Higginson, I.J. & Murtagh, F.E.M. (2019). Which outcome domains are important in palliative care and when? An international expert consensus workshop, using the nominal group technique. *Palliative Medicine, 33*(8), 1058–1068. https://doi.org/10.1177/0269216319854154

Deandrea, S., Lucenteforte, E., Bravi, F., Foschi, R., La Vecchia, C. & Negri, E. (2010). Risk factors for falls in community-dwelling older people: a systematic review and meta-analysis. *Epidemiology, 21*(5), 658–668. https://doi.org/10.1097/EDE.0b013e3181e89905

Del Castillo, J., Nicholas, L., Nye, R. & Khan, H. (2017). *We change the world: what can we learn from global social movements for health?* Retrieved December 2, 2019 from https://media.nesta.org.uk/documents/we_change_the_world_report.pdf

DeVellis, R.F. (2017). *Scale development: theory and applications* (4. ed.). Sage Publications.

Devlin, J.W., Skrobik, Y., Gelinas, C., Needham, D.M., Slooter, A.J.C., Pandharipande, P.P., Watson, P.L., Weinhouse, G.L., Nunnally, M.E., Rochwerg, B., Balas, M.C., van den Boogaard, M., Bosma, K.J., Brummel, N.E., Chanques, G., Denehy, L., Drouot, X., Fraser, G.L., Harries, J.E., ... Alhazzani, W. (2018). Executive summary: clinical practice guidelines for the prevention and management of pain, agitation/sedation, delirium, immobility, and sleep disruption in adult patients in the ICU. *Critical Care Medicine, 46*(9), 1532–1548. Retrieved November 29, 2019 from https://www.ncbi.nlm.nih.gov/pubmed/30113371

Dharmarajan, K., Swami, S., Gou, R.Y., Jones, R.N. & Inouye, S.K. (2017). Pathway from delirium to death: potential in-hospital mediators of excess mortality. *Journal of the American Geriatrics Society, 65*(5), 1026–1033. https://doi.org/10.1111/jgs.14743

Di Battista, A.M., Heinsinger, N.M. & Rebeck, G.W. (2016). Alzheimer's disease genetic risk factor APOE-ε4 also affects normal brain function. *Current Alzheimer Research, 13*(11), 1200–1207. https://doi.org/10.2174/1567205013666160401115127

DHS. (2008). *Alkohol im Alter*. Verfügbar unter https://www.dhs.de/fileadmin/user_upload/pdf/Broschueren/Suchtprobleme_im_Alter.pdf

Digital Republic. (2022). *Intelligentes Mobilitäts-Monitoring fürs Patientenzimmer. Die digitale Assistenz für die Pflegenden*. Verfügbar unter https://digitalrepublic.ch/de/news/maximale-praevention-minimal-aufdringlich/

Dittrich, B., Gatterer, G., Frühwald, T. & Sommeregger, U. (2007). Delir-Diagnostik: Entwicklung einer modifizierten, deutschsprachigen Version der CAM/Diagnosis of delirium: development of a modified, German version of the CAM. *Zeitschrift für Gerontopsychologie und Psychiatrie, 20*(2-3), 135–139. https://doi.org/10.1024/1011-6877.20.23.135

Diwell, R.A., Davis, D.H., Vickerstaff, V. & Sampson, E.L. (2018). Key components of the delirium syndrome and mortality: greater impact of acute change and disorganized thinking in a prospective cohort study. *BMC Geriatrics, 18*(24). https://doi.org/10.1186/s12877-018-0719-1

Dorsch, F., Wirtz, M.A. & Strohmer, J. (Hrsg.). (2017). *Dorsch-Lexikon der Psychologie* (Bd. 18). Hogrefe.

Drummond, M.J., Dickinson, J.M., Fry, C.S., Walker, D.K., Gundermann, D.M., Reidy, P.T., Timmerman, K.L., Markofski, M.M., Paddon-Jones, D., Rasmussen, B.B. & Volpi, E. (2012). Bed rest impairs skeletal muscle amino acid transporter expression, mTORC1 signaling, and protein synthesis in response to essential amino acids in older adults. *American Journal of Physiology: Endocrinology and Metabolism, 302*(9), E1113–E1133. Retrieved November 29, 2019 from https://www.ncbi.nlm.nih.gov/pmc/articles/PMC3361979

Eckstein, C. & Burkhardt, H. (2019). Multicomponent, nonpharmacological delirium interventions for older inpatients: a scoping review. *Zeitschrift für Gerontologie und Geriatrie, 52*(Suppl. 4), 229–242. https://doi.org/10.1007/s00391-019-01627-y

Eeles, E., McCrow, J., Teodorczuk, A. & Caplan, G.A. (2017). Delirium care: real-world solutions to real-world problems. *Australas J Ageing, 36*(4), e64–e69. https://doi.org/10.1111/ajag.12461

Ehrensperger, M.M., Berres, M., Taylor, K.I. & Monsch, A.U. (2010). Screening properties of the German IQCODE with a two-year time frame in MCI and early Alzheimer's disease. *International Psychogeriatrics, 22*(1), 91–100. https://doi.org/10.1017/S1041610209990962

El-Gabalawy, R., Patel, R., Kilborn, K., Blaney, C., Hoban, C., Ryner, L., Funk, D., Legaspi, R., Fisher, J.A., Duffin, J., Mikulis, D.J. & Mutch, W.A.C. (2017). A novel stress-diathesis model to predict risk of post-operative delirium: implications for intra-operative management. In L. Fernandes & H. Wang (Eds). *Mood and Cognition in Old Age*. Frontiers Media. https://doi.org/10.3389/fnagi.2017.00274

Ellis, G. & Sevdalis, N. (2019). Understanding and improving multidisciplinary team working in geriatric medicine. *Age and Ageing, 48*(4), 498–505. https://doi.org/10.1093/ageing/afz021

Ely, E.W. (2021). *Every deep-drawn breath: a critical care doctor on healing, recovery, and transforming medicine in the ICU* (1. ed.). Scribner.

Ely, E.W., Inouye, S.K., Bernard, G.R., Gordon, S., Francis, J., May, L., Truman, B., Speroff, T., Gautam, S., Margolin, R., Hart, R.P. & Dittus, R. (2001). Delirium in mechanically ventilated patients: validity and reliability of the confusion assessment method for the intensive care unit (CAM-ICU). *Journal of the American Medical Association, 286*(21), 2703-2710. https://doi.org/10.1001/jama.286.21.2703

Ely, E.W., Truman, B., Putensen, C. & Günther, U. (2002). *Die „Confusion Assessment Method (CAM)" für Intensivstationen (CAM-ICU). Übungsleitfaden*. Vanderbilt. Verfügbar unter http://www.icudelirium.org/docs/CAM_ICU_training_German.pdf

Engel, G.L. & Romano, J. (1959). Delirium, a syndrome of cerebral insufficiency. *Journal of Chronic Diseases, 9*(3), 260–277. https://doi.org/10.1016/0021-9681(59)90165-1

EPA-CC GmbH. (2014). *Kodiermanual CH. Ergebnisorientiertes Pflege-Assessment Acute Care* (Version 2.2 CH).

EPA-CC GmbH. (2015). *Risikoprofil integriert. Auswertung automatisiert. Verwirrtheit|Delir|Demenz*. Verfügbar unter https://www.epa-cc.de/methode.html

European Delirium Association & American Delirium Society. (2014). The DSM-5 criteria, level of arousal and delirium diagnosis: inclusiveness is safer. *BMC Medicine, 12*(1). https://doi.org/10.1186/s12916-014-0141-2

Farina, E., Baglio, F., Caffarra, P., Magnani, G., Scarpini, E., Appollonio, I., Bascelli, C., Cheldi, A., Nemni, R., Franceschi, M., Messa, G., Mantovani, F., Bellotti, M., Olivotto, F., Alberoni, M., Isella, V., Regazzoni, R., Schiatti, E., Vismara, C., ... Castiglioni, S. (2009). Frequency and clinical features of Lewy body dementia in Italian memory clinics. *Acta Bio-Medica: Atenei Parmensis, 80*(1), 57–64.

Farzanegan, B., Elkhatib, T.H.M., Elgazzar, A.E., Moghaddam, K.G., Torkaman, M., Zarkesh, M., Goharani, R., Bashar, F.R., Hajiesmaeili, M., Shojaei, S., Madani, S.J., Vahedian-Azimi, A., Hatamian, S., Mosavinasab, S.M.M., Khoshfetrat, M., Khatir, A.K. & Miller, A.C. (2019). Impact of religiosity on delirium severity among critically ill Shi'a Muslims: a prospective multi-center observational study. *Journal of Religion and Health, 60*, 816–840. Retrieved November 29, 2019 from https://link.springer.com/article/10.1007/s10943-019-00895-7

Fazio, S., Pace, D., Flinner, J. & Kallmyer, B. (2018). The fundamentals of person-centered care for individuals with dementia. *Gerontologist, 58*(suppl. 1), 10–19. https://doi.org/10.1093/geront/gnx122

Festinger, L. (1962). Cognitive dissonance. *Scientific American, 207*, 93–102. https://doi.org/10.1038/scientificamerican1062-93

Fick, D.M., Steis, M.R., Waller, J.L. & Inouye, S.K. (2013). Delirium superimposed on dementia is associated with prolonged length of stay and poor outcomes in hospitalized older adults. *Journal of Hospital Medicine, 8*(9), 500–505. https://doi.org/10.1002/jhm.2077

Finucane, A.M., Lugton, J., Kennedy, C. & Spiller, J.A. (2017). The experiences of caregivers of patients with delirium, and their role in its management in palliative care settings: an integrative literature review. *Psycho-Oncology, 26*(3), 291–300. https://doi.org/10.1002/pon.4140

Fischer, G. (2000). *Kölner Dokumentationssystem für Psychotherapie und Traumabehandlung KÖDOPS*. Deutsches Institut für Psychotraumatologie.

Fischer, G. (2007). *Kausale Psychotherapie. Manual zur ätiologieorientierten Behandlung psychotraumatischer und neurotischer Störungen*. Asanger.

Fischer, G. & Riedesser, P. (2003). *Lehrbuch der Psychotraumatologie* (3. Aufl.). Ernst-Reinhardt Verlag.

Flaherty, J.H. (2015). The delirium room: a restraint-free model of care for older hospitalized patients with delirium. In M.L. Malone, E.A. Capezuti & R.M. Palmer (Eds.), *Geriatrics models of care: bringing Best Practice to an ageing America* (p. 281–285). Springer International Publishing. https://doi.org/10.1007/978-3-319-16068-9_27

Flaum Hall, M. & Hall, S.E. (2016). *Managing the psychological impact of medical trauma: a guide for mental health and health care professionals*. Springer Publishing. https://doi.org/10.1891/9780826128942

Folstein, M., Folstein, S. & McHugh, P. (1975). Mini-Mental State: a practical method for grading the cognitive state of patients for the clinician. *Journal of Psychiatric Research, 12*(3), 189–198. https://doi.org/10.1016/0022-3956(75)90026-6

Fong, T.G., Davis, D., Growdon, M.E., Albuquerque, A. & Inouye, S.K. (2015). The interface of delirium and dementia in older persons. *Lancet Neurology, 14*(8), 823–832. https://doi.org/10.1016/S1474-4422(15)00101-5

Fong, T.G., Inouye, S.K. & Jones, R.N. (2017). Delirium, dementia, and decline. *JAMA Psychiatry, 74*(3), 212–213. https://doi.org/10.1001/jamapsychiatry.2016.3812

Fong, T.G., Tulebaev, S.R. & Inouye, S.K. (2009). Delirium in elderly adults: Diagnosis, prevention and treatment. *Nature Reviews Neurology, 5*(4), 210–220. https://doi.org/10.1038/nrneurol.2009.24

Fong, T.G., Vasunilashorn, S.M., Libermann, T., Marcantonio, E.R. & Inouye, S.K. (2019). Delirium and Alzheimer disease: a proposed model for shared pathophysiology. *International Journal of Geriatric Psychiatry, 34*(6), 781–789. https://doi.org/10.1002/gps.5088

Fransen, M.L., Smit, E.G. & Verlegh, P.W.J. (2015). Strategies and motives for resistance to persuasion: an integrative framework. *Frontiers in Psychology, 6*(1201). https://doi.org/10.3389/fpsyg.2015.01201

Frey, O. (2018). *Verwirrt im Spital – ein Delir gehört richtig behandelt* [Video]. SRF-Puls. Zugriff am 1. März unter https://www.srf.ch/news/panorama/verwirrte-spitalpatienten-delir-das-unterschaetzte-phaenomen.

Frick-Baer, G. & Baer, U. (2012). *Schuldgefühle und innerer Frieden*. Beltz.

Fröhlich, M.R., Hülimann, B., Warmuth, I., Helberg, D. & Frei, I.A. (2018). Fixieren oder nicht? *Intensiv, 26*(5), 239–243. https://doi.org/10.1055/a-0642-0225

Gacci, M., Sakalis, V.I., Karavitakis, M., Cornu, J.N., Gratzke, C., Herrmann, T.R.W., Kyriazis, I., Malde, S., Mamoulakis, C., Rieken, M., Schouten, N., Smith, E.J., Speakman, M.J., Tikkinen, K.A.O. & Gravas, S. (2022). European Association of Urology Guidelines on male urinary incontinence. *European Urology, 82*(4), 387–398.

Gaete Ortega, D., Papathanassoglou, E. & Norris, C.M. (2019). The lived experience of delirium in intensive care unit patients: a meta-ethnography. *Australian Critical Care, 33*(2), 193–202. https://doi.org/10.1016/j.aucc.2019.01.003

Garand, L., Lingler, J.H., Conner, K.O. & Dew, M.A. (2009). Diagnostic labels, stigma, and participation in research related to dementia and mild cognitive impairment. *Research in Gerontological Nursing, 2*(2), 112–121. https://doi.org/10.3928/19404921-20090401-04

Garrett, R.M. (2019). Reflections on delirium – a patient's perspective. *Journal of the Intensive Care Society, 20*(3). https://doi.org/10.1177/1751143719851352

Gendlin, E.T., Schoeller, D. & Geiser, C. (2016). *Ein Prozess-Modell* (2. Aufl.). Karl Alber. https://doi.org/10.5771/9783495817049

Gianfrancesco, M.A., Tamang, S., Yazdany, J. & Schmajuk, G. (2018). Potential biases in machine learning algorithms using electronic health record data. *JAMA Internal Medicine, 178*(11), 1544–1547. https://doi.org/10.1001/jamainternmed.2018.3763

Gillis, A. & MacDonald, B. (2005). Deconditioning in the hospitalized elderly. *Canadian Nurse, 101*(6), 16–20. Retrieved November 29, 2019 from https://www.ncbi.nlm.nih.gov/pubmed/16121472

Girard, T.D., Exline, M.C., Carson, S.S., Hough, C.L., Rock, P., Gong, M.N., Douglas, I.S., Malhotra, A., Owens, R.L., Feinstein, D.J., Khan, B., Pisani, M.A., Hyzy, R.C., Schmidt, G.A., Schweickert, W.D., Hite, R.D., Bowton, D.L., Masica, A.L., Thompson, J.L., ... MIND-USA Investigators (2018). Haloperidol and ziprasidone for treatment of delirium in critical illness. *New England Journal of Medicine, 379*(26), 2506–2516. Retrieved November 29, 2019 from https://www.ncbi.nlm.nih.gov/pubmed/30346242

Girard, T.D., Jackson, J.C., Pandharipande, P.P., Pun, B.T., Thompson, J.L., Shintani, A.K., Gordon, S.M., Canonico, A.E., Dittus, R.S., Bernard, G.R. & Ely, E.W. (2010). Delirium as a predictor of long-term cognitive impairment in survivors of critical illness. *Critical Care Medicine, 38*(7), 1513–1520. https://doi.org/10.1097/CCM.0b013e3181e47be1

Gold Standards Framework. (2015). *John's campaign – dementia*. Retrieved November 29, 2019 from https://www.goldstandardsframework.org.uk/st-john-s-dementia-campaign

Goldberg, T.E., Chen, C., Wang, Y., Jung, E., Swanson, A., Ing, C., Garcia, P.S., Whittington, R.A. & Moitra, V. (2020). Association of delirium with long-term cognitive decline: a meta-analysis. *JAMA Neurology, 77*(11), 1373–1381. https://doi.org/10.1001/jamaneurol.2020.2273

Gore, R.L., Vardy, E.R.L.C. & O'Brien, J.T. (2015). Delirium and dementia with Lewy bodies: distinct diagnoses or part of the same spectrum. *Journal of Neurology, Neurosurgery, and Psychiatry, 86*, 50–59. https://doi.org/10.1136/jnnp-2013-306389

Gosselink, R., Bott, J., Johnson, M., Dean, E., Nava, S., Norrenberg, M., Schönhofer, B., Stiller, K., van de Leur, H. & Vincent, J.L. (2008). Physiotherapy for adult patients with critical illness: recommendations of the European Respiratory Society and European Society of Intensive Care Medicine Task force on physiotherapy for critically ill patients. *Intensive Care Medicine, 34*(7), 1188–1199. https://doi.org/10.1007/s12491-009-0008-5

Goto, T., Yoshida, K., Tsugawa, Y., Camargo, C.A. Jr. & Hasegawa, K. (2016). *Infectious disease-related emergency department visits of elderly adults in the United States*, 2011-2012. *Journal of the American Geriatrics Society, 64*(1), 31–36. https://doi.org/10.1111/jgs.13836

Graham, F., Beattie, E. & Fielding, E. (2022). Hospital nurses' management of agitation in older cognitively impaired patients: do they recognise pain-related agitation? *Age and Ageing, 51*(7). https://doi.org/10.1093/ageing/afac140

Graneheim, U.H. & Lundman, B. (2004). Qualitative content analysis in nursing research: concepts, procedures and measures to achieve trustworthiness. *Nurse Education Today, 24*(2), 105–112. https://doi.org/10.1016/j.nedt.2003.10.001

Grealish, L., Chaboyer, W., Mudge, A., Simpson, T., Cahill, M., Todd, J.-A., Ownsworth, T., Krug, M., Teodorczuk, A. & Marshall, A.P. (2019a). Using a general theory of implementation to plan the introduction of delirium prevention in older people in hospital. *Journal of Nursing Management, 27*(8), 1631–1639. https://doi.org/10.1111/jonm.12849

Grealish, L., Todd, J.A., Krug, M. & Teodorczuk, A. (2019b). Education for delirium prevention: knowing, meaning and doing. *Nurse Education in Practice, 40*, 102622. https://doi.org/10.1016/j.nepr.2019.102622

Greaves, J., Vojkovic, S., Nikoletti, S., White, K. & Yuen, K. (2008). Family caregivers' perceptions and experiences of delirium in patients with advanced cancer. *Australian Journal of Cancer Nursing, 9*(2), 3–11. http://search.ebscohost.com/login.aspx?direct=true&db=cin20&AN=105600713&site=ehost-live

Green, S., Reivonen, S., Rutter, L.-M., Nouzova, E., Duncan, N., Clarke, C., MacLullich, A.M.J. & Tieges, Z. (2018). Investigating speech and language impairments in delirium: a preliminary case-control study. *PLOS One, 13*(11), e0207527. https://doi.org/10.1371/journal.pone.0207527

Greindl, S., Weiss, B., Magnolini, R., Lingg, C., Mayer, H. & Schaller, S.J. (2022). Detection of delirium by family members in the intensive care unit: translation, cross-cultural adaptation and validation of the Family Confusion Assessment Method for the German-speaking area. *Journal of Advanced Nursing, 78*(10), 3207–3216.

Grissinger, M. (2014). Telling true stories is an ISMP hallmark: Here's why you should tell stories, too ... *Pharmacy and Therapeutics, 39*(10), 658–659. Retrieved November 29, 2019 from https://www.ncbi.nlm.nih.gov/pmc/articles/PMC4189689

Grossmann, F.F., Hasemann, W., Graber, A., Bingisser, R., Kressig, R.W. & Nickel, C.H. (2014). Screening, detection and management of delirium in the emergency department – a pilot study on the feasibility of a new algorithm for use in older emergency department patients: the modified Confusion Assessment Method for the emergency department (mCAM-ED). *Scandinavian Journal of Trauma, Resuscitation and Emergency Medicine, 22*(1), 19.

Grossmann, F.F., Hasemann, W., Kressig, R.W., Bingisser, R. & Nickel, C.H. (2017). *American Journal of Emergency Medicine, 35*(9), 1324–1326. https://doi.org/10.1016/j.ajem.2017.05.025

Grover, S. & Shah, R. (2011). Distress due to delirium experience. *General Hospital Psychiatry, 33*(6), 637–639. https://doi.org/10.1016/j.genhosppsych.2011.07.009

Grover, S., Ghosh, A. & Ghormode, D. (2015). Experience in delirium: is it distressing? *Journal of Neuropsychiatry and Clinical Neurosciences, 27*, 139–146. https://doi.org/10.1176/appi.neuropsych.13110329

Grover, S., Sahoo, S., Chakrabarti, S. & Avasthi, A. (2019). Post-traumatic stress disorder (PTSD) related symptoms following an experience of delirium. *Journal of Psychosomatic Research, 123*, 109725. https://doi.org/10.1016/j.jpsychores.2019.05.003

Growdon, M.E., Shorr, R.I. & Inouye, S.K. (2017). The tension between promoting mobility and preventing falls in the hospital. *JAMA Internal Medicine, 177*(6), 759–760. https://doi.org/10.1001/jamainternmed.2017.0840

Guttormson, J.L., Chian, L., Tracy, M.F., Hetland, B. & Mandrekar, J. (2019). Nurses' attitudes and practices related to sedation: a national survey. *American Journal of Critical Care, 28*(4), 255–263. https://doi.org/10.4037/ajcc2019526

Hamric, A.B. & Tracy, M.F. (2018). A definition of Advanced Practice Nursing. In M.F. Tracy & E.T. O'Grady (Eds.), *Hamric & Hanson's Advanced Practice Nursing – E-Book. An integrative approach* (pp. 61–79). Elsevier Health Sciences.

Han, T.S., Lisk, R., Osmani, A., Sharmin, R., El Gammel, S., Yeong, K., Fluck, D. & Fry, C.H. (2021). Increased association with malnutrition and malnourishment in older adults admitted with hip fractures who have cognitive impairment and delirium, as assessed by 4AT. *Nutrition in Clinical Practice, 36*(5), 1053–1058. https://doi.org/10.1002/ncp.10614

Han, J.H., Zimmerman, E.E., Cutler, N., Schnelle, J., Morandi, A., Dittus, R.S., Storrow, A.B. & Ely, E.W. (2009). Delirium in older emergency department patients: recognition, risk factors, and psychomotor subtypes. *Academic Emergency Medicine, 16*(3), 193–200. https://doi.org/10.1111/j.1553-2712.2008.00339.x

Han, J.H., Wilson, A., Vasilevskis, E.E., Shintani, A., Schnelle, J.F., Dittus, R.S., Graves, A.J., Storrow, A.B., Shuster, J. & Ely, E.W. (2013). Diagnosing delirium in older emergency department patients: validity and reliability of the delirium triage screen and the brief confusion assessment method. *Annals of Emergency Medicine, 62*(5), 457–465.

Hardy, S.E. & Gill, T.M. (2004). Recovery from disability among community-dwelling older persons. *Journal of the American Medical Assosiation, 291*(13), 1596–1602. https://doi.org/10.1001/jama.291.13.1596

Hardy, S.E., Dubin, J.A., Holford, T.R. & Gill, T.M. (2005). Transitions between states of disability and independence among older persons. *American Journal of Epidemiology, 161*(6), 575–584. https://doi.org/10.1093/aje/kwi083

Hasemann, W. (2006). [More treatment options in acute diseases]. *Krankenpflege. Soins Infirmiers, 99*(1), 15–17. Available from https://www.ncbi.nlm.nih.gov/pubmed/16454021

Hasemann, W. (2021, November). *How nurses and other professional could recognize delirium.* Paper presented at the 15. annual meeting of the European Delirium Association [virtual], Barcelona.

Hasemann, W. (2022, November). *Brief and reliable: update on the tools to detect delirium in Emergency Department (ED). Delirium. Post-Covid Pandemic. Lessons learned and future perspectives.* Paper presented on the 16. Annual Meeting of the European Delirium Association, Milano.

Hasemann, W., Tolson, D., Godwin, J., Spirig, R., Frei, I.A. & Kressig, R.W. (2016). A before and after study of a nurse led comprehensive delirium management programme (DemDel) for older acute care in patients with cognitive impairment. *International Journal of Nursing Studies, 53*, 27–38. https://doi.org/10.1016/j.ijnurstu.2015.08.003

Hasemann, W., Grossmann, F.F., Stadler, R., Bingisser, R., Breil, D., Hafner, M., Kressig, R.W. & Nickel, C.H. (2018a). Screening and detection of delirium in older ED patients: performance of the modified Confusion Assessment Method for the emergency department (mCAM-ED). A two-step tool. *Internal and Emergency Medicine, 13*(6), 915–922. https://doi.org/10.1007/s11739-017-1781-y

Hasemann, W., Tolson, D., Godwin, J., Spirig, R., Frei, I.A. & Kressig, R.W. (2018b). Nurses' recognition of hospitalized older patients with delirium and cognitive impairment using the Delirium Observation Screening Scale: a prospective comparison study. *Journal of Gerontological Nursing, 44*(12), 35–43. https://doi.org/10.3928/00989134-20181018-02

Hasemann, W., Duncan, N., Clarke, C., Nouzova, E., Sussenbach, L.M., Keerie, C., Assi, V., Weir, C.J., Evans, J., Walsh, T., Wilson, E., Quasim, T., Middleton, D., Weir, A.J., Barnett, J.H., Stott, D.J., MacLullich, A.M.J. & Tieges, Z. (2021). Comparing performance on the months of the year backwards test in hospitalised patients with delirium, dementia, and no cognitive impairment: an exploratory study. *European Geriatric Medicine, 12*(6), 1257–1265.

Hasemann, W., Kressig, R.W., Ermini-Fünfschilling, D., Pretto, M. & Spirig, R. (2007). [Delirium: screening, assessment and diagnosis]. *Pflege, 20*(4), 191–204. https://doi.org/10.1024/1012-5302.20.4.191

Hawkes, N.D., Thomas, G.A., Jurewicz, A., Williams, O.M., Hillier, C.E., McQueen, I.N. & Shortland, G. (2001). Non-hepatic hyperammonaemia: an important, potentially reversible cause of encephalopathy. *Postgraduate Medical Journal, 77*(913), 717–722. https://doi.org/10.1136/pmj.77.913.717

Hayden, E.Y., Putman, J., Nunez, S., Shin, W.S., Oberoi, M., Charreton, M., Dutta, S., Li, Z., Komuro, Y., Joy, M.T., Bitan, G., MacKenzie-Graham, A., Jiang, L. & Hinman, J.D. (2019). Ischemic axonal injury up-regulates MARK4 in cortical neurons and primes tau phosphorylation and aggregation. *Acta Neuropathologica Communications, 7*(1), 135. Retrieved November 29, 2019 from https://www.ncbi.nlm.nih.gov/pubmed/31429800

Hayden, K.M., Inouye, S.K., Cunningham, C., Jones, R.N., Avidan, M.S., Davis, D., Kuchel, G.A., Tang, Y. & Khachaturian, A.S. (2018). Reduce the burden of dementia now. *Alzheimer's and dementia, 14*(7), 845–847. https://doi.org/10.1016/j.jalz.2018.06.3039

Health Improvement Scotland. (2013). *Think delirium: staff, patients and families experiences of giving and receiving care during an episode of delirium in an acute hospital care setting.* Available from https://ihub.scot/media/1689/delirium-experience-of-patients-families-and-staff_report_sep13.pdf

Health Improvement Scotland. (2019). *Sign 157: risk reduction and management of delirium. A national clinical guideline.* Retrieved November 28, 2019 from https://www.sign.ac.uk/media/1423/sign157.pdf

Held, C., Bieri-Brüning, G. & Geschwindner, H. (2020). Soll man demenzkranke Menschen noch mit ihrem Namen ansprechen – wenn sie ihn vergessen haben? *NOVAcura, 7.*

Helfand, B.K.I., D'Aquila, M.L., Tabloski, P., Erickson, K., Yue, J., Fong, T.G., Hshieh, T.T., Metzger, E.D., Schmitt, E.M., Boudreaux, E.D., Inouye, S.K. & Jones, R.N. (2021). Detecting delirium: a systematic review of identification instruments for non-ICU settings. *Journal of the American Geriatrics Society, 69*(2), 547–555.

Helfferich, C. (2011). *Die Qualität qualitativer Daten. Manual für die Durchführung qualitativer Interviews* (4. Aufl.). Springer VS. https://doi.org/10.1007/978-3-531-92076-4

Herzig, S.J., LaSalvia, M.T., Naidus, E., Rothberg, M.B., Zhou, W., Gurwitz, J.H. & Marcantonio, E.R. (2017). Antipsychotics and the risk of aspiration pneumonia in individuals hospitalized for nonpsychiatric conditions: a cohort study. *Journal of the American Geriatrics Society, 65*(12), 2580–2586. https://doi.org/10.1111/jgs.15066

Hignett, S., Sands, G., Fray, M., Xanthopoulou, P., Healey, F. & Griffiths, P. (2013). Which bed designs and patient characteristics increase bed rail use? *Age and Ageing, 42*(4), 531–535. https://doi.org/10.1093/ageing/aft040

Hippocrates (1837). *Hippokrates Werke (2 Bände).* Verlag H. Prausnitz [J.F.K. Grimm & L. Lilienhain (Hrsg.)]

Hodes, J.F., Oakley, C.I., O'Keefe, J.H., Lu, P., Galvin, J.E., Saif, N., Bellara, S., Rahman, A., Kaufman, Y., Hristov, H., Rajji, T.K., Fosnacht Morgan, A.M., Patel, S., Merrill, D.A., Kaiser, S., Melendez-Cabrero, J., Melendez, J.A., Krikorian, R. & Isaacson, R.S. (2018). Alzheimer's prevention vs. risk reduction: transcending semantics for clinical practice. *Frontiers in Neurology, 21*(9), 1179.

Holly, C. (2019). Primary prevention to maintain cognition and prevent acute delirium following orthopaedic surgery. *Orthopaedic Nursing, 38*(4), 244–250. https://doi.org/10.1097/NOR.0000000000000569

Holroyd-Leduc, J.M., Abelseth, G.A., Khandwala, F., Silvius, J.L., Hogan, D.B., Schmaltz, H.N., Frank, C.B. & Starus, S.E. (2010). A pragmatic study exploring the prevention of delirium among hospitalized older hip fracture patients: applying evidence to routine clinical practice using clinical decision support. *Implementation Science, 5*(81). Retrieved November 29, 2019 from https://implementationscience.biomedcentral.com/articles/10.1186/1748-5908-5-81

Holt, S., Schmiedl, S. & Thürmann, P. (2010). Potentiell inadäquate Medikation für ältere Menschen: die PRISCUS-Liste. *Deutsches Ärzteblatt International, 107*(31–32), 543–551.

Hong, N. & Park, J.-Y. (2018). The motoric types of delirium and estimated blood loss during perioperative period in orthopedic elderly patients. *BioMed Research International*, 9812041. https://doi.org/10.1155/2018/9812041

Hosie, A., Siddiqi, N., Featherstone, I., Johnson, M., Lawlor, P.G., Bush, S.H., Amgarth-Duff, I., Edwards, L., Cheah, S.L., Phillips, J. & Agar, M. (2019). Inclusion, characteristics and outcomes of people requiring palliative care in studies of non-pharmacological interventions for delirium. *Palliative Medicine, 33*(8), 878–899. Retrieved December 2, 2019 from https://journals.sagepub.com/doi/full/10.1177/0269216319853487

Hospice UK. (2019a). *Facts and figures: about hospice care.* Retrieved December 2, 2019 from https://www.hospiceuk.org/about-hospice-care/media-centre/facts-and-figures

Hospice UK. (2019b). *What we do.* Retrieved December 2, 2019 from https://www.hospiceuk.org/about-us/what-we-do

Hospital Elder Life Program. (2019). *What you can do if your family member is delirious.* Retrieved November 29, 2019 from https://www.hospitalelderlifeprogram.org/for-family-members/what-you-can-do

Howard, R.J. (2016). Disentangling the treatment of agitation in Alzheimer's disease. *American Journal of Psychiatry, 173*(5), 441–443. https://doi.org/10.1176/appi.ajp.2016.16010083

Hölzle, P., Frank, A., Hörmann, S., Pajonk, F.-G. & Förstl, H. (2021). Erregungssturm – Entstehung und Notfallbehandlung [Excited Delirium Syndrome (ExDS): emergence and emergency management]. *Deutsche Medizinische Wochenschrift, 146*(21), 1421–1426. https://doi.org/10.1055/a-1533-9764

Hsieh, T.M., Tsai, C.H., Liu, H.T., Huang, C.Y., Chou, S.E., Su, W.T., Hsu, S.Y. & Hsieh, C.H. (2020). Effect of height of fall on mortality in patients with fall accidents: a retrospective cross-sectional study. *International Journal of Environmental Research and Public Health, 17*(11). https://doi.org/10.3390/ijerph17114163

Hshieh, T.T., Fong, T.G., Marcantonio, E.R. & Inouye, S.K. (2008). Cholinergic deficiency hypothesis in delirium: a synthesis of current evidence. *Journals of Gerontology Series A Biological Sciences and Medical Sciences, 63*(7), 764–772. https://doi.org/10.1093/gerona/63.7.764

Hshieh, T.T., Yang, T., Gartaganis, S.L., Yue, J. & Inouye, S.K. (2018). Hospital Elder Life Program (HELP): systematic review and meta-analysis of effectiveness. *American Journal of Geriatric Psychiatry, 26*(10), 1015–1033. https://doi.org/10.1016/j.jagp.2018.06.007

Hshieh, T.T., Yue, J., Oh, E., Puelle, M., Dowal, S., Travison, T. & Inouye, S.K. (2015). Effectiveness of multicomponent nonpharmacological delirium interventions, a meta-analysis. *JAMA Internal Medicine, 175*(4), 512–520. https://doi.org/10.1001/jamainternmed.2014.7779

Hshieh, T.T., Inouye, S.K. & Oh, E.S. (2020). Delirium in the elderly. *Clinics in geriatric medicine, 36*(2), 183–199. https://doi.org/10.1016/j.cger.2019.11.001

Hui, D. (2019). Delirium in the palliative care setting: "sorting" out the confusion. *Palliative Medicine, 33*(8). https://doi.org/10.1177/0269216319861896

Hui, D., Nooruddin, Z., Didwaniya, N., Dev, R., de la Cruz, M., Kim, S.H., Kwon, J.H., Hutchins, R., Liem, C. & Bruera, E. (2013). Concepts and definitions for "actively dying", "end of life", "terminally ill", "terminal care", and "transition of care": a systematic review. *Journal of Pain and Symptom Management, 47*(1), 77–89. https://doi.org/10.1016/j.jpainsymman.2013.02.021

Inoue, S., Puelle, M., Saczynski, J. & Steis, M. (2011). *The Family Confusion Assessment Method (FAM-CAM): instrument and training manual.* Hospital Elder Life Program.

Inouye, S.K. (1999). Predisposing and precipitating factors for delirium in hospitalized older patients. *Dementia and Geriatric Cognitive Disorders, 10*(5), 393–400. https://doi.org/10.1159/000017177

Inouye, S.K. (2003). *The Confusion Assessment Method (CAM). Training manual and coding guide.* Yale University School of Medicine. Available from https://americandeliriumsociety.org/wp-content/uploads/2021/08/CAM-Long_Training-Manual.pdf

Inouye, S.K. (2004). A practical program for preventing delirium in hospitalized elderly patients. *Cleveland Clinic Journal of Medicine, 71*(11), 890–896. https://doi.org/10.3949/ccjm.71.11.890

Inouye, S.K. (2006). Delirium in older persons. *New England Journal of Medicine, 354*(11), 1157–1165. https://doi.org/10.1056/NEJMra052321

Inouye, S.K. (2014). *The CAM-S training manual and coding guide.* Hospital Elder Life Program. Retrieved December 16, 2019 from http://www.hospitalelderlifeprogram.org/uploads/disclaimers/CAM-S_Training_Manual.pdf

Inouye, S.K. (2018). Delirium – a framework to improve acute care for older persons. *Journal of the American Geriatrics Society, 66*(3), 446–451. https://doi.org/10.1111/jgs.15296

Inouye, S.K., Bogardus, S.T. Jr., Baker, D.I., Leo-Summers, L. & Cooney, L.M. Jr. (2000). The Hospital Elder Life Program: a model of care to prevent cognitive and functional decline in older hospitalized patients. Hospital Elder Life Program. *Journal of the American Geriatrics Society, 48*(12), 1697–1706.

Inouye, S.K., Bogardus, S.T. Jr., Charpentier, P.A., Leo-Summers, L., Acampora, D., Holford, T.R. & Cooney, L.M. Jr. (1999). A multi-component intervention to prevent delirium in hospitalized older patients. *New England Journal of Medicine, 340*(9), 669–676. https://doi.org/10.1056/NEJM199903043400901

Inouye, S.K. & Charpentier, P.A. (1996). Precipitating factors for delirium in hospitalized elderly persons. Predictive model and interrelationship with baseline vulnerability. *JAMA, 275*(11), 852–857. https://doi.org/10.1001/jama.275.11.852

Inouye, S.K., Foreman, M.D., Mion, L.C., Katz, K.H. & Cooney, L.M., Jr. (2001). Nurses' recognition of delirium and its symptoms: comparison of nurse and researcher ratings. *Archives of Internal Medicine, 161*(20), 2467–2473. https://doi.org/10.1001/archinte.161.20.2467

Inouye, S.K., Leo-Summers, L., Zhang, Y., Bogardus, S.T., Jr., Leslie, D.L. & Agostini, J.V. (2005). A chart-based method for identification of delirium: validation compared with interviewer ratings using the confusion assessment method. *Journal of the American Geriatrics Society, 53*(2), 312–318 https://doi.org/10.1111/j.1532-5415.2005.53120.x

Inouye, S.K., Marcantonio, E.R., Kosar, C.M., Tommet, D., Schmitt, E.M., Travison, T.G., Saczynski, J.S., Ngo, L.H., Alsop, D.C. & Jones, R.N. (2016). The short- and long-term relationship between delirium and cognitive trajectory in older surgical patients. *Alzheimer's and Dementia, 12*(7), 766–775. https://doi.org/10.1016/j.jalz.2016.03.005

Inouye, S.K., Westendorp, R.G. & Saczynski, J.S. (2014). Delirium in elderly people. *Lancet, 383*(9920), 911–922. https://doi.org/10.1016/S0140-6736(13)60688-1

Inouye, S.K., van Dyck, C.H., Alessi, C.A., Balkin, S., Siegal, A.P. & Horwitz, R.I. (1990). Clarifying confusion: the Confusion Assessment Method. A new method for detection of delirium. *Annals of Internal Medicine, 113*(12), 941–948. https://doi.org/10.7326/0003-4819-113-12-941

Isaia, G., Astengo, M.A., Tibaldi, V. & Zanocchi, M. (2009). Delirium in elderly home-treated patients: a prospective study with 6-month follow-up. *Age (Dordrecht), 31*(2), 109–117. https://doi.org/10.1007/s11357-009-9086-3

Isberner, M.-B., Richter, T., Schreiner, C., Eisenbach, Y., Sommer, C. & Appel, M. (2018). Empowering stories: Transportation into narratives with strong protagonists increases self-related control beliefs. *Discourse Processes, 56*(8), 575–598. https://doi.org/10.1080/0163853X.2018.1526032

Jackson, T.A., Gladman, J.R.F., Harwood, R.H., MacLullich, A.M.J., Sampson, E.L., Sheehan, B. & Davis, D.H.J. (2017). Challenges and opportunities in understanding dementia and delirium in the acute hospital. *PLOS Medicine, 14*(3), e1002247. https://doi.org/10.1371/journal.pmed.1002247

Johnson, M.H. (2001). Assessing confused patients. *Journal of Neurology Neurosurgery and Psychiatry, 71*, i7–i12. Retrieved November 29, 2019 from https://jnnp.bmj.com/content/71/suppl_1/i7

Jones, R.N., Fong, T.G., Metzger, E., Tulebaev, S., Yang, F.M., Alsop, D.C., Marcantonio, E.R., Cupples, L.A., Gottlieb, G. & Inouye, S.K. (2010). Aging, brain disease, and reserve: implications for delirium. *American Journal of Geriatric Psychiatry, 18*(2), 117–127. https://doi.org/10.1097/JGP.0b013e3181b972e8

Jorm, A.F. (1994). A short form of the Informant Questionnaire on Cognitive Decline in the Elderly (IQCODE): development and cross-validation. *Psychological Medicine, 24*(1), 145–153. https://doi.org/10.1017/S003329170002691X

Kahneman, D. (2012). *Of two minds: how fast and slow thinking shape perception and choice (excerpt).* Scientific American. Retrieved December 16, 2019 from https://www.scientificamerican.com/article/kahneman-excerpt-thinking-fast-and-slow

Kakuma, R., du Fort, G.G., Arsenault, L., Perrault, A., Platt, R.W., Monette, J., Moride, Y. & Wolfson, C. (2003). Delirium in older emergency department patients discharged home: effect on survival. *Journal of the American Geriatrics Society, 51*(4), 443–450. https://doi.org/10.1046/j.1532-5415.2003.51151.x

Kamitsuru, S., Herdman, T.H. & Lopes, C. (Eds.). (2022). *NANDA-I-Pflegediagnosen: Definitionen und Klassifikation 2021–2023.* NANDA International. https://doi.org/10.1055/b000000516

Kambil, A. (2019). Catalyzing organizational culture change. *Deloitte Insights.* Retrieved November 29, 2019 from https://www.deloitte.com/insights/us/en/focus/executive-transitions/organizational-culture-change.html

Karnatovskaia, L.V., Johnson, M.M., Benzo, R.P. & Gajic, O. (2015). The spectrum of psychocognitive morbidity in the critically ill: a review of the literature and call for improvement. *Journal of Critical Care, 30*(1), 130–137. https://doi.org/10.1016/j.jcrc.2014.09.024

Kehler, D.S., Theou, O. & Rockwood, K. (2019). Bed rest and accelerated aging in relation to the musculoskeletal and cardiovascular systems and frailty biomarkers: a review. *Experimental Gerontology, 126*, 110643. https://doi.org/10.1016/j.exger.2019.110643

Kenyon-Smith, T., Nguyen, E., Oberai, T. & Jarsma, R. (2019). Early mobilization post-hip fracture surgery. *Geriatric Orthopaedic Surgery and Rehabilitation, 10*, 2151459319826431. https://doi.org/10.1177/2151459319826431

Khan, B.A., Zawahiri, M., Campbell, N.L. & Boustani, M.A. (2013). Biomarkers for delirium – a review. *Journal of the American Geriatrics Society, 59*(2), 256–261. https://doi.org/10.1111/j.1532-5415.2011.03702.x

Khiri, N., Pretto, M., Ulrich, A. & Widmer, C. (2006). Master of Science in nursing. Die Akademisierung der Krankenpflege schreitet auch in der Schweiz voran. *Basler-Zeitung, Stellefant vom 18.02.*

Khoo, S.B. (2011). Acute grief with delirium in an elderly: holistic care. *Malaysian Family Physician, 6*(2–3), 51–57. Retrieved November 29, 2019 from https://www.ncbi.nlm.nih.gov/pmc/articles/PMC4170417

Kiely, D.K., Marcantonio, E.R., Inouye, S.K., Shaffer, M.L., Bergmann, M.A., Yang, F.M., Fearing, M.A. & Jones, R.N. (2009). Persistent delirium predicts increased mortality. *Journal of the American Geriatrics Society, 57*(1), 55–61. https://doi.org/10.1111/j.1532-5415.2008.02092.x

Kim, S.Y., Kim, S.W., Kim, J.M. & Shin, I.S. (2015). Differential associations between delirium and mortality according to delirium subtype and age: a prospective cohort study. *Psychosomatic Medicine, 77*(8), 903910. https://doi.org/10.1097/PSY.0000000000000239

Kishi, Y., Kato, M., Okuyama, T., Hosaka, T., Mikami, K., Meller, W., Thurber, S. & Kathol, R. (2007). Delirium: patient characteristics that predict a missed diagnosis at psychiatric consultation. *General Hospital Psychiatry, 29*(5), 442–445. https://doi.org/10.1016/j.genhosppsych.2007.05.006

Koren, M.J. (2010). Person-centered care for nursing home residents: the culture-change movement. *Health Affairs, 29*(2), 312–317. https://doi.org/10.1377/hlthaff.2009.0966

Kornhuber, J., Schultz, A., Wiltfang, J., Meineke, I., Gleiter, C.H., Zochling, R., Boissl, K.W., Leblhuber, F. & Riederer, P. (1999). Persistence of haloperidol in human brain tissue. *American Journal of Psychiatry, 156*(6), 885–890. https://doi.org/10.1176/ajp.156.6.885

Kortebein, P., Ferrando, A., Lombeida, J., Wolfe, R. & Evans, W.J. (2007). Effect of 10 days of bed rest on skeletal muscle in healthy older adults. *JAMA, 297*(16), 1772–1774. https://doi.org/10.1001/jama.297.16.1772-b

Kosar, C.M., Thomas, K.S., Inouye, S.K. & Mor, V. (2017). Delirium during postacute nursing home admission and risk for adverse outcomes. *Journal of the American Geriatrics Society, 65*(7), 1470–1475. https://doi.org/10.1111/jgs.14823

Kostas, T.R.M., Zimmerman, K.M. & Rudolph, J.L. (2013). Improving delirium care: prevention, monitoring, and assessment. *Neurohospitalist, 3*(4), 194–202. https://doi.org/10.1177/1941874413493185

Kotekar, N., Shenkar, A.& Nagaraj, R. (2018). Postoperative cognitive dysfunction – current preventive strategies. *Clinical Interventions in Aging, 13*, 2267–2273. https://doi.org/10.2147/CIA.S133896

Kramer, D., Veeranki, S., Hayn, D., Quehenberger, F., Leodolter, W., Jagsch, C. & Schreier, G. (2017). Development and validation of a multivariable prediction model for the occurrence of delirium in hospitalized gerontopsychiatry and internal medicine patients. *Studies in Health Technology and Informatics, 236*, 32–39.

Kunitomo, K., Ohkuchi, A., Matsumoto, S., Wada, M., Himeno, R. & Sakamoto, T. (2016). Gradual improvement of hyperammonemic hepatic encephalopathy after the extirpation of a large uterine leiomyoma in a woman with constipation and liver cirrhosis resulting from autoimmune hepatitis. *Journal of Obstetrics and Gynaecology Research, 42*(3), 353–357. https://doi.org/10.1111/jog.12900

Kunz, M. & Lautenbacher, S. (2015). Wissen Sie, ob Ihr Demenzpatient Schmerzen hat? *MMW Fortschritte der Medizin, 157*(10), 72–74. https://doi.org/10.1007/s15006-015-3140-0

Kurrle, S., Bateman, C., Cumming, A., Pang, G., Patterson, S. & Temple, A. (2019). Implementation of a model of care for hospitalised older persons with cognitive impairment (the Confused Hospitalised Older Persons Program) in six New South Wales hospitals. *Australasian Journal of Ageing, 38*(suppl. 2), 98–106. https://doi.org/10.1111/ajag.12690

Kyziridis, T.C. (2006). Post-operative delirium after hip fracture treatment – a review of the current literature. *GMS Psycho-Social-Medicine, 3*, Doc 1. Retrieved November 29, 2019 from https://www.ncbi.nlm.nih.gov/pmc/articles/PMC2736510

LaHue, S.C., Douglas, V.C., Kuo, T., Conell, C.A., Liu, V.X., Josephson, S.A., Angel, C. & Brooks, K.B. (2019). Association between inpatient delirium and hospital readmission in patients >65 years of age: a retrospective cohort study. *British Journal of Hospital Medicine, 14*(4), 201–206. Retrieved November 29, 2019 from https://www.ncbi.nlm.nih.gov/pmc/articles/PMC6628723

Langan, C., Sarode, D.P., Russ, T.C., Shenkin, S.D., Carson, A. & MacLullich, A.M.J. (2017). Psychiatric symptomatology after delirium: a systematic review. *Psychogeriatrics, 17*(5), 327–335. https://doi.org/10.1111/psyg.12240

Langmore, S.E., Skarupski, K.A., Park, P.S. & Fries, B.E. (2002). Predictors of aspiration pneumonia in nursing home residents. *Dysphagia, 17*(4), 298–307. https://doi.org/10.1007/s00455-002-0072-5

Langmore, S.E., Terpenning, M.S., Schork, A., Chen, Y., Murray, J.T., Lopatin, D. & Loesche, W.J. (1998). Predictors of aspiration pneumonia: how important is dysphagia? *Dysphagia, 13*(2), 69–81. https://doi.org/10.1007/PL00009559

Larsen, R.A. (2019). Just a little delirium – a report from the other side. *Acta Anaesthesiologica Scandinavica, 63*(8), 1095–1096. https://doi.org/10.1111/aas.13416

Laurila, J.V., Strandberg, T.E., Tilvis, R.S. & Pitkala, K.H. (2009). Detecting delirium using different diagnostic criteria among long-term care residents. *Journal of the American Medical Directors Association, 10*(7), 511–512. https://doi.org/10.1016/j.jamda.2009.04.012

Lawlor, P.G., Nekolaichuk, C., Gagnon, B., Mancini, I.L., Pereira, J.L.& Bruera, E.D. (2000). Clinical utility, factor analysis, and further validation of the memorial delirium assessment scale in patients with advanced cancer: assessing delirium in advanced cancer. *Cancer, 88*(12), 2859–2867. https://doi.org/10.1002/1097-0142(20000615)88:12<2859::AID-CNCR29>3.0.CO;2-T

Lawlor, P.G., Davis, D.H.J., Ansari, M., Hosie, A., Kanji, S., Momoli, F., Bush, S.H., Watanabe, S., Currow, D.C., Gagnon, B., Agar, M., Bruera, E., Meagher, D.J., de Rooji, S.E.J.A., Adamis, D., Caraceni, A., Marchington, K. & Stewart, D.J. (2014). An analytical framework for delirium research in palliative care settings: integrated epidemiologic, clinician-researcher, and knowledge user perspectives. *Journal of Pain and Symptom Management, 48*(2), 159–175. Retrieved December 12, 2019 from https://www.ncbi.nlm.nih.gov/pmc/articles/PMC4128755

Lazarus, R.S. (1966). *Psychological stress and the coping process*. McGrawHill.

Lazarus, R.S. (1984). *Stress, appraisal, and coping*. Springer.

Lee, S.S., Lo, Y. & Verghese, J. (2019). Physical activity and risk of post-operative delirium. *Journal of the American Geriatrics Society, 67*(11), 2260–2266. https://doi.org/10.1111/jgs.16083

Leslie, D.L. & Inouye, S.K. (2011). The importance of delirium: economic and societal costs. *Journal of the American Geriatrics Society, 59*(suppl. 2), 241–243. https://doi.org/10.1111/j.1532-5415.2011.03671.x

Lewis, J. & Ritchie, J. (Eds.). (2003). *Qualitative Research Practice: a guide for social science students and researchers*. Sage.

Lewis, L.M., Miller, D.K., Morley, J.E., Nork, M.J. & Lasater, L.C. (1995). Unrecognized delirium in ED geriatric patients. *American Journal of Emergency Medicine, 13*(2), 142–145. https://doi.org/10.1016/0735-6757(95)90080-2

Li, Y., Ma, J., Jin, Y., Li, N., Zheng, R., Mu, W., Wang, J., Si, J.H., Chen, J. & Shang, H.C. (2020). Benzodiazepines for treatment of patients with delirium excluding those who are cared for in an intensive care unit. *Cochrane Database of Systematic Reviews, 2*, CD012670. https://doi.org/10.1002/14651858.CD012670.pub2

Linane, H., Connolly, F., McVicker, L., Beatty, S., Mongan, O., Mannion, E., Waldron, D. & Byrne, D. (2019). Disturbing and distressing: a mixed methods study on the psychological impact of end of life care on junior doctors. *Irish Journal of Medical Science, 188*(2), 633–639. https://doi.org/10.1007/s11845-018-1885-z

Lindroth, H., Bratzke, L., Twadell, S., Rowley, P., Kildow, J., Danner, M., Turner, L., Hernandez, B., Chang, W., Brown, R. & Sanders, R.D. (2018). Derivation of a simple postoperative delirium incidence and severity prediction model. *BioRxiv*, 426148. Retrieved November 29, 2019 from https://www.biorxiv.org/content/10.1101/426148v1

Linkaite, G., Riaukam, M., Buneviciute, I. & Vosylius, S. (2018). Evaluation of PRE-DELIRIC (PREdiction of DELIRium in ICu patients) delirium prediction model for the patients in the intensive care unit. *Acta Medica Lituanica, 25*(1), 14–22. https://doi.org/10.6001/actamedica.v25i1.3699

Lipowski, Z.J. (1990). *Delirium: acute confusional states*. Oxford University Press.

Lloyd, R.B. & Rosenthal, L.J. (2015). Acute traumatic and depressive symptoms in family members of hospitalized individuals with delirium. *International Journal of Psychiatry in Medicine, 50*(2), 191–202. https://doi.org/10.1177/0091217415605033

Lockley, S.W. & Foster, R.G. (2012). *Sleep: a very short introduction*. Oxford University Press. https://doi.org/10.1093/actrade/9780199587858.001.0001

Lucke, J.A., de Gelder, J., Blomaard, L.C., Heringhaus, C., Alsma, J., Schuit, S.C.E.K.N., Anten, S., Blauw, G.J., de Groot, B. & Mooijaart, S.P. (2019). Vital signs and impaired cognition in older emergency department patients: the APOP study. *PLOS One, 14*(6), e02185596. https://doi.org/10.1371/journal.pone.0218596

Ludolph, P., Stoffers-Winterling, J., Kunzler, A.M., Rösch, R., Geschke, K., Vahl, C.F. & Lieb, K. (2020). Non-pharmacologic multicomponent interventions preventing delirium in hospitalized people. *Journal of the American Geriatrics Society, 68*(8), 1864–1871. https://doi.org/10.1111/jgs.16565

Luetz, A., Grunow, J.J., Morgeli, R., Rosenthal, M., Weber-Carstens, S., Weiss, B. & Spies, C. (2019). Innovative ICU solutions to prevent and reduce delirium and post-intensive care unit syndrome. *Seminars in Respiratory and Critical Care Medicine, 40*(5), 673–686. https://doi.org/10.1055/s-0039-1698404

Luetz, A., Piazena, H., Weiss, B., Finke, A., Willemeit, T. & Spies, C. (2016). Patient-centered lighting environments to improve health care in the intensive care unit. *Clinical Health Promotion, 6*(1), 5–12. https://doi.org/10.29102/clinhp.16002

Lundstrom, M., Stenvall, M. & Olofsson, B. (2012). Symptom profile of postoperative delirium in patients with and without dementia. *Journal of Geriatric Psychiatry and Neurology, 25*(3), 162–169. https://doi.org/10.1177/0891988712455221

Lusk, S.L., Gillespie, B., Hagerty, B.M. & Ziemba, R.A. (2004). Acute effects of noise on blood pressure and heart rate. *Archives of Environmental Health, 59*(8), 392–399. https://doi.org/10.3200/AEOH.59.8.392-399

Lüthi, H. (2009). Assessment: Functional Independence Measure – Alltagsfähigkeiten zuverlässig messen. *Ergopraxis, 2*(1), 28–29. https://doi.org/10.1055/s-0030-1254445

MacHaffie, S. (2002). Health promotion information: sources and significance for those with serious and persistent mental illness. *Archives of Psychiatric Nursing, 16*(6), 263–274. https://doi.org/10.1053/apnu.2002.37281

MacLullich, A.M., Ferguson, K.J., Miller, T., de Rooij, S.E. & Cunningham, C. (2008). Unravelling the pathophysiology of delirium: a focus on the role of aberrant stress responses. *Journal of Psychosomatic Research, 65*(3), 229–238. https://doi.org/10.1016/j.jpsychores.2008.05.019

MacLullich, A.M., Beaglehole, A., Hall, R.J. & Meagher, D.J. (2009). Delirium and long-term cognitive impairment. *International Review of Psychiatry, 21*(1), 30–42. https://doi.org/10.1080/09540260802675031

MacLullich, A.M., Shenkin, S.D., Goodacre, S., Godfrey, M., Hanley, J., Stíobhairt, A., Lavender, E., Boyd, J., Stephen, J., Weir, C., MacRaild, A., Steven, J., Black, P., Diernberger, K., Hall, P., Tieges, Z., Fox, C., Anand, A., Young, J., ... Gray, A. (2019). The 4-As-Test for detecting delirium in acute medical patients: a diagnostic accuracy study. *Health Technology Assessment, 23*(40), 1–194. Retrieved November 28, 2019 from https://www.journalslibrary.nihr.ac.uk/hta/hta23400/#/abstract

MacLullich, A. (2021). *A classification of delirium assessment tools*. Available from https://www.delirium-words.com/delirium-words-1/a-classification-of-delirium-assessment-tools

Magny, E., Le Petitcorps, H., Pociumban, M., Bouksani-Kacher, Z., Pautas, É., Belmin, J., Bastuji-Garin, S. & Lafuente-Lafuente, C. (2018). Predisposing and precipitating factors for delirium in community-dwelling older adults admitted to hospital with this condition: a prospective case series. *PLOS One, 13*(2), e0193034. https://doi.org/10.1371/journal.pone.0193034

Mahanna-Gabrielli, E., Schenning, K.J., Eriksson, L.I., Browndyke, J.N., Wright, C.B., Evered, L., Scott, D.A., Wang, N.Y., Brown IV, C.H., Oh, E., Purdon, P., Inouye, S., Berger, M., Whittington, R.A. & Deiner, S. (2019). State of the clinical science of perioperative brain health: report from the American Society of Anesthesiologists Brain Health Initiative Summit 2018. *British Journal of Anaesthesia, 123*(4), 464–478. Retrieved November 29, 2019 from https://www.sciencedirect.com/science/article/pii/S0007091219305562

Maldonado, J.R. (2015). Delirium. In B.S. Fogel & D.B. Greenberg (Eds.), *Psychiatric Care of the Medical Patient* (pp. 823–907). Oxford University Press. https://doi.org/10.1093/med/9780199731855.003.0041

Maldonado, J.R. (2017). Acute brain failure: pathophysiology, diagnosis, management, and sequelae of delirium. *Critical Care Clinics, 33*(3), 461–519. https://doi.org/10.1016/j.ccc.2017.03.013

Maldonado, J.R. (2018). Delirium pathophysiology: an updated hypothesis of the etiology of acute brain failure. *International Journal of Geriatric Psychiatry, 33*(11), 1428–1457. https://doi.org/10.1002/gps.4823

Malterud, K. (2012). Systematic text condensation: a strategy for qualitative analysis. *Scand J Public Health, 40*(8), 795–805. https://doi.org/10.1177/1403494812465030

Mannix, K. (2017). *With the end in mind: How to live and die well.* William Collins.

Marcantonio, E.R. (2017). Delirium in hospitalized older adults. *New England Journal of Medicine, 377*(15), 1456–1466. https://doi.org/10.1056/NEJMcp1605501

Marcantonio, E.R. (2019). Old habits die hard: antipsychotics for treatment of delirium. *Annals of Internal Medicine, 171*(7), 516–517. https://doi.org/10.7326/M19-2624

Marcantonio, E.R., Ngo, L.H., O'Connor, M., Jones, R.N., Crane, P.K., Metzger, E.D. & Inouye, S.K. (2014). 3D-CAM: derivation and validation of a 3-minute diagnostic interview for CAM-defined delirium: a cross-sectional diagnostic test study. *Ann Intern Med, 161*(8), 554–561. https://doi.org/10.7326/M14-0865

Marra, A., Ely, E.W., Pandharipande, P.P. & Patel, M.B. (2017). The ABCDEF bundle in critical care. *Critical Care Clinics, 33*(2), 225–243. https://doi.org/10.1016/j.ccc.2016.12.005

Masman, A.D., van Dijk, M., Tibboel, D., Baar, F.P.M. & Mathot, R.A.A. (2015). Medication use during end-of-life care in a palliative care centre. *International Journal of Clinical Pharmacy, 37*(5), 767–775. https://doi.org/10.1007/s11096-015-0094-3

Massimo, L., Munoz, E., Hill, N., Mogle, J., Mulhall, P., McMillan, C.T., Clare, L., Vandenbergh, D., Fick, D. & Kolanowski, A. (2017). Genetic and environmental factors associated with delirium severity in older adults with dementia. *International Journal of Geriatric Psychiatry, 32*(5), 574–581. https://doi.org/10.1002/gps.4496

Matar, E., Shine, J.M., Halliday, G.M. & Lewis, S.J.G. (2019). Cognitive fluctuations in Lewy body dementia: towards a pathophysiological framework. *Brain: A Journal of Neurology, 143*(1), 31–46. https://doi.org/10.1093/brain/awz311

Maier, W. (2015). Neurokognitive Störungen (NCD). In P. Falkai & American Psychiatric Association (Eds.), *Diagnostisches und Statistisches Manual psychischer Störungen: DSM-5* (S. 811–827). Hogrefe.

Mayring, P. (2008). *Qualitative Inhaltsanalyse: Grundlagen und Techniken* (10. Aufl.). Beltz. https://doi.org/10.1007/978-3-8349-9441-7_42

McCoy, T.H. Jr, Hart, K., Pellegrini, A. & Perlis, R.H. (2018). Genome-wide association identifies a novel locus for delirium risk. *Neurobiology of Aging, 68,* e9–160.e14. https://doi.org/10.1016/j.neurobiolaging.2018.03.008

McCusker, J., Cole, M., Abrahamowicz, M., Primeau, F. & Belzile, E. (2002). Delirium predicts 12-month mortality. *Archives of Internal Medicine, 162*(5), 457–463. https://doi.org/10.1001/archinte.162.4.457

McCusker, J., Cole, M., Abrahamowicz, M., Han, L., Podoba, J.E. & Ramman-Haddad, L. (2001). Environmental risk factors for delirium in hospitalized older people. *Journal of the American Geriatrics Society, 49*(10), 1327. https://doi.org/10.1046/j.1532-5415.2001.49260.x

McKeith, I.G., Perry, R.H., Fairbairn, A.F., Jabeen, S. & Perry, E.K. (1992). Operational criteria for senile dementia of Lewy body type (SDLT). *Psychological Medicine, 22*(4), 911–922. https://doi.org/10.1017/S0033291700038484

McNarry, A.F. & Goldhill, D.R. (2004). Simple bedside assessment of level of consciousness: comparison of two simple assessment scales with the Glasgow Coma Scale. *Anaesthesia, 59*(1), 34–37. https://doi.org/10.1111/j.1365-2044.2004.03526.x

Meagher, D.J. & Trzpacz, P.T. (2000). Motoric subtypes of delirium. *Seminars in Clinical Neuropsychiatry, 5*(2), 75–85. Retrieved November 29, 2019 from https://www.ncbi.nlm.nih.gov/pubmed/10837096

Meagher, D. & Leonard, M. (2008). The active management of delirium: improving detection and treatment. *Advances in Psychiatric Treatment, 14*(4), 292–301. https://doi.org/10.1192/apt.bp.107.003723

Meagher, D. (2009). Motor subtypes of delirium: past, present and future. *International Review of Psychiatry, 21*(1), 59–73. https://doi.org/10.1080/09540260802675460

Meilak, C., Biswell, E., Willis, R., Partridge, J. & Dhesi, J. (2020). A qualitative exploration of the views of patients and their relatives regarding interventions to minimize the distress related to postoperative delirium. *International Journal of Geriatric Psychiatry, 35*(2), 230–249. https://doi.org/10.1002/gps.5241

Meininger, J., Weise, L. & Wilz, G. (2022). *Lieblingsmusik im Blick der Wissenschaft.* Verfügbar unter https://www.aktivieren.net/artikel_apa/2022_05/2022_05_23_lieblingsmusik_im_blick_der_wissenschaft

Mesulam, M.M. (2000). Attentional networks, confusional states and neglect syndromes. In M.M. Mesulam (Ed.), *Principles of behavioral and cognitive neurology* (pp. 175–256). Oxford University Press.

Michaud, L., Bula, C., Berney, A., Camus, V., Voellinger, R., Stiefel, F., Burnand, B. & Delirium Guidelines Development Group. (2007). Delirium: guidelines for general hospitals. *Journal of Psychosomatic Research, 62*(3), 371–383. https://doi.org/10.1016/j.jpsychores.2006.10.004

Mitchell, G. (2019). Undiagnosed delirium is common and difficult to predict among hospitalised patients. *Evidence-Based Nursing, 23*(2), 51. https://doi.org/10.1136/ebnurs-2019-103120

Monke, S., Aline Bello, M., Ernst, J., Kaltwasser, A., Melms, T., Neunhoeffer, F. & Hasemann, W. (2022). Systematisches Erkennen von Delirien – Empfehlungen der Sektion Delir-Detektion des Delir-Netzwerks e.V. *Intensiv, 30*(2), 89–95. https://doi.org/10.1055/a-1721-8276

Monsch, A.U., Foldi, N.S., Ermini-Fünfschilling, D.E., Berres, M., Taylor, K.I., Seifritz, E., Stahelin, H.B. & Spiegel, R. (1995). Improving the diagnostic accuracy of the Mini-Mental State Examination. *Acta Neurologica Scandinavica, 92*(2), 145–150. https://doi.org/10.1111/j.1600-0404.1995.tb01029.x

Morandi, A. & Bellelli, G. (2020). Delirium superimposed on dementia. *European Geriatric Medicine, 11*(1), 53–62. https://doi.org/10.1007/s41999-019-00261-6

Morandi, A., Pandharipande, P., Trabucchi, M., Rozzini, R., Mistraletti, G., Trompeo, A.C., Gregoretti, C., Gattinoni, L., Ranieri, M.V., Brochard, L., Annane, D., Putensen, C., Guenther, U., Fuentes, P., Tobar, E., Anzueto, A.R., Esteban, A., Skrobik, Y., Salluh, J., … Ely, E.W. (2008). Understanding international differences in terminology for delirium and other types of acute brain dysfunction in critically ill patients. *Intensive Care Medicine, 34*(10), 1907–1915.

Morandi, A., Davis, D., Taylor, J.K., Bellelli, G., Olofsson, B., Kreisel, S., Teodorczuk, A., Kamholz, B., Hasemann, W., Young, J., Agar, M., de Rooij, S.E., Meagher, D., Trabucchi, M. & MacLullich, A.M. (2013). Consensus and variations in opinions on delirium care: a survey of European delirium specialists. *International Psychogeriatrics, 25*(12), 2067–2075.

Morandi, A., Lucchi, E., Turco, R., Morghen, S., Guerini, F., Santi, R., Gentile, S., Meagher, D., Voyer, P., Fick, D.M., Schmitt, E.M., Inouye, S.K., Trabucchi, M. & Bellelli, G. (2015). Delirium superimposed on dementia: a quantitative and qualitative evaluation of informal caregivers and health care staff experience. *Journal of Psychosomatic Research, 79*(4), 272–280.

Morandi, A., Pozzi, C., Milisen, K., Hobbelen, H., Bottomley, J.M., Lanzoni, A., Tatzer, V.C., Carpena, M.G., Cherubini, A., Ranhoff, A., MacLullich, A.M.J., Teodorczuk, A. & Bellelli, G. (2019). An interdisciplinary statement of scientific societies for the advancement of delirium care across Europe (EDA, EANS, EUGMS, COTEC, ITPOP/WCPT). *BMC Geriatrics, 19*(253). Retrieved November 28, 2019 from https://bmcgeriatr.biomedcentral.com/articles/10.1186/s12877-019-1264-2

Morita, T., Tei, Y. & Inouye, S. (2003). Impaired communication capacity and agitated delirium in the final week of terminally ill cancer patients: prevalence and identification of research focus. *Journal of Pain and Symptom Management, 26*(3), 827–834. https://doi.org/10.1016/S0885-3924(03)00287-2

Morita, T., Akechi, T., Ikenaga, M., Inoue, S., Kohara, H., Matsubara, T., Matsuo, N., Namba, M., Shinjo, T., Tani, K. & Uchitomi, Y. (2007). Terminal delirium: recommendations from bereaved families' experiences. *Journal of Pain and Symptom Management, 34*(6), 579–589. https://doi.org/10.1016/j.jpainsymman.2007.01.012

Morrison, R.S. & Siu, A.L. (2000). A comparison of pain and its treatment in advanced dementia and cognitively intact patients with hip fracture. *Journal of Pain and Symptom Management, 19*(4), 240–248. https://doi.org/10.1016/S0885-3924(00)00113-5

Mouncey, P.R., Wade, D., Richards-Belle, A., Sadique, Z., Wulff, J., Grieve, R., Emerson, L.M., Brewin, C.R., Harvey, S., Howell, D., Hudson, N., Khan, I., Mythen, M., Smyth, D., Weinmann, J., Welch, J., Harrison, D.A. & Rowan, K.M. (2019). A nurse-led, preventive, psychological intervention to reduce PTSD symptom severity in critically ill patients: the POPPI feasibility study and cluster RCT. *Health Services and Delivery Research, 7*(30). Retrieved November 29, 2019 from https://www.ncbi.nlm.nih.gov/books/NBK545672

Mouzopoulos, G., Vasiliadis, G., Lasanianos, N., Nikolaras, G., Morakis, E. & Kaminaris, M. (2009). Fascia iliaca block prophylaxis for hip fracture patients at risk for delirium: a randomized placebo-controlled study. *Journal of Orthopaedics and Traumatology, 10*(3), 127–133. https://doi.org/10.1007/s10195-009-0062-6

Murray, A., Mulkerrin, S. & O'Keeffe, S.T. (2019). The perils of "risk feeding". *Age and Ageing, 48*(4), 478–481. https://doi.org/10.1093/ageing/afz027

Muser, O., Seiler, K., Bachnick, S. (2019). Delirium detection in hospitalized adults: the performance of the 4-As-Test and the modified Confusion Assessment Method for the Emergency Department. A comparison study. *Bulletin of National Research Centre, 46*, 179. https://doi.org/10.1186/s42269-022-00863-4

Mutz, J. & Amir-Homayoun, J. (2017). Exploring the neural correlates of dream phenomenonology and altered states of consciousness during sleep. *Neuroscience of Consciousness, 2017*(1), nix009. https://doi.org/10.1093/nc/nix009

Mühlegg, M. & Held, C. (2019). *Biografiearbeit kann bedrohlich sein*. Zugriff am 20. Dezember 2020 unter https://alzheimer.ch/magazin/alltag/betreuung-und-pflege/biografiearbeit-kann-bedrohlich-sein/

Müller-Pfeiffer, C. (2012). *Psychiatrische Traumafolgestörungen: wann Stabilisierung, wann Exposition?* Retrieved March 1, 2020 from https://www.rosenfluh.ch/media/psychiatrie-neurologie/2012/01/psych_traumafolgestoerungen.pdf

Myrstad, M., Watne, L.O., Johnsen, N.T., Bors-Lind, E. & Neerland, B.E. (2019). Delirium screening in an acute geriatric ward by nurses using 4AT: results from a quality improvement project. *European Geriatric Medicine, 10*(4), 667–671. https://doi.org/10.1007/s41999-019-00215-y

Nagaraj, G., Burkett, E., Hullick, C., Carpenter, C.R. & Arendts, G. (2016). Is delirium the medical emergency we know least about? *Emergency Medicine Australasia, 28*(4), 456–458. https://doi.org/10.1111/1742-6723.12639

Namba, M., Morita, T., Imura, C., Kiyohara, E., Ishikawa, S. & Hirai, K. (2007). Terminal delirium: families' experience. *Palliative Medicine, 21*(7), 587–594. https://doi.org/10.1177/0269216307081129

National Academies of Sciences. (2002). *The dynamics of disability: measuring and monitoring disability for social security programs*. Retrieved November 29, 2019 from https://nap.nationalacademies.org/catalog/10411/the-dynamics-of-disability-measuring-and-monitoring-disability-for-social

National Institute for Health and Care Excellence (NICE). (2010). *Delirium: diagnosis, prevention and management. NICE clinical guideline 103. Developed by the National Clinical Guideline Centre for Acute and Chronic Conditions*. Available from http://www.nice.org.uk/nicemedia/live/13060/49909/49909.pdf

National Institute for Health and Care Excellence (NICE). (2014b). *Delirium in adults: quality statement three: use of antipsychotic medication for people who are distressed*. Retrieved November 29, 2019 from https://www.nice.org.uk/guidance/qs63/chapter/Quality-statement-3-Use-of-antipsychotic-medication-for-people-who-are-distressed

National Institute for Health and Care Excellence. (2014c). *Quality statement 5: communication of diagnosis to GPs*. Retrieved November 29, 2019 from https://www.nice.org.uk/guidance/qs63/chapter/quality-statement-5-communication-of-diagnosis-to-gps

National Institute for Health and Care Excellence. (2018a). *Dementia: assessment, management and support for people living with dementia and their carers. NICE guideline [NG97]*. Retrieved November 29, 2019 from https://www.nice.org.uk/guidance/ng97/chapter/Recommendations

National Institute of Health and Care Excellence. (2018b). *Delirium: prevention, diagnosis and management. Clinical guideline [CG103]*. Retrieved November 28, 2019 from https://www.nice.org.uk/guidance/cg103

NIHR (National Institute for Health Research). (2018). *Delirium is common among adults receiving palliative care and could be better recognised*. Retrieved December 2, 2019 from https://discover.dc.nihr.ac.uk/content/signal-000677/delirium-recognition-in-palliative-care

National Institute for Health and Care Excellence. (2019). *Psychosis and related disorders: advice of Royal College of Psychiatrists on doses of antipsychotic drugs above BNF upper limit*. Retrieved December 16, 2019 from https://bnf.nice.org.uk/treatment-summary/psychoses-and-related-disorders.html

Nature Portfolio. (2022). *Disease prevention articles from across Nature Portfolio*. Available from https://www.nature.com/subjects/disease-prevention

Neufeld, K.J., Needham, D.M., Oh, E.S., Wilson, L.M., Nikooie, R., Zhang, A., Koneru, M., Balagani, A., Singu, S., Aldabain, L. & Robinson, K.A. (2019). Antipsychotics for the prevention and treatment of delirium. *Comparative Effectiveness Review*, 219. https://doi.org/10.23970/AHRQEPCCER219

Nguyen, D.N., Huyghens, L., Zhang, H., Schiettecatte, J., Smitz, J. & Vincent, J.-L. (2014). Cortisol is an associated risk factor of brain dysfunction in patients with severe sepsis and septic shock. *BioMed Research International*, 712742. https://doi.org/10.1155/2014/712742

NHS. (2010). *Essence of Care 2010*. Retrieved November 28, 2019 from https://assets.publishing.service.gov.uk/government/uploads/system/uploads/attachment_data/file/216691/dh_119978.pdf

NHS. (n.d.a). *Act now – getting people "home first"*. Retrieved November 29, 2019 from https://www.england.nhs.uk/wp-content/uploads/2018/12/3-grab-guide-getting-people-home-first-v2.pdf

NHS. (n.d.b). *Quick guide: discharge to assess*. Retrieved November 29, 2019 from https://www.nhs.uk/NHSEngland/keogh-review/Documents/quick-guides/Quick-Guide-discharge-to-access.pdf

NHS Commissioning Board. (2012). *Compassion in practice: nursing, midwifery and care staff. Our vision and strategy*. Department of Health. Retrieved November 29, 2019 from https://www.england.nhs.uk/wp-content/uploads/2012/12/compassion-in-practice.pdf

NHS Confederation. (2010). *Feeling better? Improving patient experience in hospital*. Retrieved November 29, 2019 from https://www.hqsc.govt.nz/assets/Consumer-hub/Co-design/Feeling_better_Improving_patient_experience_in_hospital_Report.pdf

NHS England. (2018). *70 days to end pyjama paralysis*. Retrieved November 29, 2019 from https://www.england.nhs.uk/2018/03/70-days-to-end-pyjama-paralysis

NHS England. (n.d.). *Personalised care and support planning*. Retrieved November 29, 2019 from https://www.england.nhs.uk/ourwork/patient-participation/patient-centred/planning

NHS Tayside, in collaboration with Healthcare Improvement Scotland and NHS boards. (2018). *Think delirium: information for patient, families and carers*. Retrieved December 17, 2020 from https://tinyurl.com/rlbnru3

NHS University Hospitals Plymouth. (2019). *Intensive care rehabilitation team named regional champion in prestigious award*. Retrieved November 29, 2019 from https://www.plymouthhospitals.nhs.uk/latest-news/intensive-care-rehabilitation-team-shortlisted-for-prestigious-award--3023

NIHR Signal. (2019). *Communication problems are top of patients' concerns about hospital care*. Retrieved November 29, 2019 from https://discover.dc.nihr.ac.uk/content/signal-000758/communication-problems-are-top-of-patients-concerns-about-hospital-care

Nikelski, A., Keller, A., Schumacher-Schönert, F., Dehl, T., Laufer, J., Sauerbrey, U., Wucherer, D., Dreier-Wolfgramm, A., Michalowsky, B., Zwingmann, I., Vollmar, H.C., Hoffmann, W., Kreisel, S.H. & Thyrian, J.R. (2019). Supporting elderly people with cognitive impairment during and after hospital stays with intersectoral care management: study protocol for a randomized controlled trial. *Trials, 20*(543). Retrieved November 29, 2019 from https://trialsjournal.biomedcentral.com/articles/10.1186/s13063-019-3636-5

Nikooie, R., Neufeld, K.J., Oh, E.S., Wilson, L.M., Zhang, A., Robinson, K.A. & Needham, D.M. (2019). Antipsychotics for treating delirium in hospitalized adults: a systematic review. *Annals of Internal Medicine, 171*(7), 485–495. https://doi.org/10.7326/M19-1860

Nolan, M., Brown, J., Davies, S., Nolan, J. & Keady, J. (2006). *The SENSES Framework: improving care for older people through a relationship-centered approach*. University of Sheffield.

Numan, T., Van den Boogaard, M., Kamper, A.M., Rood, P.J.T., Peelen, L.M. & Slooter, A.J.C. (2019). Delirium detection using relative delta power based on 1-minute single-channel EEG: a multicentre study. *British Journal of Anaesthesia, 122*(1), 60–68. https://doi.org/10.1016/j.bja.2018.08.021

Ogden, P. & Minton, K. (2000). Sensorimotor psychotherapy: one method for processing traumatic memory. *Traumatology, 6*(3), 149–173. https://doi.org/10.1177/153476560000600302

O'Dowd, S., Schumacher, J., Burn, D.J., Bonanni, L., Onofrj, M., Thomas, A. & Taylor, J.-P. (2019). Fluctuating cognition in the Lewy body dementias. *Brain, 142*(11), 3338–3350. https://doi.org/10.1093/brain/awz235

O'Keeffe, S.T. (1994). Rating the severity of delirium: the delirium assessment scale. *International Journal of Geriatric Psychiatry, 9*(7), 551–556. https://doi.org/10.1002/gps.930090708

O'Keeffe, S. & Lavan, J. (1997). The prognostic significance of delirium in older hospital patients. *Journal of the American Geriatrics Society, 45*(2), 174–178. https://doi.org/10.1111/j.1532-5415.1997.tb04503.x

O'Malley, G., Leonard, M., Meagher, D. & O'Keeffe, S.T. (2008). The delirium experience. *Journal of Psychosomatic Research, 65*(3), 223–228. https://doi.org/10.1016/j.jpsychores.2008.05.017

Olbert, M., Eckert, S., Mörgeli, R., Marcantonio, E. & Spies, C. (2018). 3D-CAM: Delir-Testinstrument für deutschsprachigen Raum übersetzt. *Anästhesiologie, Intensivmedizin, Notfallmedizin, Schmerztherapie, 53*(11–12), 793–796. https://doi.org/10.1055/a-0627-4601

Oldenbeuving, A.W., de Kort, P.L., van Eck van der Sluijs, J.F., Kappelle, L.J. & Roks, G. (2014). An early prediction of delirium in the acute phase after stroke. *Journal of Neurology, Neurosurgery and Psychiatry, 85*(4), 431–434. https://doi.org/10.1136/jnnp-2013-304920

Olofsson, B., Persson, M., Bellelli, G., Morandi, A., Gustafson, Y. & Stenvall, M. (2018). Development of dementia in patients with femoral neck fracture who experience postoperative delirium – a 3-year follow-up study. *International Journal of Geriatric Psychiatry, 33*(4), 623–632. https://doi.org/10.1002/gps.4832

Otani, H., Morita, T., Uno, S., Yamamoto, R., Hirose, H., Matsubara, T., Takigawa, C. & Sasaki, K. (2013). Usefulness of the leaflet-based intervention for family members of terminally ill cancer patients with delirium. *Journal of Palliative Medicine, 16*(4), 419–422. https://doi.org/10.1089/jpm.2012.0401

Othong, R., Wattanasansomboon, S., Kruutsaha, T., Chesson, D., Arj-Ong Vallibhakara, S. & Kazzi, Z. (2019). Utility of QT interval corrected by Rautaharju method to predict drug-induced torsade de pointes. *Clinical Toxicology, 57*(4), 234–239. https://doi.org/10.1080/15563650.2018.1510501

Page, V. & Casarin, A. (2014). Missing link or not, mobilise against delirium. *Critical Care, 18*, 105. https://doi.org/10.1186/cc13712

Paladino, J., Lakin, J.R. & Sanders, J.J. (2019). Communication strategies for sharing prognostic information with patients: beyond survival statistics. *JAMA, 322*(14), 1345–1346. https://doi.org/10.1001/jama.2019.11533

Pan, Y., Zhuang, J., Zeng, J., Chen, M., Bo, Z., Fang, L., Sun, X., Yin, X. & Song, H. (2019). Preoperative blindfold training prevents pediatric psychological behavior disorders during the anesthesia recovery period: a randomized controlled trial. *Journal of Perianesthesia Nursing, 34*(6), 1205–1214. https://doi.org/10.1016/j.jopan.2019.03.016

Parekh, N., Ali, K., Davies, J.G., Stevenson, J.M., Banya, W., Nyangoma, S., Schiff, R., van der Cammen, T., Harchowal, J. & Rajkumar, C. (2019). Medication-related harm in older adults following hospital discharge: development and validation of a prediction tool. *BMJ Quality and Safety, 29*(2). https://doi.org/10.1136/bmjqs-2019-009587

Parsons, T., Tregunno, M.J., Joneja, M., Dalgarno, N. & Flynn, L. (2018). Using graphic illustrations to uncover how a community of practice can influence the delivery of compassionate healthcare. *Medical Humanities, 45*, 381–387. https://doi.org/10.1136/medhum-2018-011508

Perello, P., Gomez, J., Marine, J., Cabas, M.T., Arasa, A., Ramos, Z., Moya, D., Reynals, I., Bodi, M. & Magret, M. (2022). Analysis of adherence to an early mobilization protocol in an intensive care unit: Data collected prospectively over a period of three years by the clinical information system. *Medicina Intensiva, 47*(4), 203–211. https://doi.org/10.1016/j.medin.2022.03.008

Perisco, I., Cesari, M., Morandi, A., Haas, J., Mazzola, P., Zambon, A., Annoni, G. & Bellelli, G. (2018). Frailty and delirium in older adults: a systematic review and meta-analysis of the literature. *Journal of the American Geriatrics Society, 66*(10), 2022–2030. https://doi.org/10.1111/jgs.15503

Pewsner, D., Battaglia, M., Minder, C., Marx, A., Bucher, H.C. & Egger, M. (2004). Ruling a diagnosis in or out with "SpPIn" and "SnNOut": a note of caution. *BMJ, 329*(7459), 209–213. https://doi.org/10.1136/bmj.329.7459.209

Petty, R.E. & Cacioppo, J.T. (1986). The Elaboration Likelihood Model of persuasion. *Advances in Experimental Social Psychology, 19*, 123–205. https://doi.org/10.1016/S0065-2601(08)60214-2

Porteous, A., Dewhurst, F., Gray, W.K., Coulter, P., Karandikar, U., Kiltie, R., Lowery, L., MacCormick, F., Paxton, A., Pickard, J., Rowley, G., Vidrine, J., Walmsley, R., Waterfield, K., Weiand, D. & Grogan, E. (2016). Screening for delirium in specialist palliative care inpatient units: perceptions and outcomes. *International Journal of Palliative Nursing, 22*(9), 444–447. Retrieved December 2, 2019 from https://www.ncbi.nlm.nih.gov/pubmed/27666305

Pretto, M., Voegelin, C., Weber, C., Schärer, S., Gisler, I. & Hasemann, W. (2018, November). *The impact of an Advanced Practice Nurse (APN)-led delirium consultation service on costs for ortho-trauma patients.* Paper presented at the 13th Annual Meeting of the European Delirium Association [virtual], Utrecht. Available from https://www.delir.info/blog/the-impact-of-an-advanced-practice-nurse-apn-led-delirium-consultation-service-on-costs-for-ortho-trauma-patients

Pretto, M., Spirig, R., Milisen, K., Degeest, S., Regazzoni, P. & Hasemann, W. (2009). Effects of an interdisciplinary nurse-led Delirium Prevention and Management Program (DPMP) on nursing workload: a pilot study. *International Journal of Nursing Studies, 46*(6), 804–812. https://doi.org/10.1016/j.ijnurstu.2009.01.015

Prochaska, J.O. & DiClemente, C.C. (1984). *The Transtheoretical Approach: towards a systematic eclectic framework.* Dow Jones-Irwin Publisher.

Pritchard, J.C. & Brighty, A. (2015). Caring for older people experiencing agitation. *Nursing Standard, 29*(30), 49–58. https://doi.org/10.7748/ns.29.30.49.e9693

Pun, B.T., Balas, M.C., Barnes-Daly, M.A., Thompson, J.L., Aldrich, J.M., Barr, J., Byrum, D., Carson, S.S., Devlin, J.W., Engel, H.J., Esbrook, C.L., Hargett, K.D., Harmon, L., Hielsberg, C., Jackson, J.C., Kelly, T.L., Kumar, V., Millner, L., Morse, A., ... Ely, E.W. (2019). Caring for critically ill patients with the ABCDEF Bundle: results of the ICU Liberation Collaborative in over 15000 adults. *Critical Care Medicine, 47*(1), 3–14.

Quality Care Commission. (2019). *Regulation 9: person-centered care.* Retrieved November 29, 2019 from https://www.cqc.org.uk/guidance-providers/regulations-enforcement/regulation-9-person-centred-care

Quinlan, N., Marcantonio, E.R., Inouye, S.K., Gill, T.M., Kamholz, B. & Rudolph, J.L. (2011). Vulnerability: the crossroads of frailty and delirium. *Journal of the American Geriatrics Society, 59*(suppl. 2), 262–268. https://doi.org/10.1111/j.1532-5415.2011.03674.x

Raats, J.W., van Eijsden, W.A., Crolla, R.M., Steyerberg, E.W. & van der Laan, L. (2015). Risk factors ande outcomes for post-operative delirium after major surgery in elderly patients. *PloS One, 10*(8), e0136071. https://doi.org/10.1371/journal.pone.0136071

Racine, A.M., D'Aquila, M., Schmitt, E.M., Gallagher, J., Marcantonio, E.R., Jones, R.N., Inouye, S.K., Schulman-Green, D. & Group, B.S. (2019). Delirium Burden in Patients and Family Caregivers: Development and Testing of New Instruments. *Gerontologist, 59*(5), e393–e402. https://doi.org/10.1093/geront/gny041

Rahman, S. (2020). *Essentials of Delirium. Everything you really need to know for working in delirium care.* Jessica Kingsley Publishers.

Reeve, E., Gnjidic, D., Long, J. & Hilmer, S. (2015). A systematic review of the emerging definition of "deprescribing" with network analysis: implications for future research and clinical practice. *British Journal of Clinical Pharmacology, 80*(6), 1254–1268. https://doi.org/10.1111/bcp.12732

Reddemann, L. & Wöller, W. (2017). *Komplexe posttraumatische Belastungsstörung* (2. Aufl.). Hogrefe. https://doi.org/10.1026/02301-000

Rhodius-Meester, H.F., van Campen, J.P., Fung, W., Meagher, D.J., van Munster, B.C. & de Jonghe, J.F. (2013). [Development and validation of the Informant Assessment of Geriatric Delirium Scale (I-AGeD). Recognition of delirium in geriatric patients]. *Tijdschrift voor Gerontologie en Geriatrie, 44*(5), 206–214.

Rijkenberg, S. & van der Voort, P.H. (2016). Can the Critical-care Pain Observation Tool (CPOT) be used to assess pain in delirious ICU patients? *Journal of Thoracic Disease, 8*(5), 285–287. https://doi.org/10.21037/jtd.2016.03.32

Rockwood, K., Lindsay, M.K.W. & Davis, D.H. (2019). Genetic predisposition and modifiable risks for late-life dementia. *Nature Medicine, 25*, 1331–1332. https://doi.org/10.1038/s41591-019-0575-3

Rosa, R.G., Falavigna, M., da Silva, D.B., Sganzeria, D., Santos, M.M.S., Kochhann, R., de Moura, R.M., Eugênio, C.S., da Silva Ribeiro Haack, T., Barbosa, M.G., Robinson, C.C., Schneider, D., de Oliveira, D.M., Jeffman, R.W., Cavalcanti, A.B., Machado, F.R., Azevedo, L.C.P., Salluh, J.I.F., ... Teixeira, C. (2019). Effect of flexible family visitation on delirium among patients in the intensive care unit: the ICU visits randomized clinical trial. *JAMA, 322*(3), 216–228. Retrieved November 29, 2019 from https://www.ncbi.nlm.nih.gov/pubmed/31310297

Rosenbloom-Brunton, D.A., Henneman, E.A. & Inouye, S.K. (2010). Feasibility of family participation in a delirium prevention program for hospitalized older adults. *Journal of Gerontological Nursing, 36*(9), 22–33. https://doi.org/10.3928/00989134-20100330-02

Royal College of Physicians. (2015). *End of life care audit: dying in hospital.* Retrieved December 2, 2019 from https://www.rcplondon.ac.uk/projects/end-life-care-audit-dying-hospital

Rycroft-Malone, J., McCormack, B., Hutchinson, A.M., DeCorby, K., Bucknall, T.K., Kent, B., Schultz, A., Snelgrove-Clarke, E., Stetler, C.B., Titler, M., Wallin, L. & Wilson, V. (2012). Realist synthesis: Illustrating the method for implementation research. *Implementation Science, 7*(33). https://doi.org/10.1186/1748-5908-7-33

Sands, M.B., Dantoc, B.P., Hartshorn, A., Ryan, C.J. & Lujic, S. (2010). Single Question in Delirium (SQiD): testing its efficacy against psychiatrist interview, the Confusion Assessment Method and the Memorial Delirium Assessment Scale. *Palliative Medicine, 24*(6), 561–565. https://doi.org/10.1177/0269216310371556

Saunders, R., Seaman, K., Graham, R. & Christiansen, A. (2019). The effect of volunteers' care and support on the health outcomes of older adults in acute care: a systematic scoping review. *Journal of Clinical Nursing, 28*(23–24), 4236–4249. https://doi.org/10.1111/jocn.15041

Savaskan, E., Baumgartner, M., Georgescu, D., Hafner, M., Hasemann, W., Kressig, R.W. & Verloo, H. (2016). *Empfehlungen zur Prävention, Diagnostik und Therapie des Delirs im Alter.* Praxis. https://doi.org/10.1024/1661-8157/a002433

Savaskan, E. & Hasemann, W. (2017). *Leitlinie Delir – Empfehlungen zur Prävention, Diagnostik und Therapie des Delirs im Alter.* Hogrefe. https://doi.org/10.1024/85761-000

Schieveld, J.N.M. (2011). On pediatric delirium and the use of the Pediatric Confusion Assessment Method for the intensive care unit. *Critical Care Medicine, 39*(1), 220–221. https://doi.org/10.1097/CCM.0b013e318202e635

Schmidt, S., Hancke, L., Haussmann, R. & Luetz, A. (2022). Chronobiologische Interventionen zur Prävention und Therapie von Delirien bei Intensivpatienten. *Nervenarzt, 93*(9), 901–911. https://doi.org/10.1007/s00115-022-01348-5

Schmitt, E.M., Gallagher, J., Albuquerque, A., Tabloski, P., Lee, H.J., Gleason, L., Weiner, L.S., Marcantonio, E.R., Jones, R.N., Inouye, S.K. & Schulman-Green, D. (2019). Perspectives on the delirium experience and its burden: common themes among older patients, their family caregivers, and nurses. *Gerontologist, 59*(2), 327–337.

Schnell, R., Hill, B.P. & Esser, E. (2008). *Methoden der Empirischen Sozialforschung* (8. Aufl.). Oldenburg Wissenschaftsverlag.

Schofield, I. (2008). *A critical discourse analysis of how nurses understand and care for older patients with delirium in hospital. (PhD Thesis).* Glasgow Caledonian University. Available from https://kipdf.com/a-critical-discourse-analysis-of-how-nurses-understand-and-care-for-older-patien_5ac56ed21723ddec622667cd.html

Schofield, I., Tolson, D. & Fleming, V. (2012). How nurses understand and care for older people with delirium in the acute hospital: a critical discourse analysis. *Nursing Inquiry, 19*(2), 165–176. https://doi.org/10.1111/j.1440-1800.2011.00554.x

Schofield, I. & Hasemann, W. (2011). Delirium. In D. Tolson, J. Booth & I. Schofield (Eds.), *Evidence informed nursing with older people* (p. 68–83). Wiley-Blackwell.

Schubert, M., Schurch, R., Boettger, S., Garcia Nunez, D., Schwarz, U., Bettex, D., Jenewein, J., Bogdanovic, J., Staehli, M.L., Spirig, R. & Rudiger, A. (2018). A hospital-wide evaluation of delirium prevalence and outcomes in acute care patients – a cohort study. *BMC Health Services Research, 18*(1), 550. https://doi.org/10.1186/s12913-018-3345-x

Schulz von Thun, F. (1981). *Miteinander reden: 1. Störungen und Klärungen* (48. Aufl.). Rowohlt Taschenbuch Verlag.

Schur, S., Weixler, D., Gabl, C., Kreye, G., Likar, R., Masel, E.K., Mayrhofer, M., Reiner, F., Schmidmayr, B., Kirchheiner, K., Watzke, H.H. & AUPACS Group (2016). Sedation at the end of life – a nation-wide study in palliative care in Austria. *BMC Palliative Care, 15*(50). https://doi.org/10.1186/s12904-016-0121-8

Schweickert, W.D., Pohlman, M.C. Pohlman, A.S., Nigos, C., Pawlik, A.J., Esbrook, C.L., Spears, L., Miller, M., Franczyk, M., Deprizio, D., Schmidt, G.A., Bowman, A., Barr, R., MacCallister, K.E., Hall, J.B. & Kress, J.P. (2009). Early physical and occupational therapy in mechanically ventilated, critically ill patients: a randomised controlled trial. *Lancet, 373*(9678), 1874–1882. Available from https://pubmed.ncbi.nlm.nih.gov/19446324/

Schweizerische Akademie der Medizinischen Wissenschaften (SAMW). (2015). *Zwangsmassnahmen in der Medizin*. Available from https://www.samw.ch/de/Publikationen/Richtlinien.html

Serrano-Dueñas, M. (2003). Neuroleptic malignant syndrome-like, or-dopaminergic malignant syndrome – due to levodopa therapy withdrawal. Clinical features in 11 patients. *Parkinsonism & Related Disorders, 9*(3), 175–817. https://doi.org/10.1016/S1353-8020(02)00035-4

Sessler, C.N., Gosnell, M.S., Grap, M.J., Brophy, G.M., O'Neal, P.V., Keane, K.A., Tesoro, E.P. & Elswick, R.K. (2002). The Richmond Agitation-Sedation Scale: validity and reliability in adult intensive care unit patients. *American Journal of Respiratory and Critical Care Medicine, 166*(10), 1338–1344. https://doi.org/10.1037/t65546-000

Shenkin, S.D., Fox, C., Godfrey, M., Siddiqi, N., Goodacre, S., Young, J., Anand, A., Gray, A., Hanley, J., MacRaild, A., Steven, J., Black, P.L., Tieges, Z., Boyd, J., Stephen, J., Weir, C.J. & MacLullich, A.M.J. (2019). Delirium detection in older acute medical inpatients: a multicentre prospective comparative diagnostic tests accuracy study of the 4AT and the Confusion Assessment Method. *BMC Medicine, 17*(138). Retrieved November 28, 2019 from https://bmcmedicine.biomedcentral.com/articles/10.1186/s12916-019-1367-9

Shi, Q., Warren, L., Saposnik, G. & MacDermid, J.C. (2013, September). Confusion Assessment Method: a systematic review and meta-analysis of diagnostic accuracy. *Neuropsychiatric Disease and Treatment, 9*, 1359–1370. https://doi.org/10.2147/NDT.S49520

Shields, L., Henderson, V. & Caslake, R. (2017). Comprehensive geriatric assessment for prevention of delirium after hip fracture: a systematic review of randomized controlled trials. *Journal of the American Geriatrics Society, 65*(7), 1559–1565.https://doi.org/10.1111/jgs.14846

Shigeta, H., Yasui, A., Nimura, Y., Machida, N., Kageyama, M., Miura, M. & Ikeda, K. (2001). Postoperative delirium and melatonin levels in elderly patients. *American Journal of Surgery, 182*(5), 449–454. https://doi.org/10.1016/S0002-9610(01)00761-9

Siddiqi, N., House, A.O. & Holmes, J.D. (2006). Occurrence and outcome of delirium in medical in-patients: a systematic literature review. *Age and Ageing, 35*(4), 350–364. https://doi.org/10.1093/ageing/afl005

Siddiqi, N., Young, J., Cheater, F.M. & Harding, R.A. (2008). Educating staff working in long-term care about delirium: the Trojan horse for improving quality of care? *Journal of Psychosomatic Research, 65*(3), 261–266. https://doi.org/10.1016/j.jpsychores.2008.05.014

Sillner, A.Y., Holle, C.L. & Rudolph, J.L. (2019). The overlap between balls and delirium in hospitalized older adults: a systematic review. *Clinics in Geriatric Medicine, 35*(2), 221–236. https://doi.org/10.1016/j.cger.2019.01.004

Silver, G., Traube, C., Gerber, L.M., Sun, X., Kearney, J., Patel, A. & Greenwald, B. (2015). Pediatric delirium and associated risk factors: a single-center prospective observational study. *Pedriatric Critical Care Medicine, 16*(4), 303–309. https://doi.org/10.1097/PCC.0000000000000356

Slooter, A.J.C., Otte, W.M., Devlin, J.W., Arora, R.C., Bleck, T.P., Claassen, J., Duprey, M.S., Ely, E.W., Kaplan, P.W., Latronico, N., Morandi, A., Neufeld, K.J., Sharshar, T., MacLullich, A.M.J. & Stevens, R.D. (2020). Updated nomenclature of delirium and acute encephalopathy: statement of ten societies. *Intensive Care Med, 46*, 1020–1022.

Smith, H.A., Gangopadhyay, M., Goben, C.M., Jacobowski, N.L., Chestnut, M.H., Savage, S., Rutherford, M.T., Denton, D., Thompson, J.L., Chandrasekhar, R., Acton, M., Newman, J., Noori, H.P., Terrell, M.K., Williams, S.R., Griffith, K., Cooper, T.J., Ely, E.W., Fuchs, D.C.& Pandharipande, P.P. (2016). The Preschool Confusion Assessment Method for the ICU: valid and reliable delirium monitoring for critically ill infants and children. *Critical Care Medicine, 44*(3), 592–600.

Smith, J. & Adcock, L. (2011). The recognition of delirium in hospice inpatient units. *Palliative Medicine, 26*(3), 283–285.https://doi.org/10.1177/0269216311400932

Smith, M.-A., Puckrin, R., Lam, P.W., Lamb, M.J., Simor, A.E. & Leis, J.A. (2019). Association of increased colony-count threshold for urinary pathogens in hospitalized patients with antimicrobial treatment. *JAMA Internal Medicine, 179*(7), 990–992. https://doi.org/10.1001/jamainternmed.2019.0188

Smithburger, P.L., Korenoski, A.S., Kane-Gill, S.L. & Alexander, S.A. (2017). Perceptions of family members, nurses, and physicians on involving patients' families in delirium prevention. *Critical Care Nurse, 37*(6), 48–58. https://doi.org/10.4037/ccn2017901

Special Correspondent. (1967). St. Christopher's Hospice. *British Medical Journal, 3*(5558), 169–170. https://doi.org/10.1136/bmj.3.5558.169

Spirig, R., Nicca, D., Werder, V., Voggensperger, J., Unger, M., Bischofberger, I. & De Geest, S. (2002). [Developing and establishing an expanded and more comprehensive HIV/AIDS nursing practice]. *Pflege, 15*(6), 293–299. https://doi.org/10.1024/1012-5302.15.6.293

Srivastava, R. (2017). *Dying at home might sound preferable. But I've seen the reality.* The Guardian. Retrieved December 2, 2019 from https://www.theguardian.com/commentisfree/2017/may/01/dying-at-home-terminally-ill-hospital

Stangl, W. (2020). *Blitzlichterinnerungen.* Online-Lexikon für Psychologie und Pädagogik. Available from https://lexikon.stangl.eu/498/flashbulb-memories/

Stenvall, M., Olofsson, B., Lundstrom, M., Svensson, O., Nyberg, L. & Gustafson, Y. (2006). Inpatient falls and injuries in older patients treated for femoral neck fracture. *Archives of Gerontology and Geriatrics, 43*(3), 389–399. https://doi.org/10.1016/j.archger.2006.01.004

Stenwall, E., Sandberg, J., Eriksdotter Jonhagen, M. & Fagerberg, I. (2008). Relatives' experiences of encountering the older person with acute confusional state: experiencing unfamiliarity in a familiar person. *International Journal of Older People Nursing, 3*(4), 243–251. https://doi.org/10.1111/j.1748-3743.2008.00125.x

Steis, M.R., Evans, L., Hirschmann, K.B., Hanlon, A., Fick, D.M., Flanagan, N. & Inouye, S.K. (2012). Screening for delirium using family caregivers: convergent validity of the Family Confusion Assessment Method and interviewer-rated Confusion Assessment Method. *Journal of the American Geriatrics Society, 60*(11), 2121–2126. https://doi.org/10.1111/j.1532-5415.2012.04200.x

Stern, T.A., Celano, C.M., Gross, A.F. & Huffman, J.C. (2010). The assessment and management of agitation and delirium in the general hospital. *Primary Care Companion to the Journal of Clinical Psychiatry, 12*(1), PCC.09r00938. Retrieved December 2, 2019 from https://www.ncbi.nlm.nih.gov/pmc/articles/PMC2882819

Stern, Y. (2009). Cognitive reserve. *Neuropsychologica, 47*(10), 2015–2028. https://doi.org/10.1016/j.neuropsychologia.2009.03.004

Stiller, K. (2013). Physiotherapy in intensive care. *Chest Journal, 144*(3), 825–847. https://doi.org/10.1378/chest.12-2930

Sullivan, J.T., Sykora, K., Schneiderman, J., Naranjo, C.A. & Sellers, E.M. (1989). Assessment of alcohol withdrawal: the revised clinical institute withdrawal assessment for alcohol scale (CIWA-Ar). *British Journal of Addiction, 84*(11), 1353–1357. https://doi.org/10.1111/j.1360-0443.1989.tb00737.x

Sun, H., Kimchi, E., Akeju, O., Nagaraj, S.B., McClain, L.M., Zhou, D.W., Boyle, E., Zheng, W.-L., Ge, W. & Westover, M.B. (2019). Automated tracking of level of consciousness and delirium in critical illness using deep learning. *NPJ Digital Medicine, 2*(89). https://doi.org/10.1038/s41746-019-0167-0

Tampi, R.R., Tampi, D.J. & Ghori, A.K. (2016). Acetylcholinesterase inhibitors for delirium on older adults. *American Journal of Alzheimer's Disease and Other Dementias, 31*(4), 305–310. https://doi.org/10.1177/1533317515619034

Taylor-Rowan, M., Edwards, S., Noel-Storr, A.H., McCleery, J., Myint, P.K., Soiza, R., Stewart, C., Loke, Y.K. & Quinn, T.J. (2021). Anticholinergic burden (prognostic factor) for prediction of dementia or cognitive decline in older adults with no known cognitive syndrome. *Cochrane Database Syst Rev, 5*(5), 1465–1858. https://doi.org/10.1002/14651858.CD013540.pub2

Teale, E.A., Munyombwe, T., Schuurmans, M., Siddiqi, N. & Young, J. (2018). A prospective study to investigate utility of the Delirium Observational Screening Scale (DOSS) to detect delirium in care home residents. *Age and Ageing, 47*(1), 56–61. https://doi.org/10.1093/ageing/afx155

Teodorczuk, A. & Billett, S. (2017). Mediating workplace situational pressures: the role of artefacts in promoting effective interprofessional work and learning. *Focus on Health Professional Education, 18*(3). https://doi.org/10.11157/fohpe.v18i3.158

Teodorczuk, A., Mukaetova-Ladinska, E., Corbett, S. & Welfare, M. (2015). Deconstructing dementia and delirium hospital practice: Using cultural historical activity theory to inform education approaches. *Advances in Health Sciences Education: Theory and Practice, 20*(3), 745–764. https://doi.org/10.1007/s10459-014-9562-0

Teodorczuk, A., Mukaetova-Ladinska, E., Corbett, S. & Welfare, M. (2013). Reconceptualizing models of delirium education: findings of a Grounded Theory study. *International Psychogeriatrics, 25*(4), 645–655. https://doi.org/10.1017/S1041610212002074

Teasdale, G. & Jennett, B. (1974). Assessment of coma and impaired consciousness. A practical scale. *Lancet, 2*(7872), 81–84. https://doi.org/10.1016/S0140-6736(74)91639-0

Thomas, C., Kreisel, S.H., Oster, P., Driessen, M., Arolt, V. & Inouye, S.K. (2012). Diagnosing delirium in older hospitalized adults with dementia: adapting the Confusion Assessment Method to international classification of diseases, tenth revision, diagnostic criteria. *Journal of the American Geriatrics Society, 60*(8), 1471–1477. https://doi.org/10.1111/j.1532-5415.2012.04066.x

Thorne, S.E. (2016). *Interpretive Description* (1. ed.). Routledge. https://doi.org/10.4324/9781315545196

Tieges, Z., MacLullich, A.M.J., Anand, A., Brookes, C., Cassarino, M., O'connor, M., Ryan, D., Saller, T., Arora, R.C., Chang, Y., Agarwal, K., Taffet, G., Quinn, T., Shenkin, S.D. & Galvin, R. (2021). Diagnostic accuracy of the 4AT for delirium detection in older adults: systematic review and meta-analysis. *Age and Ageing, 50*(3), 733–743.

Tinetti, M.E. & Fried, T. (2004). The end of the disease era. *American Journal of Medicine, 116*(3), 179–185. https://doi.org/10.1016/j.amjmed.2003.09.031

Tobu, S., Noguchi, M., Hashikawa, T. & Uozumi, J. (2014). Risk factors of postoperative urinary retention after hip surgery for femoral neck fracture in elderly women. *Geriatr Gerontol Int, 14*(3), 636–639. https://doi.org/10.1111/ggi.12150

Todd, A., Blackley, S., Burton, J.K., Stott, D.J., Ely, E.W., Tieges, Z., MacLullich, A.M.J. & Shenkin, S.D. (2017). Reduced level of arousal and increased mortality in adult acute medical admissions: a systematic review and meta-analysis. *BMC Geriatrics, 17*(1), 283. https://doi.org/10.1186/s12877-017-0661-7

Tong, A., Sainsbury, P. & Craig, J. (2007). Consolidated Criteria for Reporting Qualitative Research (COREQ): a 32-item checklist for interviews and focus groups. *International Journal for Quality in Health Care, 19*(6), 349–357. https://doi.org/10.1093/intqhc/mzm042

Toye, C., Matthews, A., Hill, A. & Maher, S. (2014). Experiences, understandings and support needs of family carers of older patients with delirium: a descriptive mixed methods study in a hospital delirium unit. *International Journal of Older People Nursing, 9*(3), 200–208. https://doi.org/10.1111/opn.12019

Traube, C., Mauer, E.A., Gerber, L.M., Kaur, S., Joyce, C., Kerson, A., Carlo, C., Notterman, D. Worgall, S., Silver, G. & Greenwald, B.M. (2016). Cost associated with pediatric delirium in the intensive care unit. *Critical Care Medicine, 44*(12), e1175–e1179. https://doi.org/10.1097/CCM.0000000000002004

Tropea, J., Slee, J.A., Brand, C.A., Gray, L. & Snell, T. (2008). Clinical practice guidelines for the management of delirium in older people in Australia. *Australas J Ageing, 27*(3), 150–156. https://doi.org/10.1111/j.1741-6612.2008.00301.x

Trzepacz, P.T., Mittal, D., Torres, R., Kanary, K., Norton, J. & Jimerson, N. (2000). Validation of the Delerium Rating Scale-Revised-98 (DRS-R-98). *European Neuropsychopharmacology, 10*(suppl. 3), 389–390. https://doi.org/10.1016/S0924-977X(00)80541-6

Trzepacz, P.T., Baker, R.W. & Greenhouse, J. (1988). A symptom rating scale for delirium. *Psychiatry Research, 23*(1), 89–97. https://doi.org/10.1016/0165-1781(88)90037-6

Trzepacz, P.T. & Lee, H.B. (2022). Have consultation-liaison psychiatrists abandoned delirium research? *Journal of Academy of Consultation-Liaison Psychiatry, 63*(6), 519–520. https://doi.org/10.1016/j.jaclp.2022.11.002

Trzepacz, P.T., Maldonado, J.R., Kean, J., Abell, M. & Meagher, D.J. (2009). *Delirium etiology rating checklist. Delirium Rating Scale-Revised-98 (DRS-R98) administration manual.* Verfügbar unter https://www.unispital-basel.ch/medizinische-direktion/pflege-mtt/advanced-nursing-practice

Trzepacz, P.T. & Meagher, D.J. (2008). Neuropsychiatric aspects of delirium. In C. Stuart, M.D. Yudofsky & E.H. Robert (Eds.), *Neuropsychiatry and Behavioral Neurosciences* (5. ed.) (p. 445–518). American Psychiatric Publishing.

Tschinke, I., Finklenburg, U., Gähler, B. & Konhäuser, T. (Hrsg.). (2021). *Lehrbuch ambulante psychiatrische Pflege.* Hogrefe.

Twycross, R. (2019). Reflections on palliative sedation. *Palliative Care: Research and Treatment, 12*, 1–16. https://doi.org/10.1177/1178224218823511

Ungarian, J., Rankin, J.A. & Then, K.L. (2019). Delirium in the intensive care unit: Is dexmedetomidine effective? *Critical Care Nurse, 39*(4), e8–e21. https://doi.org/10.4037/ccn2019591

Universitätsspital Basel. (2022). *Praxisentwicklung Forschung, Pflege und Therapien.* Verfügbar unter https://www.unispital-basel.ch/medizinische-direktion/praxisentwicklung-forschung-pflege-therapie#praxisentwicklung

Uno, H., Tarara, R., Else, J.G., Suleman, M.A. & Sapolsky, R.M. (1989). Hippocampal damage associated with prolonged and fatal stress in primates. *Journal of Neuroscience, 9*(5), 1705–1711. https://doi.org/10.1523/JNEUROSCI.09-05-01705.1989

Urfer-Dettwiler, P., Zuniga, F., Bachnick, S., Gehri, B., de Jonghe, J.F.M. & Hasemann, W. (2022). Detecting delirium in nursing home residents using the Informant Assessment of Geriatric Delirium (I-AGeD): a validation pilot study. *European Geriatric Medicine, 13*(4), 917–931. https://doi.org/10.1007/s41999-022-00612-w

Van den Boogaard, M., Pickkers, P., Slooter, A.J., Kuiper, M.A., Spronk, P.E., van der Voort, P.H., van der Hoeven, J.G., Donders, R., van Achterberg, T. & Schoonhoven, L. (2012). Development and validation of PRE-DELIRIC (PREdiction of DELIRium in ICu patients) delirium prediction model for intensive care patients: observational multicentre study. *BMJ, 344*, e420.

Van der Cingel, M., Brandsma, L., van Dam, M., van Dorst, M., Verkaart, C. & van der Velde, C. (2016). Concepts of person-centred care: a framework analysis of five studies in daily care practice. *International Practice Development Journal, 6*(2), Article 6. https://doi.org/10.19043/ipdj.62.006

Van der Kooi, A.W., Zaal, I.J., Klijn, F.A., Koek, H.L., Meijer, R.C., Leijten, F.S. & Slooter, A.J. (2015). Delirium detection using EEG: what and how to measure. *Chest, 147*(1), 94–101. https://doi.org/10.1378/chest.13-3050

Van Montford, S.J.T., van Dellen, E., Stam, C.J., Ahmad, A.H., Mentink, L.J., Kraan, C.W., Zalesky, A. & Slooter, A.J.C. (2019). Brain network disintegration as a final common pathway for delirium: a systematic review and qualitative meta-analysis. *NeuroImage: Clinical, 23*, 101809. https://doi.org/10.1016/j.nicl.2019.101809

Van Montfort, S.J.T., van Dellen, E., Stam, C.J., Ahmad, A.H., Mentink, L.J., Kraan, C.W., Zalesky, A. & Slooter, A.J.C. (2019). Brain network disintegration as a final common pathway for delirium: a systematic review and qualitative meta-analysis. *Neuroimage Clin, 23*, 101809. https://doi.org/10.1016/j.nicl.2019.101809

Van Munster, B.C., de Rooij, S.E. & Korevaar, J.C. (2009). The role of genetics in delirium in the elderly patient. *Dementia and Geriatric Cognitive Disorders, 28*(3), 187–195. https://doi.org/10.1159/000235796

Van Rompaey, B., Elseviers, M.M., Van Drom, W., Fromont, V. & Jorens, P.G. (2012). The effect of earplugs during the night on the onset of delirium and sleep perception: a randomized controlled trial in intensive care patients. *Critical Care, 16*(3), R73. https://doi.org/10.1186/cc11330

Van Velthuijsen, E.L., Zwakhalen, S.M.G., Mulder, W.J., Verhey, F.R.J. & Kempen, G.I.J.M. (2017). Detection and management of hyperactive and hypoactive delirium in older patients during hospitalization: a retrospective cohort study evaluating daily practice. *International Journal of Geriatric Psychiatry, 33*(11), 1521–1529. https://doi.org/10.1002/gps.4690

Van Velthuijsen, E.L., Zwakhalen, S.M.G., Pijpers, E., van de Ven, L.I., Ambergen, T., Mulder, W.J., Verhey, F.R.J. & Kempen, G.I.J.M. (2018). Effects of a medication review on delirium in older hospitalised patients: a comparative retrospective cohort study. *Drugs and Aging, 35*(2), 153–161. https://doi.org/10.1007/s40266-018-0523-9

Van Wissen, K. & Blanchard, D. (2019). Anti-psychotics for treatment of delirium in hospitalized non-ICU patients: a Cochrane review summary. *International Journal of Nursing Practice, 25*(4), e12741. https://doi.org/10.1111/ijn.12741

Vasunilashorn, S.M., Guess, J., Ngo, L., Fick, D., Jones, R.N., Schmitt, E.M., Kosar, C.M., Saczynski, J.S., Travison, T.G., Inouye, S.K. & Marcantonio, E.R. (2016). Derivation and validation of a severity scoring method for the 3-minute diagnostic interview for Confusion Assessment Method – defined delirium. *Journal of the American Geriatrics Society, 64*(8), 1684–1689.

Verloo, H., Goulet, C., Morin, D. & von Gunten, A. (2016). Association between frailty and delirium in older adult patients discharged from hospital. *Clinical Interventions in Aging, 11*, 55–63. https://doi.org/10.2147/CIA.S100576

Victoria State Government. (n.d.). *Preventing and treating incontinence*. Retrieved November 29, 2019 from https://www.health.vic.gov.au/patient-care/preventing-and-treating-incontinence

Viramontes, O., Luan Erfe, B.M., Erfe, J.M., Brovman, E.Y., Boehme, J., Bader, A.M. & Urman, R.D. (2019). Cognitive impairment and postoperative outcomes in patients undergoing primary total hip arthroplasty: a systematic review. *Journal of Clinical Anesthesia, 56*, 65–76. https://doi.org/10.1016/j.jclinane.2019.01.024

Von Gunten, A. & Mosimann, U.P. (2010). Delirium upon admission to Swiss nursing homes: a cross-sectional study. *Swiss Medical Weekly, 140*(25–26), 376–381.

Wade, D.M., Brewin, C.R., Howell, D.C., White, E., Mythen, M.G. & Weinman, J.A. (2015). Intrusive memories of hallucinations and delusions in traumatized intensive care patients: an interview study. *British Journal of Health Psychology, 20*(3), 613–631. https://doi.org/10.1111/bjhp.12109

Walker, M. (2017). *Why We Sleep*. Penguin Random House.

Waterfield, K., Kiltie, R., Pickard, J., Karandikhar, U., MacCormick, F., Weiand, D., Dewhurst, F., Vidrine, J., Rowley, G. & Coulter, P. (2017). P-28 Staff experiences of delirium in the hospice setting. *BMJ Supportive and Palliative Care, 7*(1). https://doi.org/10.1136/bmjspcare-2017-00133.28

Watson, P.L., Ceriana, P. & Fanfulla, F. (2013). Delirium: is sleep important? *Best Practice and Research Clinical Anaesthesiology, 26*(3), 355–366. https://doi.org/10.1016/j.bpa.2012.08.005

Weber, C., Fierz, K., Katapodi, M. & Hasemann, W. (2020). An Advanced Practice nurse-led delirium consultation service reduces delirium severity and length of stay in orthopedic patients: a nonrandomized posttest only evaluation study. *Perspectives in Psychiatric Care, 56*(4), 804–810. https://doi.org/10.1111/ppc.12495

Wei, L.A., Fearing, M.A., Sternberg, E.J. & Inouye, S.K. (2008). The Confusion Assessment Method: a systematic review of current usage. *Journal of the American Geriatrics Society, 56*(5), 823–830. https://doi.org/10.1111/j.1532-5415.2008.01674.x

Welch, C. & Jackson, T.A. (2018). Can delirium research activity impact on routine delirium recognition? a prospective cohort study. *BMJ Open, 8*(10), e0123386. https://doi.org/10.1136/bmjopen-2018-023386

Wenrich, M.D., Curtis, J.R. & Shannon, S.E. (2001). Communicating with dying patients within the spectrum of medical care from terminal diagnosis to death. *JAMA Internal Medicine, 161*(6), 868–874. https://doi.org/10.1001/archinte.161.6.868

Wetli, C.V. & Fishbain, D.A. (1985). Cocaine-induced psychosis and sudden death in recreational cocaine users. *Journal of Forensic Sciences, 30*(3), 873–880. https://doi.org/10.1520/JFS11020J

Wetterling, T. & Lanfermann, H. (2002). *Organische psychische Störungen hirnorganische Psychosyndrome.* Steinkopff. https://doi.org/10.1007/978-3-642-57532-7

Williams, B. (2019). The National Early Warning Score and the acutely confused patient. *Clinical Medicine, 19*(2), 190–191. https://doi.org/10.7861/clinmedicine.19-2-190

Wilson, J.E., Mart, M.F., Cunningham, C., Shehabi, Y., Girard, T.D., MacLullich, A.M.J., Slooter, A.J.C. & Ely, E.W. (2020). Delirium. *Nat Rev Dis Primers, 6*(1), 90. https://doi.org/10.1038/s41572-020-00223-4

World Federation of Occupational Therapists. (2019). *About Occupational Therapy.* Retrieved November 29, 2019 from https://wfot.org/about/about-occupational-therapy

World Health Organization (WHO). (2007). *Scoping paper: priority public health conditions.* WHO. Retrieved December 13, 2019 from https://www.who.int/social_determinants/resources/pphc_scoping_paper.pdf

World Health Organization (WHO). (2019a). *WHO definition of palliative care.* Retrieved December 2, 2019 from https://www.who.int/cancer/palliative/definition/en

World Health Organisation. (2021). *ICD-11. International classification of diseases 11th revision. The global standard for diagnostic health information.* Available from https://icd.who.int/browse11/l-m/en#/http%3a%2f%2fid.who.int%2ficd%2fentity%2f897917531

World Health Organisation. (2022). *6D70 Delir. ICD-11 Mortalitäts- und Morbiditätsstatistiken (MMS).* Verfügbar unter https://www.bfarm.de/DE/Kodiersysteme/Klassifikationen/ICD/ICD-11/uebersetzung/_node.html;jsessionid=B38408ECDE065D301E1817772E129E78.intranet232

World Health Organisation. (2018). *Falls.* Available from https://www.who.int/news-room/fact-sheets/detail/falls

Wright, L.M., Leahey, M., Shajani, Z. & Snell, D. (2020). Pflegeinterventionen für Familien: spezifische Aspekte. In B. Preusse-Bleuer (Hrsg.), *Familienzentrierte Pflege. Lehrbuch für Familien-Assessment und Interventionen* (Bd. 3) (S. 46–51). Hogrefe.

Xu, S., Cui, Y., Shen, J. & Wang, P. (2020). Suvorexant for the prevention of delirium: a meta-analysis. *Medicine, 99*(30), e21043. https://doi.org/10.1097/MD.0000000000021043

Yamada, C., Iwawaki, Y., Harada, K., Fukui, M., Morimoto, M. & Yamanaka, R. (2018). Frequency and risk factors for subsyndromal delirium in an intensive care unit. *Intensive and Critical Care Nursing, 47*, 15–22. https://doi.org/10.1016/j.iccn.2018.02.010

Yanagawa, Y., Nishi, K. & Sakamoto, T. (2008). Hyperammonemia is associated with generalized convulsion. *Internal Medicine, 47*(1), 21–23. https://doi.org/10.2169/internalmedicine.47.0482

Yevchak, A., Fick, D.M., Kolanowski, A.M., McDowell, J., Monroe, T., LeViere, A. & Mion, L. (2017). Implementing nurse-facilitated person-centered care approaches for patients with delirium superimposed on dementia in the acute care setting. *Journal of Gerontological Nursing, 43*(12), 21–28. https://doi.org/10.3928/00989134-20170623-01

Yoshimatsu, Y., Melgaard, D., Westergren, A., Skrubbeltrang, C. & Smithard, D.G. (2022). The diagnosis of aspiration pneumonia in older persons: a systematic review. *European Geriatric Medicine, 13*(5), 1071–1080. https://doi.org/10.1007/s41999-022-00689-3

Young, J. & Inouye, S.K. (2007). Delirium in older people. *BMJ, 334*(7598), 842–846. https://doi.org/10.1136/bmj.39169.706574.AD

Yue, J., Hshieh, T.T. & Inouye, S.K. (2015). Hospital Elder Life Program (HELP). In M.L. Malone, E.A. Capezuti & R.M. Palmer (Eds.), *Geriatrics models of care: bringing Best Practice to an aging America* (p. 25–37). Springer International Publishing. https://doi.org/10.1007/978-3-319-16068-9_2

Zeeh, J. & Zeeh, J. (2022). Chronische Obstipation: im Alter häufig unerkannt. *MMW Fortschr Med, 164*(2), 36–40. https://doi.org/10.1007/s15006-021-0592-2

Zehnder, E. (2019). *In conversation with Ed Schein.* Retrieved November 29, 2019 from https://www.egonzehnder.com/insight/in-conversation-with-ed-schein

Zeng, H., Li, Z., He, J. & Fu, W. (2019). Dexmedetomidine for the prevention of postoperative delirium in elderly patients undergoing noncardiac surgery: a meta-analysis of randomized controlled trials. *PLOS One.* https://doi.org/10.1371/journal.pone.0218088

Zhang, Q., Gao, F., Zhang, S., Sun, W. & Li, Z. (2019). Prophylactic use of exogenous melatonin and melatonin receptor agonists to improve sleep and delirium in the intensive care units: a systematic review and meta-analysis of randomized controlled trials. *Sleep and Breathing, 23*(4), 1059–1070. https://doi.org/10.1007/s11325-019-01831-5

Zipser, C.M., Deuel, J., Ernst, J., Schubert, M., Weller, M., von Känel, R. & Boettger, S. (2019a). Predisposing and precipitating factors for delirium in neurology: a prospective cohort study of 1487 patients. *Journal of Neurology, 266*(12), 3065–3075. https://doi.org/10.1007/s00415-019-09533-4

Zipser, C.M., Knoepfel, S., Hayoz, P., Schubert, M., Ernst, J., von Känel, R. & Boettger, S. (2019b). Clinical management of delirium: The response depends on the subtypes. An observational cohort study in 602 patients. *Palliative and Supportive Care, 18*(1), 4–11. https://doi.org/10.1017/S14789515190 00609

Weiterführende Literatur

Age UK. (2019c). *Factsheet 62: Deprivation of Liberty Safeguards.* Available from https://www.ageuk.org.uk/globalassets/age-uk/documents/factsheets/fs62_deprivation_of_liberty_safeguards_fcs.pdf

Albert, M.S., Levkoff, S.E., Reilly, C., Liptzin, B., Pilgrim, D., Cleary, P.D., Evans, D. & Rowe, J.W. (1992). The delirium symptom interview: an interview for the detection of delirium symptoms in hospitalized patients. *Journal of Geriatric Psychiatry and Neurology, 5*(1), 14–21. https://doi.org/10.1037/t30683-000

Alosaimi, F.D., Alghamdi, A., Alsuhaibani, R., Alhammad, G., Albatili, A., Albatly, L., Althomali, B., Aljamaan, F. & Maldonado, J.R. (2018). Validation of the Stanford Proxy Test for Delirium (S-PTD) among critical and noncritical patients. *Journal of Psychosomatic Research, 114,* 8–14. https://doi.org/10.1016/j.jpsychores.2018.08.009

Alzheimer's Society. (n.d.). *Delirium – symptoms, diagnosis and treatment.* Available from https://www.alzheimers.org.uk/get-support/daily-living/delirium

Alzheimer's Society. (2005). *Deprivation of Liberty Safeguards (DoLS).* Available from https://www.alzheimers.org.uk/get-support/legal-financial/deprivation-liberty-safeguards-dols

American Psychiatric Association (APA). (1987). *Diagnostic and statistical manual of mental disorders* (3. ed.). APA Publishing.

American Psychiatric Association (APA). (1994). *Diagnostic and statistical manual of mental disorders* (4. ed.). APA Publishing.

American Psychiatric Association (APA). (2013). *Diagnostic and statistical manual of mental disorders* (5. ed.). APA Publishing. https://doi.org/10.1176/appi.books.9780890425596

Baartmans, P. & Conrad, C. (2009). *Raster zur Studienanalyse für den gesundheitswissenschaftlichen Bereich.* Careum Hochschule.

Bonk, C.J. & Graham, C.R. (2007). *The handbook of Blended Learning: global perspectives, local designs.* Pfeiffer.

British Geriatrics Society. (2019). *World Delirium Awareness Day 2019: an opportunity not a problem.* Retrieved December 2, 2019 from http://www.bgs.org.uk/blog/world-delirium-awareness-day-2019-an-opportunity-not-a-problem

Cardona-Morell, M., Kim, J.C.H., Turner, R.M., Anstey, M., Mitchell, I.A. & Hillman, K. (2016). Non-beneficial treatments in hospital at the end of life: a systematic review on extent of the problem. *International Journal for Quality in Health Care, 28*(4), 456–469. https://doi.org/10.1093/intqhc/mzw060

Catchpole, K. & Russ, S. (2015). The problem with checklists. *BMJ Quality and Safety, 24*(9), 545–549. https://doi.org/10.1136/bmjqs-2015-004431

Centers for Disease Control and Prevention. (2018). *Well-being concepts*. Retrieved November 28, 2019 from https://www.cdc.gov/hrqol/wellbeing.htm

Clissett, P., Porock, D., Harwood, R.H. & Gladman, J.R. (2013). The challenges of achieving person-centred care in acute hospitals: a qualitative study of people with dementia and their families. *International Journal of Nursing Studies, 50*(11), 1495–1503. https://doi.org/10.1016/j.ijnurstu.2013.03.001

College of Paramedics. (2013). *The National Ambulance Mental Health Group*. Retrieved December 1, 2019 from https://www.collegeofparamedics.co.uk/news/the-national-ambulance-mental-health-group

Department of Health and Social Care. (2009). *Reference guide to consent for examination or treatment* (2. ed.). Retrieved November 29, 2019 from https://www.gov.uk/government/publications/reference-guide-to-consent-for-examination-or-treatment-second-edition

Dewing, J. & McCormack, B. (2017). Tell me, how do you define person-centredness? *Journal of Clinical Nursing, 26*(17-18), 2509–2510. https://doi.org/10.1111/jocn.13681

Ding, Y., Niu, J., Zhang, Y., Liu, W., Zhou, Y., Wie, C. & Liu, Y. (2018). Informant questionnaire on cognitive decline in the elderly (IQCODE) for assessing the severity of dementia in patients with Alzheimer's disease. *BMC Geriatrics, 18*(146). https://doi.org/10.1186/s12877-018-0837-9

Drasdo, N. (1977). The neural representation of visual space. *Nature, 266*(5602), 554–556. https://doi.org/10.1038/266554a0

Drugbank Online. (n.d.). *Phencyclidine*. Available from https://www.drugbank.ca/drugs/DB03575

Dziobek, I., Rogers, K., Fleck, S., Bahnemann, M., Heekeren, H.R., Wolf, O.T. & Convit, A. (2008). Dissociation of cognitive and emotional empathy in adults with Asperger syndrome using the Multifaceted Empathy Test (MET). *Journal of Autism and Developmental Disorders, 38*(3), 464–473. https://doi.org/10.1037/t54435-000

Econcept AG. (2016). *‚Ausbau der demenzspezifischen Aus-, Weiter- und Fortbildung' eine explorative Standortbestimmung zum Bedarf und zu möglichen Lösungsoptionen. Eine Studie im Auftrag des Bundesamtes für Gesundheit BAG. Nationale Demenzstrategie 2014–2017.* Verfügbar unter https://www.bag.admin.ch/dam/bag/de/dokumente/nat-gesundheitsstrategien/nationale-demenzstrategie/hf-qualitaet/7_1_aus-weiter-fortbildung/vorstudie-demenz-bildung-schlussbericht-2016.pdf.download.pdf/vorstudie-demenz-bildung-schlussbericht-2016.pdf

Edge Training. (2022). *Liberty Protection Safeguards (LPS): jargon buster*. Retrieved November 29, 2019 https://www.edgetraining.org.uk/_files/ugd/b99741_90369106f34441058b7969415e8a95bc.pdf

England and Wales Court of Protection decisions. Royal Borough of Greenwich v CDM. (2018). *EWCOP 15*. Retrieved November 29, 2019 from https://www.bailii.org/ew/cases/EWCOP/2018/15.html

Epidemiological Clinicopathological Studies in Europe (EClipSE) collaborative members. (2017). Association of delirium with cognitive decline in late life: a neuropathologic study of 3 population-based cohort studies. *JAMA Psychiatry, 74*(3), 244–251. https://doi.org/10.1001/jamapsychiatry.2016.3423

Fick, D.M., Hodo, D.M., Lawrence, F. & Inouye, S.K. (2007). Recognizing delirium superimposed on dementia. *Journal of Gerontological Nursing, 33*(2), 40–49. https://doi.org/10.3928/00989134-2007 0201-09

Fisher, J.M., Gordon, A.L., MacLullich, A.M.J., Tullo, E., Davis, D.H.J., Blundell, A., Field, R.H. & Teodorczuk, A. (2015). Towards an understanding of why undergraduate teaching about delirium does not guarantee gold-standard practice – results from a UK national survey. *Age and Ageing, 44*(1), 166–170. https://doi.org/10.1093/ageing/afu154

Forrer, D. (2018). *Verwirrt im Spital – Ein Delir gehört richtig behandelt* [Video]. SRF. Zugriff am 3. Januar 2020 unter https://www.srf.ch/news/panorama/verwirrte-spitalpatienten-delir-das-unterschaetzte-phaenomen

General Medical Council. (2008). *Consent: patients and doctors making decisions together*. Retrieved November 28, 2019 from https://www.gmc-uk.org/-/media/documents/consent---english-0617_pdf-48903482.pdf

Greenalgh, R. (2019). *How to read a paper: the basics of evidence-based medicine* (5. ed.). Wiley Blackwell.

Gual, N., Richardson, S.J., Davis, D.H.J., Bellelli, G., Hasemann, W., Meagher, D., Kreisel, S.H., MacLullich, A.M.J., Cerejeira, J., Inzitari, M. & Morandi, A. (2019). Impairments in balance and mobility identify delirium in patients with comorbid dementia. *International Psychogeriatrics, 31*(5), 749–753. https://doi.org/10.1017/S1041610218001345

Gupta, N. (2009). Complexities related to Deprivation of Liberty Safeguards and Mental Capacity Act in general hospital settings. *BMJ, 338*, b1888. Retrieved December 2, 2019 from https://www.bmj.com/rapid-response/2011/11/02/complexities-related-deprivation-liberty-safeguards-and-mental-capacity-ac

Han, J.H., Vasilevskis, E.E., Chandrasekhar, R., Liu, X., Schnelle, J.F., Dittus, R.S. & Ely, E.W. (2017). Delirium in the Emergency Department and Its Extension into Hospitalization (DELINEATE) Study: Effect on 6-month Function and Cognition. *Journal of the American Geriatrics Society, 65*(6), 1333–1338. https://doi.org/10.1111/jgs.14824

Han, J.H., Wilson, A., Graves, A.J., Shintani, A., Schnelle, J.F. & Ely, E.W. (2016). A quick and easy delirium assessment for nonphysician research personnel. *American Journal of Emergency Medicine, 34*(6), 1031–1036. https://doi.org/10.1016/j.ajem.2016.02.069

Han, J.H., Wilson, A., Schnelle, J.F., Dittus, R.S. & Ely, E.W. (2018). An evaluation of single question delirium screening tools in older emergency department patients. *American Journal of Emergency Medicine, 36*(7), 1249–1252. https://doi.org/10.1016/j.ajem.2018.03.060

Handley, M.A., Gorukanti, A. & Cattamanchi, A. (2016). Strategies for implementing implementation science: a methodological overview. *Emergency Medicine Journal, 33*, 660–664. https://doi.org/10.1136/emermed-2015-205461

Hasemann, W., Hafner, M., Kressig, W. & Spirig, R. (2010). Delirprävention – das Basler Modell. *Therapeutische Umschau, 67*(2), 95–99. https://doi.org/10.1024/0040-5930/a000019

Hasemann, W. (2009). Praxisentwicklungsprogramm Delir am Universitätsspital Basel. In J. Lindesay, A. MacDonald, K. Rockwood & W. Hasemann (Hrsg.), *Akute Verwirrtheit – Delir im Alter* (S. 373–398). Huber.

Hasemann, W. (2013). *Effects of the interdisciplinary Basel delirium and dementia prevention and management program DEMDEL.* Glasgow Caledonian University. Available from http://search.ebscohost.com/login.aspx?direct=true&db=cin20&AN=2012787695&site=ehost-live

Hasemann, W., Kressig, R.W., Pretto, M. & Spirig, R. (2007). Delir-Management am Universitätsspital Basel. *Palliative-CH, 3*, 4–7. Verfügbar unter https://www.palliative.ch/public/dokumente/was_wir_tun/angebote/zeitschrift/2007_03.pdf

Hasemann, W., Muser, O., Seiler, K., Ulrich, A. & Grether, D. (2019). *Wie gut erkennt die Methode ergebnisorientiertes PflegeAssessment (EPA) Patienten mit neurokognitiven Störungen – eine prospektive Pflegestudie in einem Schweizer Universitätsspital* (unveröffentlicht).

Hasemann, W. & Universitätsspital Basel. (2019). *Konzept Delirmanagement Pflege.* Universitätsspital Basel.

Haugh, J., O Flatharta, T., Griffin, T.P. & O'Keeffe, S.T. (2014). High frequency of potential entrapment gaps in beds in an acute hospital. *Age and Ageing, 43*(6), 862–865. https://doi.org/10.1093/ageing/afu082

Health Foundation. (2011). *Evidence: what's leadership got to do with it? Exploring links between quality improvement and leadership in the NHS.* Retrieved December 2, 2019 from https://www.health.org.uk/sites/default/files/WhatsLeadershipGotToDoWithIt.pdf

Health Foundation. (2013). *Quality improvement made simple: what everyone should know about health care quality improvement.* Retrieved November 28, 2019 from https://www.health.org.uk/sites/default/files/QualityImprovementMadeSimple.pdf

Healthcare Improvement Scotland. (2016). *Think delirium. Improving the care for older people. Delirium toolkit.* NHS Education for Scotland. Retrieved December 14, 2022 from https://learn.nes.nhs.scot/2442/rrheal/education-networks/rgh-education-network/think-delirium-improving-the-care-for-older-people-delirium-toolkit

Health Service 360. (n.d.). *End PJ Paralysis.* Available from https://endpjparalysis.org

Heras, G. (2018). Interprofessional care and teamwork in the ICU. *Humanizando los cuidados intensivos*. Retrieved December 2, 2019 from https://humanizandoloscuidadosintensivos.com/en/interprofessional-care-and-teamwork-in-the-icu

Hodkinson, H.M. (1972). Evaluation of a mental test score for assessment of mental impairment in the elderly. *Age and Ageing, 1*(4), 233–238. https://doi.org/10.1093/ageing/1.4.233

Hosie, A., Lobb, E., Agar, M., Davidson, P.M. & Phillips, J. (2014). Identifying the barriers and enablers to palliative care nurses' recognition and assessment of delirium symptoms: a qualitative study. *Journalof Pain and Symptom Management, 48*(5), 815–830. https://doi.org/10.1016/j.jpainsymman.2014.01.008

House of Commons and House of Lords Joint Committee on Human Rights. (2018). *The right to freedom and safety: reform of the Deprivation of Liberty Safeguards*. Retrieved November 29, 2019 from https://publications.parliament.uk/pa/jt201719/jtselect/jtrights/890/890.pdf

Hui, D. (2015). Prognostication of survival in patients with advanced cancer: predicting the unpredictable. *Cancer Control, 22*(4), 489–497. https://doi.org/10.1177/107327481502200415

Institute for Healthcare Improvement. (2019). *How to improve*. Retrieved December 2, 2019 from https://www.ihi.org/resources/Pages/HowtoImprove/default.aspx

Inouye, S.K., Viscoli, C.M., Horwitz, R.I., Hurst, L.D. & Tinetti, M.E. (1993). A predictive model for delirium in hospitalized elderly medical patients based on admission characteristics. *Annals of Internal Medicine, 119*(6), 474–481. https://doi.org/10.7326/0003-4819-119-6-199309150-00005

Janssen, T.L., Alberts, A.R., Hooft, L., Mattace-Raso, F.U.S., Mosk, C.A. & van der Laan, L. (2019). Prevention of postoperative delirium in elderly patients planned for elective surgery: systematic review and meta-analysis. *Clinical Interventions in Aging, 14*, 1095–1117. https://doi.org/10.2147/CIA.S201323

Jauk, S., Kramer, D., Grossauer, B., Rienmuller, S., Avian, A., Berghold, A., Leodolter, W. & Schulz, S. (2020). Risk prediction of delirium in hospitalized patients using machine learning: An implementation and prospective evaluation study. *Journal of the American Medical Informatics Association, 27*(9), 1383–1392. https://doi.org/10.1093/jamia/ocaa113

Johnson, S.A. (2015). *Evidence-based essential oil therapy: the ultimate guide to the therapeutic and clinical application of essential oils*. Create Space Independent Publishing Platform. Available from https://books.google.de/books?id=4tMNswEACAAJ

Judgment. *P (by his litigation friend the Official Solicitor) (appellant) v Cheshire West and Chester Council and another (respondents); P and Q (by their litigation friend the Official Solicitor) (Appellants) v Surrey County Council (respondent)*. Retrieved November 29, 2019 from https://www.supremecourt.uk/cases/docs/uksc-2012-0068-judgment.pdf

Kahn, R.L., Goldfarb, A.I., Pollack, M. & Peck, A. (1960). Brief objective measures for the determination of mental status in the aged. *American Journal of Psychiatry, 117*, 326–328. https://doi.org/10.1176/ajp.117.4.326

Khan, W. (2019). An audit cycle demonstrating improvement in delirium diagnosis, prevention and management (NICE guideline) at a district general hospital. *Future Healthcare Journal, 6*(suppl. 1), 14. https://doi.org/10.7861/futurehosp.6-1-s14

Kennedy, D.B. & Savard, D.M. (2017). Delayed in-custody death involving excited delirium. *Journal of Correctional Health Care, 24*(1), 43–51. https://doi.org/10.1177/1078345817726085

Kirsch, M., Hasemann, W., Dietz, E., Erhardt, C. & Arber, C. (2009). *Development of an evidence-based information brochure for nurses about early detection and prevention of delirium in haematopoietic stem cell transplant patients – a practice development project* [Abstract]. Universitätsklinik Basel.

Kings's Fund. (n.d.). *Is your ward dementia friendly? The EHE Environmental Assessment Tool from the King's Fund*. Available from www.kingsfund.org.uk/sites/default/files/EHE-dementia-assessment-tool.pdf.

Koirala, B., Hansen, B.R., Hosie, A., Budhathoki, C., Seal, S., Beaman, A. & Davidson, P.M. (2020). Delirium point prevalence studies in inpatient settings: a systematic review and meta-analysis. *Journal of Clinical Nursing, 29*(13–14), 2083–2092. https://doi.org/10.1111/jocn.15219

Lee, S.Y., Fisher, J., Wand, A.P.F., Milisen, K., Detroyer, E., Sockalingam, S., Agar, M., Hosie, A. & Teodorczuk, A. (2020). Developing delirium best practice: a systematic review of education interventions for healthcare professionals working in inpatient settings. *European Geriatric Medicine, 11,* 1–32. https://doi.org/10.1007/s41999-019-00278-x

Legislation.gov.uk. (2007). *Mental Health Act 2007*, chapter 12. Retrieved November 29, 2019 from https://www.legislation.gov.uk/ukpga/2007/12/pdfs/ukpga_20070012_en.pdf

Legislation.gov.uk. (2005). *Mental Capacity Act 2005.* Retrieved November 29, 2019 from https://www.legislation.gov.uk/ukpga/2005/9/contents

Legislation.gov.uk. (1983). *Mental Health Act 1983.* Retrieved November 29, 2019 from https://www.legislation.gov.uk/ukpga/1983/20/contents

Leuenberger, D.L., Fierz, K., Hinck, A., Bodmer, D. & Hasemann, W. (2017). A systematic nurse-led approach to withdrawal risk screening, prevention and treatment among inpatients with an alcohol use disorder in an ear, nose, throat and jaw surgery department – a formative evaluation. *Applied Nursing Research, 33,* 155–163. https://doi.org/10.1016/j.apnr.2016.11.013

Lippmann, W. & Oliver Wendell Holmes Collection (Library of Congress). (1922). *Public opinion.* Harcourt.

Meagher, J., Leonard, M., Donoghue, L., O'Regan, N., Timmons, S., Exton, C., Cullen, W., Dunne, C., Adamis, D., MacLullich, A.J. & Meagher, D. (2015). Months backward test: a review of its use in clinical studies. *World J Psychiatry, 5*(3), 305–314. https://doi.org/10.5498/wjp.v5.i3.305

Medical Protection. (2015). *Mental Capacity Act 2005 – advance decisions.* Retrieved November 29, 2019 from https://www.medicalprotection.org/uk/articles/advance-decisions

Milisen, K., Lemiengre, J., Braes, T. & Foreman, M.D. (2005). Multicomponent intervention strategies for managing delirium in hospitalized older people: systematic review. *Journal of Advanced Nursing, 52*(1), 79–90. https://doi.org/10.1111/j.1365-2648.2005.03557.x

Moen, R. (2009). *Foundation and history of the PDSA Cycle.* Retrieved December 2, 2019 from https://www.praxisframework.org/files/pdsa-history-ron-moen.pdf

Monsch, R.J., Burckhardt, A.C., Berres, M., Thomann, A.E., Ehrensperger, M.M., Steiner, L.A. & Goettel, N. (2019). Development of a Novel Self-administered Cognitive Assessment Tool and Normative Data for Older Adults. *Journal of Neurosurgical Anesthesiology, 31*(2), 218–226. https://doi.org/10.1097/ANA.0000000000000510

Morandi, A., Han, J.H., Meagher, D., Vasilevskis, E., Cerejeira, J., Hasemann, W., MacLullich, A.M., Annoni, G., Trabucchi, M. & Bellelli, G. (2016). Detecting delirium superimposed on dementia: evaluation of the diagnostic performance of the Richmond Agitation and Sedation Scale. *Journal of the American Medical Directors Association, 17*(9), 828–833. https://doi.org/10.1016/j.jamda.2016.05.010

Muser, O., Seiler, K., Bachnick, S., Gehri, B., Zúñiga, F. & Hasemann, W.S. (2022). *Delirium detection in hospitalized adults: the performance of the 4-As-Test and the modified Confusion Assessment Method for the emergency department.* A comparison study (in press). https://doi.org/10.1186/s42269-022-00863-4

National Archives. (n.d.). *Developing and evaluating complex interventions.* Available from https://webarchive.nationalarchives.gov.uk/ukgwa/20220207162925/http://mrc.ukri.org/documents/pdf/complex-interventions-guidance/

National Institute for Health and Care Excellence (NICE). (2014a). *Delirium in adults: quality standard.* Retrieved November 29, 2019 from https://www.nice.org.uk/guidance/qs63/resources/delirium-in-adults-pdf-2098785962437

Neelon, V.J., Champagne, M.T., McConnell, E., Carlson, J. & Funk, S.G. (1992). Use of the NEECHAM Confusion Scale to assess acute confusional states of hospitalized older patients. In S.G. Funk (Ed.), *Key aspects of elder care: managing falls, incontinence, and cognitive impairment* (pp. 278–289). Springer Publishing. Available from http://www.gbv.de/dms/bowker/toc/9780826177209.pdf

NHS. (2010). *The handbook of quality and service improvement tools.* Retrieved December 2, 2019 from https://webarchive.nationalarchives.gov.uk/20160805121829/http:/www.nhsiq.nhs.uk/media/2760650/the_handbook_of_quality_and_service_improvement_tools_2010.pdf

NHS England. (2018). *The change model guide.* Retrieved November 28, 2019 from https://www.england.nhs.uk/publication/the-change-model-guide.

NIDUS Measurement and Harmonization Core. (n.d.). *Delirium Rating Scale – Revised-98.* Available from https://deliriumnetwork.org/wp-content/uploads/2018/05/DRS-R-98.pdf

Parker, R., Thake, M., Attar, S., Barker, J. & Hubbard, I. (2015). *Deprivation of liberty: a practical guide.* Retrieved November 29, 2019 from https://www.gmjournal.co.uk/deprivation-of-liberty-apractical-guide

Partridge, J.S., Martin, F.C., Harari, D. & Dhesi, J.K. (2013). The delirium experience: what is the effect on patients, relatives and staff and what can be done to modify this? *International Journal of Geriatric Psychiatry, 28*(8), 804–812. https://doi.org/10.1002/gps.3900

Paulson, C.M., Monroe, T., Mcdougall, G.J. Jr. & Fick, D.M. (2016). A family-focused delirium educational initiative with practice and research implications. *Gerontology and Geriatrics Education, 37*(1), 4–11. https://doi.org/10.1080/02701960.2015.1031896

Perlis, M., Shaw, P., Cano, G. & Espie, C. (n.d.). *Models of Insomnia.* Retrieved November 29, 2019 from https://www.med.upenn.edu/cbti/assets/user-content/documents/ppsmmodelsofinsomnia20115theditionproof.pdf

Porteous, A., Dewhurst, F., Grogan, E., Lowery, L., MacCormick, F., Paxton, A., Vidrine, J. & Walmsley, R. (2014). How common is delirium in palliative care inpatient units and what is the outcome for these patients? *BMJ Supportive and Palliative Care, 4*, A61. https://doi.org/10.1136/bmjspcare-2014-000654.174

Pretto, M. & Hasemann, W. (2006). Delirium-Ursachen, Symptome, Risikofaktoren, Erkennung und Behandlung. *Pflege Zeitschrift, 59*(3), 9–16.

Ravi, B., Pincus, D., Choi, S., Jenkinson, R., Wasserstein, D.N. & Redelmeier, D.A. (2019). Association of duration of surgery with post-operative delirium among patients receiving hip repair fracture. *JAMA Network Open, 2*(2), e190111. https://doi.org/10.1001/jamanetworkopen.2019.0111

Remote and Rural Healthcare Education Alliance. (n.d.). *Think delirium.* Available from https://learn.nes.nhs.scot/2442/rrheal/education-networks/rgh-education-network/think-delirium-improving-the-care-for-older-people-delirium-toolkit

Richardson, S.J., Davis, D.H.J., Bellelli, G., Hasemann, W., Meagher, D., Kreisel, S.H., MacLullich, A.M.J., Cerejeira, J. & Morandi, A. (2017). Detecting delirium superimposed on dementia: diagnostic accuracy of a simple combined arousal and attention testing procedure. *International Psychogeriatrics, 29*(10), 1585–1593. https://doi.org/10.1017/S1041610217000916

Rowley-Conwy, G. (2017). Critical care nurses' knowledge and practice of delirium assessment. *British Journal of Nursing, 28*(7). https://doi.org/10.12968/bjon.2017.26.7.412

Royal College of Physicians. (2017). *National Early Warning Score (NEWS) 2: Standardising the assessment of acute-illness severity in the NHS. Updated report of a working party.* RCP. Retrieved December 14, 2022 from https://www.rcplondon.ac.uk/projects/outputs/national-early-warning-score-news-2

Savaskan, E. & Hasemann, W. (Eds.). (2017). *Leitlinie Delir – Empfehlungen zur Prävention, Diagnostik und Therapie des Delirs im Alter.* Hogrefe. https://doi.org/10.1024/85761-000

Schubert, M., Massarotto, P., Wehrli, M., Lehmann, A., Spirig, R. & Hasemann, W. (2010). Entwicklung eines interprofessionellen Behandlungskonzepts „Delir" für eine medizinische und eine chirurgische Intensivstation. *Intensiv, 18*(06), 316–323. https://doi.org/10.1055/s-0030-1268019

Schuurmans, M.J., Shortridge-Baggett, L.M. & Duursma, S.A. (2003). The Delirium Observation Screening Scale: a screening instrument for delirium. *Research and Theory for Nursing Practice, 17*(1), 31–50. https://doi.org/10.1891/rtnp.17.1.31.53169

Schwarber, A., Hasemann, W., Stillhard, U., Schoop, B. & Senn, B. (2017). [Prevalence, influencing factors, screening and diagnosis of delirium at stationary hospitalised patients in a Swiss acute hospital. A pilot study]. *Pflege, 30*(4), 199–208. https://doi.org/10.1024/1012-5302/a000564

Shepherd, V., Wood, F., Griffith, R., Sheehan, M. & Hood, K. (2019). Protection by exclusion? The (lack of) inclusion in adults who lack capacity to consent to research in clinical trials in the UK. *Trials, 20*(474). https://doi.org/10.1186/s13063-019-3603-1

Siddiqi, N., Harrison, J.K., Clegg, A., Teale, E.A., Young, J., Taylor, J. & Simpkins, S.A. (2016). Interventions to prevent delirium in hospitalised patients, not including those on intensive care units. *Cochrane Database of Systematic Reviews,* (3), CD005563. https://doi.org/10.1002/14651858.CD005563.pub3

Sippel, B. (2019). *Update und News epaCC.* Retrieved January 8, 2023 from https://www.epa-cc.de/wp-content/uploads/2021/01/awk_neues_von_epa_anwenderkonferenz_2019.pdf

Social Care Institute for Excellence. (2015). *Making decisions in a person's best interests.* Retrieved November 29, 2019 from https://www.scie.org.uk/dementia/supporting-people-with-dementia/decisions/best-interest.asp

Social Care Institute for Excellence. (2016). *Mental Capacity Act 2005 at a glance.* Retrieved November 29, 2019 from https://www.scie.org.uk/mca/introduction/mental-capacity-act-2005-at-a-glance

Social Care Institute for Excellence. (2017). *Deprivation of Liberty Safeguards (DoLS) at a glance.* Retrieved November 29, 2019 from https://www.scie.org.uk/mca/dols/at-a-glance

Social Care Institute for Excellence. (2019). *Liberty Protection Safeguards (LPS).* Retrieved November 29, 2019 from https://www.scie.org.uk/mca/dols/practice/lps

Soldi, M., Mauthner, O., Frei, I.A. & Hasemann, W. (2021). Experience of adult patients and professionals with a program for the prevention of alcohol withdrawal delirium in the acute care setting – a case study. *Perspectives in Psychiatric Care, 57*(2), 726-733. https://doi.org/10.1111/ppc.12604

Takeuchi, A., Ahern, T.L. & Henderson, S.O. (2011). Excited delirium. *Western Journal of Emergency Medicine, 12*(1), 77–83. Retrieved December 12, 2019 from https://www.ncbi.nlm.nih.gov/pmc/articles/PMC3088378/#b1-wjem12_1p0077

Thalmann, B., Spiegel, R., Stähelin, H.B., Brubacher, D., Ermini-Fünfschilling, D., Bläsi, S. & Monsch, A.U. (2002). Dementia screening in General Practice: optimised scoring for the Clock Drawing Test. *Brain Aging, 2*(2), 36–43.

Thomson Reuters Practical Law. (2019). *Safeguarding Vulnerable Groups Act 2006.* Retrieved December 1, 2019 from https://uk.practicallaw.thomsonreuters.com/7-500-6748?transitionType=Default&contextData=(sc.Default)&firstPage=true&bhcp=1

Tortoisemedia. (n.d.). *Matthew d'Ancona's delirium experience.* Available from: https://members.tortoisemedia.com/2019/08/13/delirium-tremendous/content.html?sig=yqBcIiR32APsEV5WcIVZi5EJk5wQchd2-FkgZU9zs6A

Twycross, R. (2019). Reflections on palliative sedation. *Palliative Care, 12*, 1178224218823511. https://doi.org/10.1177/1178224218823511

Universitätsspital Basel. (2012). *Interprofessioneller Konsildienst für ältere Patientinnen und Patienten im Akutspital.* Verfügbar unter https://www.unispital-basel.ch/ueber-uns/das-universitaetsspital/leitung/medizinische-direktion/pflege-mtt/ueber-uns/abteilungen/praxisentwicklung-pflege/aufgaben-angebot/advanced-nursing-practice-anp/interprofessioneller-konsildienst-fuer-aeltere-patientinnen-und-patienten-im-akutspital/

Veeranki, S.P.K., Hayn, D., Jauk, S., Quehenberger, F., Kramer, D., Leodolter, W. & Schreier, G. (2019). An improvised classification model for predicting delirium. *Studies in Health Technology and Informatics, 21*(264), 1566–1567. Retrieved November 29, 2019 from https://www.ncbi.nlm.nih.gov/pubmed/31438234

Von Gunten, A., Baumgartner, M., Georgescu, D., Hafner, M., Hasemann, W., Kressig, R.W., Popp, J., Rohrbach, E., Schmid, R., Verloo, H. & Savaskan, E. (2018). Etat confusionnel aigu de la personne âgée. *Swiss Medical Forum – Schweizerisches Medizin-Forum, 18*(12), 277–284. https://doi.org/10.4414/smf.2018.03084

Wirtschaftspsychologische Gesellschaft. (2020). *Interviewer-Bias: Einfluss der Interviewer auf Ergebnisse.* Zugriff am 20. März unter https://wpgs.de/fachtexte/ergebnisinterpretation/interviewer-bias-einfluss-der-interviewer-auf-ergebnisse

World Health Organization (WHO). (1992). *The ICD-10 classification of mental and behavioral disorders: Clinical Descriptions and Diagnostic Guidelines.* WHO.

World Health Organization (WHO). (2019b). *eHealth at WHO.* Retrieved December 16, 2019 from https://www.who.int/ehealth/about/en

World Health Organization (WHO). (n.d.). *Equity.* Retrieved December 2, 2019 from https://www.who.int/healthsystems/topics/equity/en

Hintergrundliteratur

Als Hintergrundliteratur können folgende Quellen hilfreich sein.

Fachbücher, Faktenblätter und Leitlinien

Healthcare Improvement Scotland. (2019). *SIGN 157: Risk reduction and management of delirium. A national clinical guideline.* Retrieved November 28, 2019 from https://www.sign.ac.uk/our-guidelines/risk-reduction-and-management-of-delirium/

Page, V.J. & Ely, E.W. (2013). *Delirium in critical care.* Cambridge University Press.

Rahman, S. (2015). *Delirium and living well with dementia. Good practice and innovation for the future.* Jessica Kingsley Publishers.

Rahman, S. (2019). A single carer's perspective of dementia. In D. Truswell (Ed.), *Supporting people living with dementia in black, Asian and minority ethnic communities: key issues and strategies for change* (p. 153–166). Jessica Kingsley Publishers.

Royal College of Psychiatrists. (2019). *Delirium.* Retrieved November 28, 2019 from https://www.rcpsych.ac.uk/mental-health/problems-disorders/delirium

Woodford, H. (2015). *Delirium. Essential geriatrics* (3. ed.). CRC Press.

Von Expert*innen geprüfte Artikel

Hilfreiche einleitende Quellen

Aldecoa, C., Bettelli, G., Bilotta, F., Sanders, R.D., Audisio, R., Borozdina, A., Cherubini, A., Jones, C., Kehlet, H., MacLullich, A., Raddteke, A.F., Riese, F., Slooter, A.J.C., Veyckeman, F., Kramer, S., Neuner, B., Weiss, B. & Spiess, C.D. (2017). European Society of Anaesthesiology: evidence-based and consensus-based guideline on postoperative delirium. *European Journal of Anaesthesiology, 34*(4), 192–214.

Bhat, R. & Rockwood, K. (2007). Delirium as a disorder of consciousness. *Journal of Neurology Neurosurgery and Psychiatry, 78*(11), 1167–1170. https://doi.org/10.1136/jnnp.2007.115998

Davis, D., Searle, S.D. & Tsui, A. (2019). The Scottish Intercollegiate Guidelines Network: risk reduction and management of delirium. *Age and Ageing, 48*(4), 485–488. https://doi.org/10.1093/ageing/afz036

Inouye, S.K., Westendorp, R.G. & Saczynski, J.S. (2014). Delirium in elderly people. *Lancet, 383*(9920), 911–922. https://doi.org/10.1016/S0140-6736(13)60688-1

Tieges, Z., Evans, J.J., Neufeld, K.J. & MacLullich, A.M.J. (2018). The neuropsychology of delirium: advancing the science of delirium assessment. *International Journal of Geriatric Psychiatry, 33*(11), 1501–1511. https://doi.org/10.1002/gps.4711

Formen des Delirs

Hosker, C. & Ward, D. (2017). Hypoactive delirium. *BMJ, 357*, j2047. https://doi.org/10.1136/bmj.j2047

Meagher, D. (2009). Motor subtypes of delirium: past, present and future. *International Review of Psychiatry, 21*(1), 59–73. https://doi.org/10.1080/09540260802675460

Serafim, R.B., Soares, M., Bozza, F.A., Lapa, E., Dal-Pizzol, F., Paulino, M.C., Povoa, P. & Salluh, F. (2017). Outcomes of subsyndromal delirium in ICU: a systematic review and meta-analysis. *Critical Care, 21*(1), 179. https://doi.org/10.1186/s13054-017-1765-3

Diagnose des Delirs

MacLullich, A.M., Shenkin, S.D., Goodacre, S., Godfrey, M., Hanley, J., Stíobhairt, A., Lavender, E., Boyd, J., Stephen, J., Weir, C., MacRaild, A., Steven, J., Black, P., Diernberger, K., Hall, P., Tieges, Z., Fox, C., Anand, A., Young, J., ... Gray, A. (2019). The 4-As-Test for detecting delirium in acute medical patients: a diagnostic accuracy study. *Health Technology Assessment, 23*(40), 1–194. Retrieved November 28, 2019 from https://www.journalslibrary.nihr.ac.uk/hta/hta23400/#/abstract

Inouye, S.K., van Dyck, C.H., Alessi, C.A., Balkin, S., Siegal, A.P. & Horwitz, R.I. (1990). Clarifying confusion: the Confusion Assessment Method. A new method for detection of delirium. *Annals of Internal Medicine, 113*(12), 941–948. https://doi.org/10.7326/0003-4819-113-12-941

Wei, L.A., Fearing, M.A., Sternberg, E.J. & Inouye, S.K. (2008). The Confusion Assessment Method: a systematic review of current usage. *Journal of the American Geriatrics Society, 56*(5), 823–830. https://doi.org/10.1111/j.1532-5415.2008.01674.x

Personzentrierte Versorgung

Clegg, A. & Young, J.B. (2011). Which medications to avoid in people at risk of delirium: a systematic review. *Age and Ageing, 40*(1), 23–29. https://doi.org/10.1093/ageing/afq140

Clissett, P., Porock, D., Harwood, R.H. & Gladman, J.R. (2013). The challenges of achieving person-centred care in acute hospitals: a qualitative study of people with dementia and their families. *International Journal of Nursing Studies, 50*(11), 1495–1503. https://doi.org/10.1016/j.ijnurstu.2013.03.001

Dewing, J. & McCormack, B. (2017). Tell me, how do you define person-centredness? *Journal of Clinical Nursing, 26*(17-18), 2509–2510. https://doi.org/10.1111/jocn.13681

Morandi, A., Pozzi, C., Milisen, K., Hobbelen, H., Bottomley, J.M., Lanzoni, A., Tatzer, V.C., Carpena, M.G., Cherubini, A., Ranhoff, A., MacLullich, A.M.J., Teodorczuk, A. & Bellelli, G. (2019). An interdisciplinary statement of scientific societies for the advancement of delirium care across Europe (EDA, EANS, EUGMS, COTEC, ITPOP/WCPT). *BMC Geriatrics, 19*(253). Retrieved November 28, 2019 from https://bmcgeriatr.biomedcentral.com/articles/10.1186/s12877-019-1264-2

Prävention und Intervention

Bourne, R.S., Tahir, T.A., Borthwick, M. & Sampson, E.L. (2008). Drug treatment of delirium: past, present and future. *Journal of Psychosomatic Research, 65*(3), 273–282. https://doi.org/10.1016/j.jpsychores.2008.05.025

Hshieh, T.T., Yue, J., Oh, E., Puelle, M., Dowal, S., Travison, T. & Inouye, S.K. (2015). Effectiveness of multicomponent nonpharmacological delirium interventions, a meta-analysis. *JAMA Internal Medicine, 175*(4), 512–520. https://doi.org/10.1001/jamainternmed.2014.7779

Inouye, S.K., Bogardus, S.T. Jr., Baker, D.I., Leo-Summers, L. & Cooney, L.M. Jr. (2000). The Hospital Elder Life Program: a model of care to prevent cognitive and functional decline in older hospitalized patients. Hospital Elder Life Program. *Journal of the American Geriatrics Society, 48*(12), 1697–1706.

Nikooie, R., Neufeld, K.J., Oh, E.S., Wilson, L.M., Zhang, A., Robinson, K.A. & Needham, D.M. (2019). Antipsychotics for treating delirium in hospitalized adults: a systematic review. *Annals of Internal Medicine, 171*(7), 485–495. https://doi.org/10.7326/M19-1860

O'Regan, N.A., Fitzgerald, J., Adamis, D., Molloy, D.W., Meagher, D. & Timmons, S. (2018). Predictors of delirium development in older medical inpatients: readily identifiable factors at admission. *Journal of Alzheimer's Disease, 64*(3), 775–785. https://doi.org/10.3233/JAD-180178

Rubin, F.H., Bellon, J., Bilderback, A., Urda, K. & Inouye, S.K. (2018). Effect of the Hospital Elder Life Program on risk of 30-day readmission. *Journal of the American Geriatrics Society, 66*(1), 145–149. https://doi.org/10.1111/jgs.15132

Langfristige kognitive Störungen eines Delirs

Epidemiological Clinicopathological Studies in Europe (EClipSE) collaborative members. (2017). Association of delirium with cognitive decline in late life: a neuropathologic study of 3 population-based cohort studies. *JAMA Psychiatry, 74*(3), 244–251. https://doi.org/10.1001/jamapsychiatry.2016.3423

Fong, T.G., Davis, D., Growdon, M.E., Albuquerque, A. & Inouye, S.K. (2015). The interface of delirium and dementia in older persons. *Lancet Neurology, 14*(8), 823–832. https://doi.org/10.1016/S1474-4422(15)00101-5

Jackson, T.A., Gladman, J.R.F., Harwood, R.H., MacLullich, A.M.J., Sampson, E.L., Sheehan, B. & Davis, D.H.J. (2017). Challenges and opportunities in understanding dementia and delirium in the acute hospital. *PLOS Medicine, 14*(3), e1002247. https://doi.org/10.1371/journal.pmed.1002247

Palliativversorgung

Hosie, A., Siddiqi, N., Featherstone, I., Johnson, M., Lawlor, P.G., Bush, S.H., Amgarth-Duff, I., Edwards, L., Cheah, S.L., Phillips, J. & Agar, M. (2019). Inclusion, characteristics and outcomes of people requiring palliative care in studies of non-pharmacological interventions for delirium. *Palliative Medicine, 33*(8), 878–899. Retrieved December 2, 2019 from https://journals.sagepub.com/doi/full/10.1177/0269216319853487

Schulung und Weiterbildung

Copeland, C., Fisher, J. & Teodorczuk, A. (2018). Development of an international undergraduate curriculum for delirium using a modified delphi process. *Age and Ageing, 47*(1), 131–137. https://doi.org/10.1093/ageing/afx133

Teodorczuk, A., Mukaetova-Ladinska, E., Corbett, S. & Welfare, M. (2013). Reconceptualizing models of delirium education: findings of a Grounded Theory study. *International Psychogeriatrics, 25*(4), 645–655. https://doi.org/10.1017/S1041610212002074

Evidenzbasierte Medizin und Qualitätsverbesserung

Greenalgh, R. (2019). *How to read a paper: the basics of evidence-based medicine* (5. ed.). Wiley Blackwell.

Health Foundation. (2013). *Quality improvement made simple: what everyone should know about health care quality improvement*. Retrieved November 28, 2019 from https://www.health.org.uk/sites/default/files/QualityImprovementMadeSimple.pdf.

NHS England. (2018). *The change model guide*. Retrieved November 28, 2019 from https://www.england.nhs.uk/publication/the-change-model-guide.

Vardy, E.R.L.C. & Thompson, R.E. (2020). Quality improvement and delirium. *European Geriatric Medicine, 11*, 33–43. https://doi.org/10.1007/s41999-019-00268-z

Nachwort Prof. Daniel Davis

Dieses Buch wird seinem Auftrag in jeder Weise gerecht, denn es ist für alle, die an der Versorgung von Patient*innen mit einem Delir beteiligt sind, äußerst hilfreich. Das Delir, eine Eintrübung des Bewusstseins, signalisiert, dass eine der elementarsten Fähigkeiten des Menschen beeinträchtigt ist. Auf diese Problematik geht Dr. Rahman direkt ein. Sein tiefes Verständnis für dieses Krankheitsbild bildet den Rahmen für die Herangehensweise an die Versorgung dieser Patient*innen.

Sein Fokus auf das Delir – das Wort „Interesse" würde der Bedeutung, die er diesem Krankheitsbild zumisst, nicht gerecht – geht auf eine ganz persönliche Erfahrung innerhalb seiner Familie zurück. Obwohl sich Dr. Rahman während seines Studiums und danach mit hirnorganischen Erkrankungen beschäftigt hat und in weltweit führenden Krankenhäusern tätig war, wusste er sehr wenig über das Delir. Das Klinikpersonal verfügte nicht über die erforderlichen Werkzeuge, um ein Delir zu erkennen. Niemand konnte ihm erklären, warum es zu einem Delir kam und wie es verlaufen würde.

In diesem Buch werden wir daran erinnert, welche Kraft persönliche Geschichten haben. Die hier vorgestellte Geschichte handelt von jemandem, der über Expert*innenwissen im Bereich frontotemporale Demenz verfügte, selbst Patient wurde und anschließend wieder in der Gesundheitsversorgung arbeitete – wahrlich ein Experte aus Erfahrung.

Dr. Rahman und ich hatten zunächst über die sozialen Medien Kontakt. Wenn ich das, was wir uns vor fast zwei Jahren geschrieben haben, heute wieder lese (Direktnachrichten auf Twitter enden als schöne Erinnerungen an interessante Gespräche), wird deutlich, wie notwendig wir beide es empfanden, Wissen über das Delir zu vermitteln und das Engagement für Patient*innen mit einem Delir zu verbessern. Persönlich begegnet sind wir uns dann im University College Hospital in London – und da war die Arbeit an diesem Buch schon weit fortgeschritten. Später boten sich auf der Konferenz der European Delirium Association in Edinburgh weitere Gelegenheiten, uns über dieses Thema auszutauschen. Aufgrund vieler Diskussionen mit Kliniker*innen, Wissenschaftler*innen und Entscheidungsträger*innen waren die Treffen stets sehr konstruktiv. Zweifellos finden sich die Ergebnisse dieser fruchtbaren Gespräche in diesem Buch wieder.

Wir sind stolz darauf, mit Dr. Rahman im Bereich Lifelong Health and Ageing am University College Hospital zusammenarbeiten zu dürfen und freuen uns auf die Fortsetzung dieser konstruktiven Kooperation.

Nachwort Dr. Amit Arora

Das Krankheitsbild Delir ist seit Jahren bekannt, doch blieb es bis vor Kurzem irgendwie unbeachtet und wurde häufig nicht diagnostiziert und nicht therapiert. Das Thema Delir zu behandeln ist schwierig, weil es schwer zu fassen ist, doch genau das ist Dr. Rahman hervorragend gelungen.

Dieses Buch richtet sich an alle in der Gesundheitsversorgung Tätigen – wo auch immer sie auf der Welt arbeiten –, aber auch an Patient*innen, Angehörige und andere Betreuungspersonen. Es behandelt und erklärt umfassend einfache und komplexe Themen zum Delir. Ob sich die Leser*innen für Formen des Delirs, Diagnostik, Risikofaktoren, Differenzialdiagnosen, Screening-Tools oder Auswirkungen interessieren – all diese Bereiche werden hinreichend abgedeckt. Zudem werden Präventionsmaßnahmen, Prognosemodelle und verschiedene Vorgehensweisen beim Management dieses Krankheitsbilds vorgestellt. Dabei handelt es sich um Themen, die für alle in der Gesundheitsversorgung Tätigen hilfreich sind, unabhängig davon, ob sie in einem Krankenhaus, in einer Pflegeeinrichtung oder im ambulanten Bereich arbeiten. Doch ist dieses Buch nicht nur für sie relevant, sondern auch für Entscheidungsträger*innen und Personen auf Führungsebene. Dr. Rahmans empathisches Verständnis für die verschiedenen Aspekte, die Wohlbefinden von Patient*innen über die eigentliche Krankheit hinaus beinhaltet, ist ganz offensichtlich und fordert uns heraus, unser Denken zu verändern.

In diesem Buch erfahren Sie alles, was Sie über das Delir wissen müssen – von der Theorie bis zur Praxis, von der Politik bis zum Gesetz, von der Medikation bis zur Versorgungsumgebung und von der Emotion bis zu praktischen Tipps für den Umgang mit den Patient*innen. Dekonditionierung ist zwar kein neues Phänomen, doch hat es in jüngerer Zeit an Bedeutung gewonnen und wird auch in diesem Buch behandelt, weil es im Kontext des Delirs für Patient*innen und Angehörige wichtig ist. Des Weiteren wird auf grundlegende pflegerische Aspekte wie eine frühzeitige Mobilisation, Schaffung einer ruhigen Atmosphäre, ausreichende Flüssigkeitszufuhr, ausgewogene Ernährung, Ablenkungstechniken, Kommunikation etc. eingegangen. Sie alle werden im Kontext einer person- und familienzentrierten Versorgung und Betreuung besprochen, wobei auch die Herausforderungen, mit denen Angehörige und Personal konfrontiert sind, nicht ausgespart werden.

Dies ist ein Buch, in dem Patient*innen, Angehörige und Freund*innen Anregung und praktische Unterstützung finden. Für diese einzigartige Kombination aus wissenschaftlichen Erkenntnissen, Ideen und Praxiserfahrungen in Form eines leicht lesbaren Buches, das im Gesundheitsbereich Tätige und Laien gleichermaßen hilfreich finden werden, gebührt Dr. Rahman großer Respekt.

Ein weiterer Aspekt, der hier erwähnt werden sollte, ist die vielseitige Vorgehensweise bei der Versorgung von Patient*innen mit Delir, um ihr Wohlbefinden zu erhalten und sie zu unterstützen, sollte sich ihr Zustand verschlechtern. Es gibt vieles, was wir aus diesem Buch mitnehmen und in unserer täglichen Praxis anwenden können.

Eine wichtige Frage, die sich bei einem solchen medizinischen Buch stellt, lautet: Wird es unsere Praxis ändern? Sie kann hier sicherlich mit „ja" beantwortet werden. Das Delir ist kein einfach zu behandelndes Thema, doch schafft es Dr. Rahman, damit sehr feinfühlig und umsichtig umzugehen. In diesem Buch werden Wissenschaft und Erfahrung mit Passion, Emotion, Wissen und Verständnis verknüpft. Es werden nicht nur bestehende Denkmuster infrage gestellt, sondern auch neue Einblicke gewährt, und wir erfahren alles, was wir über das Delir wissen müssen, in einer leicht verständlichen Sprache. Dies, so denke ich, ist der größte Beitrag, den dieses Buch auf diesem Gebiet leistet.

Sachwortverzeichnis

A

E

F

S

T

U

V

W

Z